妇产科疾病诊疗与生殖医学技术

吴 迪 张晓磊 白 帆 主编

U0216843

中国纺织出版社有限公司

图书在版编目（CIP）数据

妇产科疾病诊疗与生殖医学技术 / 吴迪，张晓磊，
白帆主编. --北京：中国纺织出版社有限公司, 2024.
12. -- ISBN 978-7-5229-2447-2

Ⅰ. R71；R339.2

中国国家版本馆CIP数据核字第2025M38Q89号

责任编辑：傅保娣　　责任校对：王蕙莹　　责任印制：王艳丽

中国纺织出版社有限公司出版发行

地址：北京市朝阳区百子湾东里A407号楼　邮政编码：100124

销售电话：010—67004422　传真：010—87155801

http://www.c-textilep.com

中国纺织出版社天猫旗舰店

官方微博 http://weibo.com/2119887771

三河市宏盛印务有限公司印刷　各地新华书店经销

2024年12月第1版第1次印刷

开本：787×1092　1/16　印张：16

字数：382千字　定价：98.00元

编　委　会

主　编　吴　迪　哈尔滨医科大学附属第一医院

张晓磊　哈尔滨医科大学附属第一医院

白　帆　哈尔滨医科大学附属第一医院

副主编　黄　维　哈尔滨医科大学附属肿瘤医院

阳　婷　湖南省妇幼保健院

李　倩　内蒙古医科大学附属医院

狄　娜　内蒙古医科大学附属医院

付清茹　内蒙古医科大学附属医院

秦月菊　宁波市北仑区人民医院

编　委　袁建龙　内蒙古医科大学附属医院

黄　娜　内蒙古自治区人民医院

李明军　赤峰学院附属医院

赵　婷　重庆医科大学附属大学城医院

叶雅丽　江汉大学附属医院武汉市第六医院

吕　杰　郑州大学第三附属医院（河南省妇幼保健院）

张轩铭　佳木斯大学

于春明　哈尔滨医科大学附属第一医院

郭丽娜　永州市中心医院

刘美龄　哈尔滨医科大学附属第一医院

王利群　哈尔滨医科大学附属第一医院

郑秀爽　哈尔滨医科大学附属第一医院

莫慧华　湘潭市妇幼保健院

前　言

　　妇产科学是在社会发展及医疗实践过程中产生并逐渐成熟起来的，随着现代医学知识的积累与医疗技术的快速发展，妇产科学从古老的单纯医术开始发展成为近代的医学学科。时至今日，妇产科学已经发展成为一个相对独立而又具有很多支学科的并与内科、外科及儿科并驾齐驱的学科。我们邀请了一批长期工作在临床一线的专家、教授及年轻的医师，根据多年的临床经验，编写了此书。

　　本书系统清晰地介绍了妇产科常见、多发疾病的诊疗思维及诊疗方法，针对辅助生殖技术也做了相关介绍，内容丰富，科学实用，贴近临床，有利于临床思维能力的培养，可供各基层医院妇产科同仁及医学院校师生阅读参考。

　　由于编写内容较多，时间有限，尽管在编写的过程中我们反复校对、多次审核，但书中难免有不足和疏漏之处，望各位读者不吝赐教，提出宝贵意见，以便再版时修订，谢谢！

编　者

2024 年 6 月

目　录

第一章

妇女常见病的防治

第一节　妇女常见病的筛查

一、妇女常见病筛查工作的意义

保障妇女儿童的权益、提高妇女的健康水平是我国母婴保健法的基本宗旨。妇女保健的主要内容包括妇幼保健健康教育和妇女常见病的筛查与随访，这是一项社会性群体医疗保健工作。随着社会的进步和经济水平的提高，预防疾病的观念逐渐得到人们的重视。随着工作节奏和压力的增大，亚健康人群逐年增加，传统的医学模式已发生了改变，新的医疗服务模式应以预防保健为中心，提供全面、良好的社区预防保健服务。在妇女一生中的不同阶段提供不同的健康服务。对于生育年龄妇女在非孕期进行妇女常见病、多发病的防治和计划生育指导工作意义十分重大。

1. 有利于妇女常见病的防治

及时发现癌前病变，早期治疗。防治性传播疾病的传播和蔓延。

2. 降低癌症发生率和死亡率

通过筛查，早期发现危害较大的恶性肿瘤及癌前病变如宫颈癌前病变及宫颈癌、乳腺癌前病变及乳腺癌、卵巢癌等，做到早发现、早诊断、早治疗，提高治愈率和存活率，降低死亡率。

3. 促进计划生育工作

通过妇女病筛查，在广大妇女中广泛开展计划生育健康教育，落实计划生育措施，对于降低人口出生率，提高人口素质有重要意义。

4. 利于优生优育

在妇女病筛查中及早发现与妊娠并发症有关的高危因素。通过询问婚育史发现遗传病、代谢性疾病以及习惯性流产、死胎、畸形胎儿等有关病因及诱因。同时宣传母乳喂养的有关知识以及育儿的内容，对于优生优育具有重要意义。

5. 开展科学研究工作

通过妇女病筛查和资料分析，掌握第一手资料，为妇幼保健工作的科学研究和流行病调查提供大量可靠的有关数据，并为国家制定有关的政策法规提供充分的科学依据。

6. 利于妇女常见病的健康教育

通过妇女病筛查的机会，可以达到在群众中普及卫生知识及防病知识的目的，增强广大妇女的自我保健意识。

7. 利于建立妇女保健网络机构

提供妇女病筛查工作可以提高基层广大妇幼保健人员的业务素质和技术水平，逐渐建立起一支以社区保健服务为主要职责的网络机构，利于妇幼保健工作的组织、管理和工作的开展。

二、筛查的动员和组织工作

要有计划、有组织地开展妇女病筛查，实施科学化管理，一般由负责妇幼卫生的行政管理及保健机构具体组织安排。成立有妇幼卫生工作专家的专业技术指导组，具体负责制订周密可行的筛查计划；培训基层妇幼保健人员的理论和技术；制订科研题目及计划，建立多元化的网络机构。

（1）城市中应以妇幼保健机构和医院的妇产科为主，与社区服务相结合，采取分片包干的方法对所在社区的街道、机关、学校等企事业单位妇女、社区人群及流动人员进行筛查。

（2）农村应以县或乡镇妇幼保健机构为主，对外出流动人口应动员她们于所在省市地区医疗机构妇产科进行检查，以免遗漏这一相当数量的妇女普查工作。

（3）组织省级或市级的联合筛查队伍深入农村基层开展全面的筛查工作，可为某项流行病学调查或开展科研工作提供大量的科学数据。

（4）技术培训工作应由专家制订统一的标准、统一的表格、统一的统计方法、统一的筛查内容，然后对各级妇幼保健人员进行标准技术培训，详细交待有关普查普治的内容。

（5）利用媒体如电视、广播、宣传栏、网络等多种形式进行妇女病筛查的组织动员工作，争取基层妇女组织、居委会等积极配合，广泛宣传妇女病筛查的意义。提高广大妇女对筛查的认知，使她们乐于接受并积极主动配合，以保证筛查工作的顺利进行。

（6）妇女常见病筛查应列为妇幼保健的常规工作。妇女常见病筛查的重点对象为20~69岁妇女，至少每3年筛查1次。妇女常见病筛查可根据条件采取定点、定时、集中筛查的办法，也可采取分散筛查的方式。尽量以方便群众，不影响工作和生产劳动为宜。

（7）做好妇女常见病筛查的物质准备。要保证妇女病普查工作的顺利进行，除了组织领导、宣传发动、技术培训等工作外，充分做好物资准备是保证这项工作得以顺利进行的关键之一。

1）药物：包括消毒剂和医疗用药物。消毒剂：苯扎溴铵、碘伏、氯己定、高锰酸钾粉末、碘酊、乙醇等。医疗用药物：液状石蜡、止血药物、抗感染药物等。

2）敷料：一次性臀垫、无菌纱布、大小棉球、长短棉签。

3）医疗设备：X线机、B超、阴道镜、显微镜等。

4）医疗器材：无菌橡皮手套、一次性阴道窥器、宫颈刮片、玻璃片、一次性宫颈采样刷/液基细胞采样刷、液基薄层细胞学检查（TCT）保存瓶、人乳头瘤病毒（HPV）取样瓶、试管、消毒鼠齿钳、镊子、活检钳、病理标本小瓶、染色夹子等。

5）制剂：生理盐水、氢氧化钠、95%乙醇、冰醋酸、碘液、二甲苯等必需的制剂。

6）其他：检查表格、统计表格、HPV 送检单、细胞学检验申请单、病理单，以及各种必需的化验单和检查单。

三、妇女病筛查的内容和方法

（一）填写妇女病筛查表

按照统一标准填写统一的表格内容，要求逐项填写。月经史应包括初潮年龄、月经周期、月经持续时间、经量、有无痛经等，尤其是末次月经及上次月经的时间。绝经期前的妇女应询问有无围绝经期症状及月经失调。绝经的妇女应记录绝经年龄及绝经后有无阴道流血、排液或异常白带等。另外，注意询问有无下腹部包块、闭经、不孕史或多毛、肥胖及异常泌乳等。同时询问采用避孕措施、避孕时间及效果。有异常者应做上标记以引起检查者的重视。

（二）妇科检查

检查前应告知被检查妇女排空膀胱及大便，重新核对普查表中有关填写内容，对有疑问或不清楚时重新询问病史。检查完一个患者后应更换臀垫，怀疑性病者应重新消毒检查台后再进行下一个患者检查。上检查台应向被检者耐心解释，使之配合检查。一般月经期不检查。有异常阴道出血者，应常规消毒外阴、阴道后按无菌手术的要求进行妇科检查。对卵巢早衰或闭经妇女应使用小号阴道窥器。对检查中有异常者应详细记录，必要时请专家复查并做有关的辅助检查以便明确诊断。

1. 外阴

发育情况，皮肤颜色，有无畸形、炎症、溃疡、静脉曲张、瘢痕、异常赘生物或肿瘤，有无外阴白色病变及分型，尿道口有无充血、水肿、尿道肉阜，尿道口有无脓性分泌物，挤压尿道旁腺有无脓液溢出，有无巴氏腺囊肿或并发感染，有无陈旧性会阴裂伤，有无阴道前后壁膨出和宫颈脱出或子宫脱垂，有无尿瘘及张力性尿失禁。

2. 阴道

观察白带的性状，包括颜色、量，有无异味，有无凝乳状、泡沫状或脓性分泌物。阴道壁是否充血，有无出血点、溃疡、异常赘生物等。常规取白带做涂片和滴虫检查，怀疑性病者做有关化学检查。

3. 宫颈

有无充血或出血，有无宫颈柱状上皮外移、肥大、息肉、陈旧裂伤、腺囊肿及异常赘生物，特别应注意上述病变的程度。如有习惯性流产史尤其是晚期流产史者，应做 B 超及其他有关检查了解宫颈功能及内口有无松弛。常规行宫颈细胞学检查或后穹隆或宫颈管内涂片行病原学检查，必要时行 HPV 检测。

4. 双合诊检查

首先检查阴道壁是否平滑，有无瘢痕及异常赘生物，阴道壁弹性及柔软度。宫颈触诊应注意阴道穹隆是否存在、是否变浅、有无触痛结节，宫颈触诊软硬程度、有无结节状高低不平的硬变区域，有无触痛及抬举痛。检查子宫应注意位置、可否复成前位、大小、软硬度、活动度、宫底有无压痛、活动子宫有无牵拉痛，子宫壁及峡部有无异常结节或肌核等。正常附件区检查应柔软无触痛、无增厚及压痛、无条索状物及异常包块，但有时可触及正常卵巢，输卵管正常情况下不易触及。

5. 三合诊检查

当双合诊检查发现子宫过度后倾后屈，附件包块查不清或因癌肿浸润或盆腔粘连应了解病变范围及受累情况，子宫脱垂有无并发直肠膨出时，采用三合诊检查。三合诊检查可查清子宫颈旁、宫骶韧带、子宫主韧带及骨盆内壁、侧壁及后壁情况，以及直肠黏膜和肛门的病变。

（三）阴道分泌物检查

1. 阴道清洁度检查

用棉签在阴道内取阴道分泌物置入玻璃管（瓶）内送检，根据显微镜检查将阴道清洁度分为以下 3 度。

Ⅰ度：背景清晰，以阴道上皮细胞和大量阴道杆菌为主，少许白细胞。阴道 pH 为 4~4.5。

Ⅱ度：背景欠清晰，以阴道上皮和阴道杆菌为主，但混杂有一定量的杂菌和白细胞，阴道 pH 在 4.5~5.5。

Ⅲ度：大量白细胞及较多杂菌，阴道上皮和阴道杆菌较少，阴道 pH 在 5.5 以上。

阴道清洁度Ⅰ度多为排卵期前后或雌激素水平较高时。Ⅱ度多为月经期前后或在孕激素作用下。Ⅲ度说明阴道有炎症，应针对病因给予治疗。

2. 病原体检查

（1）阴道念珠菌的检查：白带涂片，将 10%氢氧化钠或 1%甲紫滴在已干燥的阴道分泌物涂片上，置显微镜下观察，查见菌丝及孢子即可确诊。但应注意玻片及试剂的清洁，避免空气中的念珠菌污染。也可采用革兰染色法提高阳性诊断率。

（2）细菌性阴道病的检查：找到线索细胞方可诊断。线索细胞实际是阴道内大量厌氧菌凝聚在阴道上皮细胞边缘。在悬滴涂片中见到阴道上皮细胞边缘呈颗粒状且模糊不清，同时配合胺实验阳性即可诊断为细菌性阴道病。

（3）阴道滴虫检查：采用湿片法，将温生理盐水滴于干燥清洁玻片上，小棉签取少许阴道分泌物置生理盐水中，混匀后立即在显微镜下观察，若发现活动的呈梨形的滴虫即为阳性。检查时应注意保温以免影响滴虫的活动而出现假阴性结果。也可采用革兰染色法提高阳性诊断率。

（4）阴道淋球菌检查：在尿道口、尿道旁腺、前庭大腺开口处及阴道或宫颈部取分泌物做涂片，晾干后做革兰染色，找到成对的肾形革兰阴性双球菌为阳性结果。凡涂片发现革兰阴性双球菌或临床症状典型而分泌物镜检阴性，应取分泌物做培养。

（5）阴道梅毒螺旋体检查：在可疑病变部位取分泌物或刮片，在暗视野显微镜下寻找到螺旋体，为阳性结果。

（四）宫颈细胞学检查

宫颈脱落细胞学检查是早期筛查发现宫颈癌的常用且有效的方法。

1. 宫颈细胞取材

宫颈细胞取材前至少 48 小时禁止性交、妇科检查或经阴道操作如阴道冲洗、阴道放药等，并停服激素类药物如口服避孕药等。涂片前轻轻置入阴道窥器暴露子宫颈。用棉签或棉球轻拭去宫颈表面的分泌物，然后用宫颈细胞取样器在宫颈外口与子宫颈管交界处涂刷 2~

3 圈，此处为鳞状上皮和柱状上皮交界处（移行区），为宫颈癌好发部位。注意涂片时动作宜轻柔。

2. 涂片

在已经编好号码的玻片上向一个方向涂抹以免细胞卷曲影响阅片。注意再次核对编号与姓名，以免弄错。

3. 涂片固定与运输

将涂片自然晾干或放入 95%乙醇标本罐内固定 30 分钟后均可染色。如当地无阅片技术，可将固定好的玻片用标本盒分装好集中运送到有条件的医院阅片。

（五）乳房检查

主要目的是早期发现乳腺癌和乳房的良性病变，大量人群普查时主要采用视诊和触诊的方法。视诊的内容主要是观察两侧乳房是否对称，乳头有无凹陷、破溃，乳晕及乳房皮肤有无橘皮样改变。触诊时用手指掌面按顺序轻轻触摸乳房四个象限有无异常包块，避免用手握住乳房的检查方法。如发现异常包块或硬结，应详细记录位置、大小、触痛、活动度、有无破溃等。同时检查腋窝、锁骨下和锁骨上区域有无肿大的淋巴结。尤其注意乳头有无分泌物外溢，如有异常分泌物，应详细记录分泌物的量、颜色，是否血性等。必要时应涂片查找癌细胞或进行其他相关检查以明确分泌物的性质。

（六）特殊检查

当普查发现异常时应做进一步特殊检查以明确诊断，这些检查需要特殊的仪器设备和技术。

1. 人乳头瘤病毒 DNA（HPV-DNA）检测

HPV 取样：放置阴道窥器，用专用小刷子于宫颈口与黏膜交界处逆时针旋转 3 圈，停留 10 秒，将小刷子放于专用试管中，折断多余部分，盖上盖子，标本在室温中可保存 2 周，在低温中可保存 3 年，采集标本前，切忌冲洗阴道。

2. 液基薄层细胞制片术（TCT）

将扫帚状采样器的中央刷毛部分轻轻地插入子宫颈管内，以便较短的刷毛能够完全接触到移行区，柔和地向前抵住采样器，并按同一个时针方向转动采样器 5 周，反复地将扫帚状采样器推入装有 EDTA 专利成分保存液的瓶底，迫使刷毛全部分散开来，共 10 次。漂洗扫帚状采样器后，在溶液中快速转动扫帚状采样器，以进一步将细胞样本漂洗下来，然后将采样器扔掉，不要将采样器的扫帚头遗留在样本保存瓶内。拧紧瓶盖，写上姓名和编号。

在妇科病普查中传统宫颈刮片对筛选恶性肿瘤细胞有很大用途，但是假阳性和假阴性率高，TCT 和 HPV-DNA 检测可提高阳性诊断率。但由于价格昂贵，尚未普遍用于妇女病的筛查，对于高危人群或经济条件好的，可考虑使用。宫颈刮片或液基细胞学检查、HPV 检测都只是筛查方法，最后的确诊手段仍是活检的病理结果。TCT、HPV-DNA 及阴道镜检查是目前早期筛查和诊断宫颈癌的三联法。

3. 阴道镜检查

主要用以观察子宫颈表面上皮细胞和血管的变化，辅助诊断癌前病变和早期宫颈癌，如配合子宫颈的 Schiller 试验（碘试验）可准确定位便于取活检。

4. 宫颈活体组织病理检查

在宫颈刮片找到癌细胞或可疑细胞，或临床检查有接触性出血或重度糜烂、异常赘生物时，可在宫颈外口鳞、柱状上皮交界处或正常与异常组织交界处取活组织检查。一般应做多点活检，或者在阴道镜指导下在可疑部位取活检。早绝经的妇女随着宫颈萎缩，鳞—柱状上皮交界处内移，因此还应做宫颈管搔刮术。如怀疑颈管型宫颈癌时更应做此项检查以明确诊断。

5. 诊断性刮宫术及分段刮宫术或宫腔镜检查

对于有异常子宫出血或绝经后阴道流血的妇女，可疑子宫内膜癌或宫颈管病变时，需行诊断性刮宫术及分段刮宫术，可了解宫颈管和宫腔内的病变情况，或宫腔镜检查直视下了解病变、明确位置进行刮宫术或活检术，刮出组织应分别送病理检查。因宫腔镜检查为侵入性操作，非常规检查内容，除非有适应证。

6. 超声检查

在有条件的地区和单位应将 B 超检查列为妇女病普查的内容之一，以诊断盆腔病变、宫腔内病变和子宫附件区的异常病变及宫内节育器等。

7. 乳腺的特殊检查

进行超声波、钼靶 X 线、局部穿刺吸取组织细胞涂片检查、活体组织检查等，以明确诊断。

8. 其他特殊检查

如盆腔 CT 扫描和磁共振等检查项目。因价格昂贵，除非有适应证，一般不列为常规检查内容。

四、妇女常见病筛查后随访与治疗

1. 妇女病随访与诊断的内容

在妇女常见病的筛查中查出的各种异常或妇女病，应及时进行进一步随访和诊断。其进一步诊断和治疗的内容可能会涉及产科、妇科、计划生育及生殖医学、性医学、遗传优生学等多个领域。对于医疗条件有限的医院或地区，应根据病情进行转诊。无论是进一步诊断还是转诊，都要进行严密的随访，了解疾病结局。

2. 妇女病的治疗

可采取多种方法。如果查出的妇女病为常见疾病，采取就地治疗，边查边治的方法可便利群众，如有些疾病需要进一步确诊或限于当地医疗单位的条件及技术水平，也可以在筛查结束后进行治疗或转诊到有条件的上级医院治疗。

五、妇女病筛查后资料的管理

进行筛查资料的统计、分析和保存，定期进行人群的筛查后收集资料，为妇幼保健机构积累了大量的科研数据和信息。筛查和随访结束后应由专人总结并进行资料的统计和分析，得出某省市，某单位或某个年龄组，某个群体的发病情况、发病率、易感因素、病因等。根据这些数据再针对某一常见疾病进行干预，以达到降低发病率的目的。同时根据结论可设计一些科研题目进行更深入细致的研究。在设计表格时，要适应电脑的统计，以便提高工作效率和资料的储存。

1. 筛查和随访工作总结

主要是进行普查普治质量的评估，包括普查率、患病率、诊断符合率以及发现的疾病种类和数量的多少等。另外，进行筛查后的治疗覆盖面、治疗效果、随访率以及对当地某些常见病、多发病的预防保健措施的执行方案等的评估。以上指标应以每年总结的资料和数据进行对照和动态观察。

2. 筛查工作的随访

可分为诊断性随访和治疗后随访。在筛查中发现的疾病不能一次完成诊断，所以应密切观察疾病的发展，在临床上进行症状和体征动态变化的观察并做进一步的确诊。例如，宫颈原位癌或早期浸润癌，经病理检查仍不能确诊可先观察 3 个月或按照宫颈炎进行治疗后再重复检查则可明确诊断；又如，盆腔肿块的鉴别诊断有时须观察几个月经周期才能明确是赘生性或非赘生性肿块。

治疗后随访的目的是观察治疗效果，是否痊愈和复发。治疗效果包括近期效果，多为良性病变或急性疾患，经及时治疗后可达痊愈。但对恶性肿瘤的各种治疗方法的疗效必须进行长期多次的随访。随访的方式可采取患者就诊、预约、信访、走访等，以了解各种治疗方法的远期效果及优缺点。

（阳　婷）

第二节　妇女常见病的监测和预防

一、妇科感染性疾病的预防及治疗原则

（一）预防

妇科感染性疾病的重点应以预防为主，提高自身的抗病能力，减少感染性疾病的发生。

1. 外阴炎症的预防

（1）保持外阴清洁，保持局部干燥，减少摩擦，勤换内裤，注意穿棉制品内衣。

（2）避免局部刺激：每天用清水洗外阴，不用碱性或酸性较强的液体洗外阴，正常情况下，不乱用洗液包括药液洗外阴，有炎症时应在医生指导下用药。

（3）去除诱因，积极治疗糖尿病、阴虱、阴道炎、宫颈炎及肠道寄生虫病。

（4）加强营养，增强锻炼，提高身体素质，加强心理健康的训练。

（5）性伴侣如有异常应及时就诊治疗，避免相互感染。

2. 阴道炎症的预防

（1）消除发病诱因：如积极治疗糖尿病，不滥用抗生素和性激素。

（2）消灭传染源：对门诊和住院患者常规进行白带检查，必要时进行培养或其他检验技术检查，以便及时发现，早期诊断和治疗。尤其是阴道滴虫的带虫者较多，应在城市和农村妇科病普查中列为常规检查项目，并注意对患者及带虫者的性伴侣进行防治。

（3）杜绝传播途径：改善公共设施的卫生管理，提倡淋浴、废除公共浴池。注意公共场所如游泳池、桑拿浴、温泉、旅店等公共物品的消毒和隔离，提倡一次性用品。医院妇科检查的臀巾、窥器和手套、被服应严格消毒或一次性物品，一人一套以杜绝传播途径。

（4）做好卫生宣教工作，通过多种方式教育公民提高自我保健意识，了解预防措施，

讲究卫生，改变不良的习惯。

（5）积极彻底治疗患者，减少带菌、带病毒和带虫者，对她们进行严格管理隔离治疗。

3. 宫颈炎的预防

积极治疗宫颈炎，并针对其病因采取积极的预防措施，对保障妇女健康及防治宫颈癌有重大意义。

（1）消除诱因：长期慢性机械性刺激与损伤，是宫颈炎的诱因。禁止经期性交，积极治疗男性包皮过长，清除包皮垢的长期刺激。避免紊乱的性生活。妇科小手术如探针检查、宫颈扩张、诊断性刮宫，人工流产，放置宫内节育器应尽量避免手术器械损伤。严密观察产程，分娩中避免宫颈裂伤等对防治慢性宫颈炎有重要意义。

（2）减少病原微生物的感染：引起宫颈炎的病原体很多，如一般化脓性细菌、淋病双球菌、沙眼衣原体、原虫类，以及病毒尤其是人乳头瘤病毒和疱疹病毒Ⅱ型等，均可引起急性宫颈炎和慢性宫颈炎。在发现有急性宫颈炎时应积极治疗。由于子宫颈黏膜皱襞繁多，腺体呈葡萄状，而病原体侵入腺体深处极难根治，导致病程反复，迁延而成为慢性感染性病灶。

（3）避免物理化学因素的刺激：应用浓度较高的酸性或碱性溶液冲洗阴道或放置腐蚀性较强的药物栓剂，均可造成阴道和宫颈上皮的损害而诱发炎症。某些放射性物质在治疗时也可引起宫颈炎症，临床上应避免使用。

（4）宣传优生优育，减少人工流产的次数，对预防宫颈炎的发生也有积极意义。

4. 盆腔炎症的预防

（1）注意月经期、流产后及产褥期卫生：这几个时期女性生殖道抗感染的生理防御功能减弱。阴道正常酸性环境因月经血或恶露而改变，颈管和子宫颈内口及外口有轻度扩张或裂伤，黏液栓消失；正常的子宫内膜剥脱后，宫腔表面裸露，扩张的血窦及凝血块为良好的细菌滋生地，再加上机体对感染的抵抗力下降，极易造成感染。如月经期、产褥期、人工流产后不注意卫生，使用不洁的卫生巾、坐浴或有性生活，细菌极易经黏膜上行而引起盆腔生殖器官的炎症。经期应避免过度劳累，下腹部受凉或雨淋和冷水中作业均可因身体抵抗力下降而诱发感染。

（2）积极防治性传播疾病对预防盆腔炎症有重要意义。

（3）积极治疗盆腹腔内其他器官的炎症病变如阑尾炎、结肠憩室炎、结核等，可减少盆腔炎症的发病率。

（4）积极治疗其他急慢性疾病如化脓性扁桃体炎、腮腺炎、猩红热、伤寒及副伤寒等可经血行传播将病原体带入盆腔引起感染。

（5）加强体育锻炼，增强机体的抗病能力和免疫功能对预防感染很重要。

（二）治疗原则

感染性疾病的治疗原则是针对病因治疗，找到致病的病原微生物，合理应用抗生素，增强机体和局部的免疫力，根据病情需要决定是否手术及手术范围，彻底治疗急性炎症，减少慢性炎症的发生，对慢性炎症采取综合治疗措施。妇科感染性疾病由于病变范围不同在治疗上也有差别。但总的原则不外乎一般支持及对症处理，控制感染；形成脓肿者切开引流，术后抗感染与促进炎性病变的吸收。因病情延缓而治疗不彻底迁延为慢性炎症病变时以综合治疗为主，反复急性发作，治疗无效并形成包块者再考虑手术治疗。

二、月经异常的预防及治疗原则

(一) 预防

月经是女性特有的生理现象，但因受内分泌影响而有盆腔充血，全身及局部抵抗力降低，宫颈口松弛和子宫内膜脱落后出现创面等很容易引起感染和其他疾病，因此为了预防月经异常必须做到以下几点。

1. 注意月经期卫生

(1) 广泛宣传月经生理和月经期卫生知识，提高广大妇女对经期卫生及保健知识的认知水平，并应把经期卫生列为妇女保健内容之一。

(2) 经期保持心情舒畅，情绪稳定，避免过度悲伤、紧张、焦虑和愤怒。适当注意保暖，不要冷水浴、吃冷饮等，避免过冷引起卵巢功能紊乱。

(3) 避免重负荷体力劳动和剧烈运动，如体育比赛、长途旅行以免引起月经量过多和经期延长。

(4) 保持外阴清洁：月经期阴道内存有少量积血，宫颈口松弛，往往容易引起上行感染，因此所有月经垫、卫生巾应消毒或在阳光下曝晒。每晚应温水清洗外阴，禁止游泳、盆浴和性交以及经阴道妇科检查或操作等。

(5) 合理饮食：不吃生冷刺激性食物，多吃富含纤维素及易消化食物，多饮水保持大便通畅。

(6) 注意劳逸结合，保证充足睡眠和休息。

2. 及早诊治诱发月经异常的疾病

包括全身急慢性疾病、泌尿生殖系统疾病、下丘脑—垂体—卵巢—子宫轴的疾病以及性腺以外其他内分泌腺的疾病等。

3. 出现月经异常或不规则阴道出血

应及时就医，找出病因给予治疗，切忌乱用药。

4. 改变不良的生活习惯和恶习

不合理膳食、酗酒、吸烟、吸毒、性生活紊乱或不洁的性生活等不仅危害身体健康，也可造成月经异常，应提倡文明社会公德，改变不良的生活习惯对预防月经病有重要意义。

5. 定期到医院或妇幼保健机构进行妇女病常规检查

可早期发现与月经异常发生有关的因素或病因，对预防月经异常有重要作用。

(二) 治疗原则

生育期妇女的月经异常首先要查明原因或诱因。通过性激素测定及有关辅助检查检测下丘脑—垂体—卵巢轴的功能，监测排卵与否。根据病变部位进行激素治疗，治疗目的是恢复排卵，建立正常月经周期或者用激素补充疗法维持女性的特有性征和保持正常心理状态。有适应证时进行必要的手术治疗，目的是解决怀孕问题或者为保证生存质量。

三、不孕症的预防及治疗原则

(一) 预防

引起不孕症的原因有很多，针对容易造成不孕症的病因进行预防非常重要。

（1）积极防治生殖器官炎症。生殖器官炎症可以干扰女性的生殖环境，影响精子的活性，损伤子宫内膜和输卵管黏膜，引起输卵管的梗阻和盆腔粘连，造成不孕。注意经期卫生，禁止经期性交，便前便后洗手，预防手指上的病原体传给生殖器官。及早诊治生殖器官炎症对预防不孕症具有非常重要的意义。

（2）及时治疗青春期月经过多及月经失调，防止严重贫血发生。

（3）做好避孕，避免人工流产。人工流产术与不孕症的发生有着非常密切的关系，随着人工流产次数的增多，不孕症的发生率依次升高。人工流产的手术创伤，使子宫腔的自然防御能力降低，术后短时间内进行性生活，容易发生炎症，同时在子宫内膜受损的情况下精子容易刺激女性产生抗精子抗体造成不孕。

（4）合理饮食，注意饮食卫生，营养全面，不过度饮酒，不吸烟，不吸毒，不贪食而过胖，不盲目追求苗条而过度节食。

（5）保持身心健康，常参加文体活动，劳逸结合，不紧张、恐惧、焦虑、抑郁，预防月经失调及排卵障碍发生。

（二）治疗原则

治疗时应首先查明不孕原因，然后针对病因进行治疗。不孕症治疗的首要条件是夫妇双方必须有健康的体魄和心理状态。要治疗全身急慢性疾病，注意体育锻炼、增强体质、纠正营养不良和贫血，改变吸烟和酗酒的恶习，治愈性传播疾病。在身体健康、精神正常和心情愉快的基础上才能进一步治疗不孕症。

1. 性知识宣传和指导

给已婚夫妇进行性知识和生殖生理的宣传和指导，使他们懂得有关性生活的知识，双方达到性生活和谐，保持规律的性生活。指导性生活的频度、姿势等，并指导掌握预测排卵的方法，掌握最易受孕的日期，合理安排性生活，以选择最佳受孕的时机。同时应告知粗暴的性行为会引起性厌恶，影响性生活的欣快感和受孕率。

2. 进行系统的检查

找出不孕原因或诱发因素，并针对病因给予治疗。如积极治疗阴道炎和宫颈炎，用综合方法治疗输卵管慢性炎症及阻塞，积极治疗子宫内膜异位症、多囊卵巢综合征、高催乳素血症、高雄激素血症、卵泡未破裂黄素化综合征、黄体功能不足、功能性子宫出血等妇科疾患，多数妇女在这些疾病治疗过程中或治愈后可获得妊娠。对因卵巢功能障碍不排卵的病例可根据具体情况采用多种方法诱发排卵，免疫性不孕可采用隔绝疗法，给予免疫抑制剂以及中西医结合的方法进行治疗。男性原因导致的不孕应积极寻找原因并给予适当治疗。

3. 人类生殖技术的应用

随着生殖医学的发展，采用助孕技术可给不育夫妇带来生育的福音。一般选择助孕技术的顺序是由简单到复杂。各种助孕技术均有其适应证。

四、异位妊娠的预防及治疗原则

（一）预防

异位妊娠的主要高危因素是生殖道炎症，生殖道炎症的增加又与妇女婚前性行为、不洁性生活及人工流产有密切关系。盆腔感染导致输卵管狭窄及梗阻，使宫外孕及不孕症发生率增加，输卵管整形手术的广泛开展又使得术后异位妊娠发生率增加，形成恶性循环。因此，预防异位妊娠的主要措施是积极预防和彻底治疗妇科炎症，避免婚前性行为，注意经期及性生活卫生，做好避孕，避免人工流产手术。

（二）治疗原则

根据临床症状，体征，超声检查包块大小、位置和盆腔积液以及血中 β-hCG 水平，综合评估决定不同的治疗方法。

1. 期待治疗

适用于疼痛轻，出血少，无输卵管破裂证据，输卵管包块直径<3 cm 或未探及，血 β-hCG<1 000 U/L 且继续下降者。

2. 药物治疗

药物治疗损伤小，费用低，适用于有生育要求的年轻患者。药物治疗的适应证为异位妊娠未破裂，生命体征平稳，无内出血；包块直径<3 cm；血 β-hCG<2 000 U/L，肝肾功能、血常规正常者。

3. 手术治疗

手术治疗仍是异位妊娠目前最重要的治疗手段，可采用开腹手术及腹腔镜手术。手术方式包括根治性手术即输卵管切除术及保留输卵管的保守性手术，根据患者的具体情况进行选择。在进行保守性手术时应注意预防和及时诊治持续性异位妊娠的情况。

五、子宫内膜异位症的预防及治疗原则

（一）预防

由于子宫内膜异位症的发病原因及机制尚不明确，目前还没有根本的预防方法。根据目前的学说，以下措施可能会有帮助。

1. 防止经血逆流

及时发现和治疗引起经血潴留的疾病，如先天性生殖道闭锁、狭窄及继发性宫颈粘连。

2. 注意经期卫生

避免经期过度劳累、经期性生活和经期剧烈运动，这些都是子宫内膜异位症的危险因素，尤其有明确证据证明月经期运动可以造成子宫内膜异位症的发生。

3. 及时生育

过于晚育对于一个有子宫内膜异位症潜质的人是不利因素，及时生育对预防子宫内膜异位症的发生有抑制的作用。人工流产术是子宫内膜异位症的诱发因素，应尽量避免人工流产尤其是多次人工流产手术。口服避孕药能降低子宫内膜异位症的风险，对于有高发家族史，容易带宫内节育器（IUD）妊娠者可选择口服避孕药。

4. 防止医源性内膜异位种植

宫腔操作应选择在经期后 1 周内进行，避免经前、多次宫腔操作及宫颈治疗。进入宫腔的经腹手术尤其是妊娠中期剖宫取胎术应保护好切口周围组织，关腹膜后应冲洗腹壁切口以防腹壁子宫内膜异位症发生。

（二）治疗原则

子宫内膜异位症的治疗目的是减灭和消除病灶、缓解和解除疼痛、改善和促进生育、预

防和减少复发。治疗方法应根据年龄、症状、病变部位和范围以及生育要求等综合考虑，加以选择。治疗原则是手术为主，药物为重要的辅助治疗措施。

1. 期待疗法

对于病变轻微、无症状或症状轻微的患者可采用期待治疗，数月随访 1 次。

2. 手术治疗

可以达到去除病灶、分离粘连、促进生育及缓解疼痛。手术方式包括保守性手术、半根治性手术和根治性手术。手术途径有开腹手术及腹腔镜手术。随着微创技术的发展，目前腹腔镜已经成为子宫内膜异位症的首选手术方式。

3. 药物治疗

子宫内膜异位症手术治疗常难以彻底清除病灶，术后复发率高，所以药物治疗仍然占有重要地位。术前用药可以缩小病灶，减轻粘连和充血，利于手术的进行。术后药物可以减灭残存的病灶，推迟子宫内膜异位症的复发。

4. 辅助生育技术

对于轻、中度子宫内膜异位症腹腔镜手术能提高患者的生育率，如术后 3~6 个月仍不能妊娠或术中发现盆腔粘连严重或年龄较大者，应及时采用辅助生育技术促进妊娠。

六、盆底功能障碍性疾病的预防及治疗原则

（一）预防

盆底功能障碍性疾病主要与分娩产伤、腹压增加及组织退化有关，其预防措施包括提倡晚婚晚育，做好计划生育，避免多产；准确处理产程，避免产程过长尤其是第二产程过长；提高助产技术，保护好会阴，必要时行会阴切开术；有产科指征者应及时剖宫产结束妊娠，预防难产发生；避免产后过早参加重体力劳动，适当进行产后盆底功能恢复训练，提倡做产后保健操，以促进产后盆底肌肉和筋膜张力恢复；积极治疗慢性咳嗽和习惯性便秘，避免长期腹压增加。

（二）治疗原则

盆腔器官脱垂影响患者的生活质量，同时可以影响到尿道、生殖道和肠道等多个系统的功能，治疗前需对患者的病情进行全面了解和评估。治疗方法的选择要根据患者症状的类型及严重程度、年龄、是否有内科并发症、是否有生育及性生活要求，以及是否有治疗后复发的危险因素而定。治疗的目的是尽可能地缓解症状，恢复盆底支持组织。治疗方法如下。

1. 期待及支持治疗

适用于无症状轻度脱垂的患者。包括定期复查，合理饮食，避免大便干结和过度负重，适当降低体重，戒烟，适当盆底康复训练。

2. 子宫托治疗

这是治疗子宫脱垂的非手术治疗方法，风险低，价格廉，能保留生育功能。适用于不宜手术的子宫脱垂患者。

3. 盆底康复训练治疗

可作为年轻、子宫轻度脱垂及轻、中度压力性尿失禁患者的一线治疗方案，经济、无创、无不良反应。包括盆底肌肉锻炼、生物反馈、电刺激及阴道圆锥等治疗方式。

4. 手术治疗

手术治疗是盆底脏器脱垂及中重度压力性尿失禁的主要治疗方式。根据综合评估患者的情况选择适当的手术方式，包括阴道前后壁修补术、Manchester 手术、经阴道子宫全切术及阴道前后壁修补术、阴道悬吊术、子宫悬吊术等。手术途径有经阴道、经腹及腹腔镜下手术三种形式。近年来生物材料制成的各种吊带、网片广泛应用于盆腔脏器脱垂及压力性尿失禁的手术治疗中，如 Prolift、Prosima、尿道中段无张力悬吊术 TVT、TVT-O、TVT-S 等。这些材料的应用简化了手术步骤，也取得了比较满意的近期治疗效果。但生物材料在临床上的应用还存在争议，因其价格昂贵，对性生活的影响、组织侵蚀及暴露问题仍未得到解决，还需要进一步的研究和评价。

七、妇女性行为异常的防治

育龄妇女应具有健康的性行为和协调的性生活，不仅对妇女的身心健康，对维护家庭幸福和稳定都具有非常重要的意义。对女性性行为异常的防治，首先要明确病因，分辨造成性生活障碍的原因属于原发性还是继发性，属于心理性还是器质性。治疗应针对病因，对器质性病变早期诊断早期治疗。对心理障碍要进行性知识教育和性心理咨询。

1. 心理咨询与心理治疗

定期进行妇女病普查普治，了解其性生活规律及有无异常，发现问题及时处理。在进行妇科任何一项治疗之前尤其是妇科手术前要接受患者及其丈夫的性咨询，了解治疗后或手术后的性功能情况，解除患者心理障碍，保证正常的性生活。对有性行为异常的患者不应采取轻率或藐视的态度，首先要关心体贴，反复解释，指出其有正常的生殖器官和生理功能，逐渐消除恐惧、厌恶的情绪，并知道性生活的姿势和过程，使之逐渐接受指导。

2. 治疗器质性病变

包括矫正先天性畸形，切开坚韧的处女膜、松解阴道粘连和瘢痕、先天性无阴道者行阴道成形术等；治疗生殖系统急慢性炎症和性传播疾病；修补粪瘘和尿瘘、修补会阴Ⅲ度陈旧性裂伤，治疗子宫脱垂和阴道前后壁膨出，张力性尿失禁；治疗子宫内膜异位症、盆腔静脉淤血症和输卵管绝育术后的盆腔粘连等。加强体格锻炼，增强体质，治疗全身性疾患等。

3. 对症治疗

可适当补充雄激素，局部用润滑剂，因惧怕怀孕者，动员其采取避孕措施。随着国民经济的发展，逐步改善住房条件和提高生活水平等均有助于防止性行为异常。

4. 加强教育

加强精神文明建设，进行性道德的教育，要求妇女树立自强、自爱、自尊、自重的良好形象。对破坏他人幸福的不道德行为给予谴责和惩罚。

（阳　婷）

第二章

生殖系统炎症

女性生殖系统炎症包括下生殖道的外阴、阴道、宫颈及盆腔内的子宫、输卵管、卵巢、盆腔腹膜、子宫旁结缔组织所发生的炎症。根据炎症所在部位的不同而表现为不同的症状，其主要临床表现为外阴瘙痒、疼痛，甚至溃烂，以及阴道分泌物增多、宫颈充血、下腹部及腰骶部疼痛等症状。

第一节　阴道炎症

外阴及阴道炎症是妇科最常见疾病，女性一生中各时期均可发病。外阴及阴道毗邻于尿道、肛门，局部潮湿，易受尿液、粪便污染；生育年龄妇女性生活较频繁，同时外阴及阴道为分娩、宫颈及宫腔操作的必经之路，易受损伤及外界致病菌感染；幼女及绝经后妇女雌激素水平低下，阴道上皮菲薄，局部抵抗力低，易受感染。

健康女性生殖道的解剖特点、生理生化特点以及局部免疫系统，使阴道对病原体的入侵有自然防御功能。研究认为，阴道微生态体系与女性生殖系统正常生理功能的维持和各种炎症的发生、发展，以及治疗转归均直接相关。生理情况下，阴道微生态系统处于生态平衡状态，当阴道的自然防御功能遭到破坏或机体免疫力下降时，阴道微生态平衡破坏，则病原体易于侵入，导致阴道炎症。

外阴及阴道炎临床上以白带的性状发生改变以及外阴瘙痒为主要临床特点，性交痛也较常见，感染累及尿道时，可有尿痛、尿急、尿频等症状。临床上分为单纯性外阴炎、外阴毛囊炎、外阴疖病、外阴急性蜂窝织炎及前庭大腺炎等。

一、单纯性外阴炎

（一）病因

单纯性外阴炎又称非特异性外阴炎。一般由物理、化学等刺激因素引起。如当宫颈或阴道发生炎症时，阴道分泌物流出刺激外阴可致外阴炎；经常受到经血、阴道分泌物、尿液、粪便刺激，如不注意保持外阴皮肤清洁容易引起外阴炎，糖尿病患者尿糖刺激、粪瘘患者粪便刺激，以及尿瘘患者尿液长期浸渍，也易导致外阴炎。此外，不透气的内裤、经期使用卫生巾导致局部透气性差，局部潮湿，均可引起。

（二）临床表现

炎症多发生在小阴唇内、外侧或大阴唇甚至整个外阴部。急性期主要表现外阴皮肤黏膜瘙痒、疼痛、烧灼感，在活动、性交、排尿、排便时加重。妇科检查可见外阴充血、肿胀、糜烂，常见抓痕，严重者可形成溃疡或湿疹。慢性炎症可使皮肤增厚、粗糙、皲裂，甚至苔藓样变。

（三）治疗

治疗原则是保持外阴局部清洁、干燥，局部可使用抗生素，重视消除病因。

（1）急性期避免性交，停用引起外阴皮肤刺激的药物，保持外阴清洁、干燥。

（2）局部治疗：可应用0.1%聚维酮碘液或1∶5 000高锰酸钾溶液坐浴，每日2次，每次15~30分钟。坐浴后局部涂抗生素软膏或紫草油。也可选用中药水煎熏洗外阴部，每日1~2次。

（3）病因治疗：积极治疗宫颈炎、阴道炎。如发现糖尿病、尿瘘、粪瘘，应及时治疗。

二、外阴毛囊炎

（一）病因

外阴毛囊炎为细菌侵犯毛囊及其所属皮脂腺引起的急性化脓性感染。常见致病菌为金黄色葡萄球菌、表皮葡萄球菌及白色葡萄球菌。搔抓、摩擦、高温、潮湿多汗为本病发生的诱因，手术前备皮损伤亦可并发毛囊炎。

（二）临床表现

外阴皮肤毛囊口周围红肿、疼痛，毛囊口可见白色脓头，中央有毛发通过。脓头逐渐增大呈锥状脓疱，相邻的多个小脓疱融合成大脓疱，严重者伴外阴充血、水肿及明显疼痛。数日后结节中央组织坏死变软，出现黄色小脓栓，再过数日脓栓脱落，脓液排出，炎症逐渐消退，但常反复发作，可变成疖病。

（三）治疗

（1）保持外阴清洁、干燥，勤换内裤，勤洗外阴。

（2）局部治疗：病变早期可做局部热敷，也可用0.1%聚维酮碘液或1∶5 000高锰酸钾溶液坐浴。已有脓包形成者，可消毒后针刺挑破，脓液流出，局部涂金霉素等抗生素软膏。

（3）全身治疗：病变较广泛时，可口服头孢类或大环内酯类抗生素。

三、外阴疖病

外阴疖病系外阴皮肤毛囊及皮脂腺周围的急性多发性脓肿，可反复发作。

（一）病因

外阴疖病主要由金黄色葡萄球菌，其次由白色葡萄球菌感染引起。潮湿多汗、外阴皮肤摩擦受损后容易发生。此外，贫血、糖尿病、慢性肾炎、长期应用糖皮质激素及免疫抑制剂、营养不良等患者易患本病。

（二）临床表现

多发生在大阴唇的外侧面。开始时毛囊口周围皮肤轻度充血肿痛、红点，逐渐形成增高于周围皮肤的紫红色硬结，皮肤表面紧张，有压痛，硬结边缘不清楚，常伴腹股沟淋巴结肿大，以后疖肿中央变软，表面皮肤变薄，并有波动感，继而中央顶端出现黄白色点，不久溃破，脓液排出后疼痛减轻，红肿消失，逐渐愈合。多发性外阴疖病可引起患处疼痛剧烈而影响日常生活。

（三）治疗

（1）保持外阴清洁、干燥，勤换内裤，勤洗外阴。

（2）局部治疗：早期可用0.1%聚维酮碘液或1∶5 000高锰酸钾溶液坐浴后局部涂抗生素软膏，以促使炎症消散或局限化，也可红外线照射、50%乙醇湿敷减轻疼痛，促进炎症消散，促使疖肿软化。

（3）全身治疗：病变严重或有全身症状者应口服或肌内注射抗生素，必要时根据脓液培养及药敏选择药物。

（4）手术治疗：当疖肿变软，有波动感，已形成脓肿时，应立即切开引流并局部换药，切口适当大，以便脓液及坏死组织能流出，切忌挤压，以免引起血行扩散。

四、外阴急性蜂窝织炎

（一）病因

外阴急性蜂窝织炎为外阴皮下、筋膜下、肌间隙或深部蜂窝组织的一种急性弥漫性炎症。致病菌以A族B型溶血性链球菌为主，其次为金黄色葡萄球菌及厌氧菌。炎症多由于皮肤或软组织损伤，细菌入侵引起。少数也可由血行感染引起。

（二）临床表现

发病较急剧，常有畏寒、发热、头痛等前驱症状。急性外阴蜂窝织炎特点是病变不易局限化，迅速扩散，与正常组织无明显界限。浅表的急性蜂窝织炎局部明显红肿、剧痛，并向四周扩大形成红斑，病变有时可出现水疱，甚至坏疽。深部的蜂窝织炎局部红肿不明显，只有局部水肿和深部压痛，疼痛较轻，但病情较严重，有高热、寒战、头痛、全身乏力、白细胞计数升高，以及双侧腹股沟淋巴结肿大、压痛。

（三）治疗

（1）全身治疗：早期采用头孢类或青霉素类抗生素口服或静脉滴注，体温降至正常后仍需持续用药2周左右。有过敏史者可使用红霉素类抗生素。

（2）局部治疗：可采用热敷或中药外敷，如不能控制应做广泛多处切开引流，切除坏死组织，伤口用3%过氧化氢溶液冲洗和湿敷。

五、前庭大腺炎

前庭大腺炎又称巴氏腺炎，是由多种细菌感染所致的前庭大腺炎症，生育年龄妇女多见。前庭大腺位于两侧大阴唇下1/3深部，其直径为0.5~1.0cm，腺管长1.5~2.0cm，腺体开口位于小阴唇内侧近处女膜处。由于解剖位置的特殊性，在性交、分娩等情况下，病原体易侵入引起前庭大腺炎。

（一）病因

主要致病菌有葡萄球菌、大肠埃希菌、链球菌、肠球菌、淋球菌及厌氧菌等，近年来，随着性传播疾病发病率增加，淋球菌、沙眼衣原体所致前庭大腺炎有明显增高趋势。常为混合感染。

（二）临床表现

前庭大腺炎可分为3种类型：前庭大腺导管炎、前庭大腺脓肿和前庭大腺囊肿。炎症多为一侧。

1. 前庭大腺导管炎

初期感染阶段多为导管炎，表现为局部红肿、疼痛及性交痛、行走不便，检查可见患侧前庭大腺开口处呈白色小点，有明显触痛。

2. 前庭大腺脓肿

导管开口闭塞，脓性分泌物不能排出，细菌在腺体内大量繁殖，积聚于导管及腺体中，逐渐扩大形成前庭大腺脓肿。患侧外阴部肿胀，疼痛剧烈，偶伴有尿痛，行走困难。妇科检查患侧外阴红肿热痛，可扪及肿块；当形成脓肿时，肿块有波动感，触痛明显，多为单侧，直径为3~6cm，表面皮肤变薄，脓肿继续增大，可自行破溃，症状随之减轻；若破口小，脓液引流不畅，症状可反复发作。部分患者伴随发热等全身症状，白细胞计数增高，患侧腹股沟淋巴结肿大等。

3. 前庭大腺囊肿

炎症急性期后，脓液被吸收，腺内液体被黏液代替，成为前庭大腺囊肿，治疗不彻底，可反复多次发作。分娩过程中，会阴侧切将前庭大腺腺管切断，腺内液体无法排出，长期积累也可引起前庭大腺囊肿。初始囊性肿物小，多无症状，肿物增大导致外阴患侧肿大。妇科检查外阴患侧肿大，可扪及囊性肿物，与皮肤粘连，患侧小阴唇展平，阴道口挤向健侧，囊肿较大时有局部肿胀感及性交不适，合并细菌感染时易引起前庭大腺脓肿。

（三）诊断

大阴唇下1/3部位发生红、肿、硬结，触痛明显，行走不便，应考虑前庭大腺炎。一般为单侧，与外阴皮肤有粘连或无粘连，可自其开口部挤压出的分泌物做病原微生物检查及抗生素的敏感试验。根据肿块的部位、外形、有无急性炎症等特点，一般可确诊。必要时可以穿刺进行诊断，脓肿抽出来的是脓液，而囊肿抽出来的是浆液。

（四）治疗

（1）前庭大腺炎早期，可以使用全身性抗生素治疗。因为近年淋球菌所致的前庭大腺炎有增加的趋势，所以在用药前最好挤压尿道口，或者取宫颈管分泌物做细菌培养及药敏试验。在获得培养结果之前，可选择广谱抗生素。此外，使用局部热敷或理疗，促使炎症消退。同时应保持外阴局部清洁卫生。一旦形成脓肿，应切开引流。手术时机以波动感明显为宜。一般在大阴唇内侧下方切开，切口不要过小，以便脓液全部排出，脓液排出后，可采用0.1%聚维酮碘液或1：5 000高锰酸钾溶液坐浴。

（2）前庭大腺囊肿的治疗，行囊肿造口术方法简单、损伤小，切口选择在囊肿下方，使囊液全部流出，放置引流条以防造口粘连，同时予0.1%聚维酮碘液或1：5 000高锰酸钾溶液坐浴。

六、外阴溃疡

(一) 病因

外阴溃疡常见于中、青年妇女，按其病程可分为急性外阴溃疡与慢性外阴溃疡两种。溃疡可单独存在，也可以多个溃疡融合而成一大溃疡。外阴溃疡多为外阴炎症引起，如非特异性外阴炎、单纯疱疹病毒感染、白塞病、外阴结核、梅毒性淋巴肉芽肿，约有 1/3 外阴癌在早期表现为溃疡。

(二) 临床表现

外阴溃疡可见于外阴各个部位，以小阴唇和大阴唇内侧为多，其次为前庭黏膜及阴道口周围。

1. 急性外阴溃疡

(1) 非特异性外阴炎：溃疡多发生于搔抓后，可伴有低热及乏力等症状，局部疼痛严重。溃疡表浅，数目较少，周围有明显炎症。

(2) 疱疹病毒感染：起病急，接触单纯疱疹性病毒传染源后一般有 2~7 日的潜伏期后出现发热等不适，伴有腹股沟淋巴结肿大和疱疹。溃疡大小不等，底部灰黄，周围边际稍隆起，并高度充血及水肿。初起为多个疱疹，疱疹破溃后呈浅表的多发性溃疡，有剧痛，溃疡多累及小阴唇，尤其在其内侧面。溃疡常在 2 周内自然愈合，但易复发。

(3) 白塞病：急性外阴溃疡常见于白塞病，因口腔、外阴及虹膜睫状体同时发生溃疡，故又称眼—口—生殖器综合征。其病因不明确，病变主要为小动静脉炎。溃疡可广泛发生于外阴各部位，而以小阴唇内外侧及阴道前庭为多。起病急，常反复发作。临床上分为 3 型，可单独存在或混合发生，以坏疽型最严重。

1) 坏疽型：多先有全身症状，如发热、乏力等。病变部位红肿明显，溃疡边缘不整齐，有穿掘现象，局部疼痛重。溃疡表面附有多量脓液或污黄至灰黑色的坏死伪膜，除去后可见基底不平。病变发展迅速，可形成巨大蚕食性溃疡，造成小阴唇缺损，外表类似外阴癌，但边缘及基底柔软，无浸润。

2) 下疳型：较常见。一般症状轻，病程缓慢。溃疡数目较多、较浅。溃疡周围红肿，边缘不整齐。常在数周内愈合，但常在旧病灶痊愈阶段，其附近又有新溃疡出现。

3) 粟粒型：溃疡如针头至米粒大小，数目多，痊愈快。自觉症状轻微。

4) 性病：如梅毒、软下疳及性病性淋巴肉芽肿均可引起外阴溃疡。

2. 慢性外阴溃疡

(1) 外阴结核：罕见，偶继发于严重的肺、胃肠道、内生殖器官、腹膜或骨结核。好发于阴唇或前庭黏膜。病变发展缓慢。初起常为一局限性小结节，不久即溃破为边缘软薄而穿掘的浅溃疡。溃疡形状不规则，基底凹凸不平，覆以干酪样结构。病变无痛，但受尿液刺激或摩擦后可有剧痛。溃疡经久不愈，并可向周围扩展。

(2) 外阴癌：早期可表现为丘疹、结节或小溃疡。病灶多位于大阴唇、小阴唇、阴蒂和后联合等处，伴或不伴有外阴白色病变。癌性溃疡与结核性溃疡肉眼难以鉴别，需做活组织检查确诊。

对急性外阴溃疡的患者应注意检查全身皮肤、眼、口腔黏膜等处有无病变。诊断时要明确溃疡的大小、数目、形状、基底情况，有时溃疡表面覆以一些分泌物容易漏诊。故应认真查体，分泌物涂片培养，血清学检查或组织学病理有助于诊断。

（三）治疗

外阴溃疡病因往往不是很明确，故治疗上主要以对症治疗为主。

（1）全身治疗：注意休息及营养，补充大量 B 族维生素、维生素 C；也可口服中药治疗。有继发感染时应考虑应用抗生素。

（2）局部治疗：应用 0.1%聚维酮碘液或 1 ∶ 5 000 高锰酸钾溶液坐浴。局部抗生素软膏涂抹。急性期可局部应用类固醇皮质激素缓解症状。注意保持外阴清洁干燥，减少摩擦。

（3）病因治疗：尽早明确病因，针对不同病因进行治疗。

七、外阴前庭炎综合征

外阴前庭炎综合征（VVS）好发于性生活活跃的妇女，多数既往有反复细菌或尖锐湿疣感染史。1987 年，Friedrich 将该综合征定义为：①触摸外阴前庭部，或将阴茎插入阴道，或将栓剂送入阴道时，患者即感严重疼痛。②压迫外阴前庭部时，局部有压痛。③前庭部呈现出不同程度的红斑。

其特征是患者主诉当阴道撑开时，发生插入疼痛、不适，触诊时局部有红斑，用棉签轻轻压迫处女膜环上的腺体开口或阴道后系带时有点状疼痛。性交时疼痛异常，甚至在性交后24 小时内都感到外阴部灼热疼痛，严重者根本不能有正常的性生活。一般而言，凡病变3 个月之内者属急性；超过 3 个月者属慢性。

（一）病因

尚不清楚，可能为多因素的发病机制。

1. 继发于炎症的神经病变

普遍的理论是，VVS 是一种涉及异常疼痛感知的神经性紊乱，可能与阴道前庭神经纤维致敏作用和维持疼痛回路的建立相关。

2. 感染

生殖道感染史是 VVS 的一个危险因素。早期病因假设集中在流行病学对外阴阴道假丝酵母菌病和生殖器 HPV 感染。一项研究报道，在 VVS 例中，约 80%有复发性念珠菌病史。研究发现，VVS 风险与细菌性阴道病、念珠菌病史、盆腔炎、滴虫性阴道炎和外阴发育不良相关。

3. 物理因素

盆底肌功能障碍可能是 VVS 一个因素。

4. 饮食

基于尿中草酸盐排泄引起的烧灼感和尿道口瘙痒，饮食可作为一个辅助因素。

5. 性心理功能障碍

多项研究已检测性心理因素有潜在致病作用。研究表明，VVS 妇女比健康妇女经历更大的心理困扰，性生活不满意。

（二）临床表现

严重性交疼痛，持续 1~24 小时，导致性交畏惧感。妇检外阴前庭部发红，压痛明显，疼痛可局限在前庭大腺或尿道旁腺开口处，多数累及整个前庭，甚至尿道口与阴蒂间亦有压痛。

（三）治疗

干预措施包括缓解症状，生物反馈，公认的感染原因药物治疗，心理和支持疗法，手术切除受累的前庭组织。

1. 缓解症状

建议性交前 10~15 分钟，局部麻醉以缓解性交疼痛。

2. 生物反馈

这是一种很好的保守首选治疗方法。治疗包括借助家庭程序生物反馈辅助，使用便携式设备，盆底肌肉康复锻炼。

3. 抗真菌及抗感染

主要针对原发性疾病进行抗感染治疗或抗真菌治疗，特异性外阴炎如白色念珠菌，应给予抗真菌药物治疗。

4. 支持和多模式治疗

VVS 综合治疗应该包括某些形式的支持治疗。最佳治疗必须解决性心理和生理方面的疾病。综合治疗包括物理治疗方案（生物反馈），疼痛管理以及心理支持，作为干预的主要形式。

5. 前庭切除术

手术是一种有效的治疗形式。当其他治疗方式失败时，受累及前庭部分切除可缓解症状，但慢性顽固性病例仍存在。对这种复杂性疾病，需要更多的研究来阐明病因机制和制订循证基础的有效治疗方式。

八、外阴接触性皮炎

（一）病因

外阴接触性皮炎为外阴皮肤或黏膜直接接触刺激物或致敏物所引起的炎性反应。分为刺激性接触性皮炎和过敏性接触性皮炎。如接触了较强的酸碱类物消毒剂、阴道冲洗剂，以及一些染色衣物、劣质卫生巾或过敏性药物等，均可引发外阴部的炎症。

（二）临床表现

阴部接触一些刺激性物质后在接触部位感觉灼热感、疼痛、瘙痒，检查见局部出现皮肤潮红、皮疹、水疱，重者可发生坏死及溃疡，过敏性皮炎发生在接触过敏物质的部位。

（三）治疗

根据病史及临床表现诊断不难，须尽快除去病因，避免用劣质卫生巾及刺激性物质如肥皂，避免搔抓等。对过敏性皮炎症状严重者可口服氯雷他定、阿司咪唑或类固醇皮质激素，局部用生理盐水洗涤或用 3% 硼酸湿敷，其后擦炉甘石洗剂。如有继发感染可涂擦抗生素软膏如金霉素软膏或 1% 新霉素软膏等。

九、外阴结核

(一) 病因

外阴结核病在临床上非常少见，占 1%～2% 的生殖器结核，多数经血行传播而得，极少由性接触感染而致。

(二) 临床表现

外阴结核好发于阴唇或前庭黏膜。分为溃疡及增生两型。病变发展较为缓慢，初期常为局限性小结节，不久溃破成浅表溃疡，形状不规则，溃疡基底部被干酪样物质覆盖。病变可扩散至会阴、尿道及肛门，并使阴唇变形。外阴及阴道结核均不引起疼痛，但遭受摩擦或尿液刺激则可发生剧痛。增生型外阴结核者外阴肥厚、肿大，似外阴象皮病，患者常主诉性交疼痛、小便困难。

(三) 诊断

在身体其他部位有结核者，外阴部又发现经久不愈的慢性溃疡，应怀疑外阴结核。除根据病史及溃疡的特征外，主要靠分泌物涂片找结核分枝杆菌，动物接种或进行活组织检查。另外，PCR 检测是皮肤结核诊断的有力工具，因为它快速、可靠、敏感性高。少数结核性外阴溃疡病例，身体其他部位并无结核病灶，则须与一般性外阴溃疡、梅毒性溃疡、软性下疳、疱疹、坏疽性脓皮病、结节病、性病性淋巴肉芽肿、黑热病、深部真菌、外阴癌等相鉴别。

(四) 治疗

确诊后，应立即进行全身及局部抗结核治疗及支持疗法，以增强抵抗力。局部应保持干燥、清洁，并注意防治混合感染。

十、外阴阴道假丝酵母菌病

因假丝酵母菌性阴道炎症多合并外阴炎，现称为外阴阴道假丝酵母菌病（VVC）。据统计，约 75% 妇女一生中曾患过此病，其中 40%～50% 的妇女经历第 2 次，有一小部分女性（6%～9%）遭受反复发作。

(一) 病因

假丝酵母菌有许多种，外阴阴道假丝酵母菌病中 80%～90% 病原体为白假丝酵母菌，10%～20% 为光滑假丝酵母菌、近平滑假丝酵母菌、热带假丝酵母菌等，白假丝酵母菌为条件致病菌。白假丝酵母菌呈卵圆形，由芽生孢子及细胞发芽伸长形成假菌丝，假菌丝与孢子相连形成分支或链状。白假丝酵母菌由酵母相转为菌丝相，从而具有致病性。假丝酵母菌通常是一种腐败物寄生菌，可生活在正常人体的皮肤、黏膜、消化道或其他脏器中，经常在阴道中存在而无症状。白带增多的非妊娠妇女中，约有 30% 在阴道内有此菌寄生，当阴道糖原增加、酸度升高时，或在机体抵抗力降低的情况下，便可成为致病的原因，长期应用广谱抗生素和肾上腺皮质激素，可使假丝酵母菌感染率大为增加。因为上述两种药物可导致机体内菌群失调，改变了阴道内微生物之间的相互制约关系，使抗感染的能力下降。此外，维生素缺乏（复合维生素 B）、严重的传染性疾病和其他消耗性疾病均可成为假丝酵母菌繁殖的有利条件。妊娠期阴道上皮细胞糖原含量增加，阴道酸性增强，加之孕妇的肾糖阈降低，常有营养性糖尿，小便中糖含量升高而促进假丝酵母菌的生长繁殖。

（二）传染途径

虽然 10%~20% 的健康妇女阴道中就携带有假丝酵母菌，并且生活中有些特殊情况下可以诱发阴道假丝酵母菌感染，所以假丝酵母菌是一种条件致病菌。但很多时候也能够从外界感染而来。

（三）临床分类

VVC 分为单纯性 VVC 和复杂性 VVC。单纯性 VVC 是指发生于正常非妊娠宿主、散发的、由白假丝酵母菌引起的轻度 VVC。复杂性 VVC 包括复发性 VVC（RVVC）、重度 VVC 和妊娠 VVC、非白假丝酵母菌所致的 VVC 或宿主为未控制的糖尿病、免疫功能低下者。RVVC 是指妇女患 VVC 经过治疗后临床症状和体征消失，真菌检查阴性后又出现症状，且经真菌学证实的 VVC 发作 1 年内有症状 4 次或以上。复发原因不明，可能与宿主具有不良因素如妊娠、糖尿病、大剂量抗生素应用、免疫抑制剂应用，治疗不彻底，性伴侣未治疗或直肠假丝酵母菌感染等有关。VVC 的临床表现按 VVC 评分标准划分为轻、中、重度。评分≥7 分为重度 VVC，<7 分为轻、中度 VVC。

（四）临床表现

最常见的症状是白带增多，外阴及阴道内有烧灼感，伴有严重的瘙痒，甚至影响工作和睡眠。部分患者可伴有尿频、尿急、尿痛及性交痛等症状。典型患者妇科检查时可见白带呈豆腐渣样或凝乳状，白色稠厚，略带异味，或白带夹有血丝，阴道黏膜充血、红肿，甚至溃疡形成。部分患者外阴因瘙痒或接触刺激出现抓痕、外阴呈地图样红斑。约 10% 患者携带有假丝酵母菌，而无自觉症状。

（五）诊断

典型病例诊断不困难，根据病史、诱发因素、症状、体征和实验室检查诊断较易。实验室取阴道分泌物涂片检查即可诊断。

1. 悬滴法

取阴道分泌物置于玻璃片上，加 1 滴生理盐水或 10% 氢氧化钾，显微镜下检查找到芽孢及真菌菌丝，阳性检出率 30%~60%。如阴道分泌物 pH>4.5，见大量白细胞，多为混合感染。

2. 染色法

取阴道分泌物用革兰染色，阳性检出率达 80%。

3. 培养法

取分泌物接种于培养基上，查出真菌可确诊，阳性率更高，但不常规应用。部分患者有典型的临床表现，而显微镜检查阴性或反复复发，如阴道分泌物 pH<4.5，未见大量白细胞、滴虫及线索细胞者，临床怀疑耐药菌株或非白假丝酵母菌感染时，采用培养法+药敏，可明显提高诊断准确性同时指导进一步敏感药物治疗。

（六）治疗

1. 去除诱因

仔细询问病史，了解存在的诱因并及时消除。如停用广谱抗生素、雌激素、口服避孕药等。合并糖尿病者则同时积极予以治疗。穿棉质内裤，确诊患者的毛巾、内裤等衣物要隔离洗涤，使用开水热烫，以避免传播。真菌培养阳性但无症状者无须治疗。

2. 改变阴道酸碱度

真菌在 pH 5.5~6.5 环境下最适宜生长繁殖，因此可以改变阴道酸碱度形成不适宜其生长的环境。使用碱性溶液擦洗阴道或坐浴，不推荐阴道内冲洗。

3. 药物治疗

（1）咪唑类药物。

1）克霉唑：又称三苯甲咪唑，抗菌作用对白色念珠菌最敏感。普遍采用 500 mg 克霉唑的乳酸配方单剂量阴道给药，使用方便、疗效好，且孕妇也可使用。单纯性 VVC 患者首选阴道用药，推荐使用单剂量 500 mg 给药。另有克霉唑阴道栓 100 mg/d，7 日为 1 个疗程；200 mg/d，3 日为 1 个疗程。

2）咪康唑：又称双氯苯咪唑。阴道栓剂 200 mg/d，7 日为 1 个疗程；或 400 mg/d，3 日为 1 个疗程治疗单纯性 VVC。尚有 1.2g 阴道栓剂单次给药疗效与上述方案相近。亦有霜剂可用于外阴、尿道口、男性生殖器涂抹，以减轻瘙痒症状及小便疼痛。

3）布康唑：阴道栓 5 g/d，3 日为 1 个疗程。体外抑菌试验表明，对非白假丝酵母菌如光滑假丝酵母菌等，其抑菌作用比其他咪唑类强。

4）益康唑：抗菌谱广，对深部、浅部真菌均有效。50 mg 阴道栓每日连续 15 日或150 mg/d 3 日为 1 个疗程。其治疗时患者阴道烧灼感较明显。

5）酮康唑：口服的广谱抗真菌药，200 mg 每日 1 次口服，5 日为 1 个疗程。疗效与克霉唑等阴道给药相近。

6）噻康唑：2% 阴道软膏单次给药，使用方便，不良反应小，疗效显著。

（2）三唑类药物。

1）伊曲康唑：抗真菌谱广，餐后口服生物利用度最高，吸收快，口服后 3~4 小时血药浓度达峰值。单纯性 VVC 患者可 200mg 每日 2 次治疗 1 日；或 200mg 每日 1 次，口服治疗3 日，药物治疗浓度可持续 3 日。对于复发性外阴阴道假丝酵母菌病患者，主张伊曲康唑胶囊口服治疗。

2）氟康唑：药物口服胶囊生物利用度高，在阴道组织、阴道分泌物中浓度可维持 3日。对于单纯性 VVC，氟康唑 150 mg 单剂量口服可获得满意治疗效果。无明显肝毒性，但需注意肾功能。

3）特康唑：只限于局部应用治疗，0.4% 霜剂，5 g/d 阴道内给药 7 日；0.8% 霜剂，5 g/d 阴道内给药 3 日；栓剂 80 mg/d 阴道内给药 3 日。

（3）多烯类：制霉菌素每枚 10 万 U，每日阴道用药 1 枚，连续 14 日治疗单纯性 VVC。药物疗程长、使用频繁，患者往往顺应性差。

4. 单纯性及重度 VVC

（1）单纯性 VVC：首选阴道用药，短期局部用药（单次用药和 1~3 日的治疗方案）可有效治疗单纯性 VVC。局部用药唑类药物比制霉菌素更有效，完成唑类药物治疗方案的患者中，80%~90% 的患者症状缓解且阴道分泌物真菌培养结果阴性。不推荐性伴侣接受治疗。

（2）重度 VVC：首选口服药物，症状严重者，局部应用低浓度糖皮质激素软膏或唑类霜剂。口服用药，伊曲康唑 200 mg，每日 2 次，共 2 日；氟康唑胶囊 150 mg，顿服，3 日后重复 1 次；阴道用药，在治疗单纯性 VVC 方案基础上，延长疗程（局部使用唑类药物 7~14 日）。

（七）随访

对 VVC 在治疗结束后 7~14 日和下次月经后进行随访，两次阴道分泌物真菌学检查阴性为治愈。对 RVVC 在治疗结束后 7~14 日、1 个月、3 个月、6 个月各随访 1 次。

（八）预防

对初次发生外阴阴道假丝酵母菌病者应彻底治疗；检查有无全身疾病如糖尿病等，及时发现并治疗；改善生活习惯如穿宽松、透气内裤，保持局部干燥及清洁；合理使用抗生素和激素类药物。可试使用含乳杆菌活菌的阴道栓调节阴道内菌群平衡。

（九）临床特殊情况的思考和建议

1. 复发性外阴阴道假丝酵母菌病（RVVC）治疗

治疗前需消除诱因或易发因素，患者性伴侣也应做生殖器真菌培养和适当的抗真菌治疗。RVVC 患者尽量做抗真菌培养和药物敏感试验，明确诊断并鉴别不常见菌属，尤其光滑假丝酵母菌。根据分泌物培养和药物敏感试验选择药物。

最佳治疗方案尚未确定。治疗方法包括强化治疗和巩固治疗。强化治疗可在口服或局部用药方案中任选一种，具体方案如下。

（1）口服用药：伊曲康唑 200 mg，每日 2 次，共 2~3 日；氟康唑胶囊 150 mg，顿服，3 日后重复 1 次。

（2）阴道用药：咪康唑栓 400 mg，每晚 1 次，共 6 日；咪康唑栓 200 mg，每晚 1 次，共 7~14 日；克霉唑栓 500 mg，3 日后重复 1 次；克霉唑栓 100 mg，每晚 1 次，共 7~14 日。

（3）巩固治疗：在强化治疗达到真菌学治愈后，给予巩固治疗半年。目前国内外没有成熟的方案，可选择。

1）口服用药：氟康唑胶囊每周 150 mg，共 6 个月（首选治疗方案）；伊曲康唑 100 mg，每日 2 次，共 1 周，每月 1 次，共 6 个月；酮康唑 100 mg/d，共 6 个月。

2）阴道用药：咪康唑栓 400 mg，每日 1 次，每月 3~6 日，共 6 个月；克霉唑栓 500 mg，每月 1 次，共 6 个月。

（4）唑类耐药的念珠菌属用药。①硼酸阴道栓剂/胶囊：每日 600 mg，每日 1 次，连用 14 日。②制霉菌素栓剂：10 万 U，每晚 1 次，塞入阴道，连用 14 日。③两性霉素 B 阴道膏或栓剂：5%~10%，每晚 1 次，塞入阴道，连用 14 日。④氟胞嘧啶霜：17%，阴道给药，每晚 1 次，连用 14 日。⑤联合两性霉素 B、氟胞嘧啶。

抗真菌巩固治疗可有效降低 RVVC 发生，但仍有 30%~50% 女性患者终止治疗后又复发。

2. 妊娠合并外阴阴道假丝酵母菌病治疗

妊娠是外阴阴道假丝酵母菌病的易发因素，妊娠时其雌激素升高，阴道上皮细胞糖原增加，阴道微环境改变，有利于假丝酵母菌生长，故妊娠期易发生 VVC，且临床表现重，治疗效果差，易复发。

目前临床治疗孕妇 VVC 的药物有克霉唑和制霉菌素霜或栓（B 类药物）、咪康唑栓和伊曲康唑及氟康唑（C 类药物）。早孕期以阴道用药为宜，应忌用口服抗真菌药物，禁用口服唑类药物，首选克霉唑 500 mg，单次阴道用药，治愈率在 80% 左右，也可每周用药 1 次，连续 2~3 次，延长治疗时间可提高临床疗效及治愈率。妊娠 4 个月后可使用咪康唑栓，但仍需医师指导下进行。性伴侣无须治疗。

十一、滴虫性阴道炎

滴虫性阴道炎是由阴道毛滴虫引起的性传播疾病之一，常与其他性传播疾病同时存在，女性发病率为 10%~25%。除了性交传播，经过公共卫生用具、浴室、衣物等可间接传染。

（一）病因

滴虫性阴道炎是由阴道毛滴虫引起的常见阴道炎。阴道毛滴虫适宜在温度 25~40 ℃、pH 5.2~6.6 的潮湿环境中生长，在 pH<5 或 pH>7.5 的环境中生长受抑制。滴虫生活史简单，只有滋养体而无包囊期，滋养体生命力较强，能在 3~5 ℃生活 21 日，在 46 ℃生存 20~60 分钟，在半干燥环境生存约 10 小时，在普通肥皂水中也能生存 45~120 分钟。月经前后阴道内 pH 发生变化，月经后接近中性，隐藏在腺体和阴道皱襞中的滴虫常得以繁殖而引起炎症发作。

（二）临床表现

25%~50% 患者感染初期无症状，称为带虫者。潜伏期为几日到 4 周。当滴虫消耗阴道细胞内糖原、改变阴道酸碱度、破坏其防御机制，在月经前后易引起阴道炎症。

主要症状为阴道分泌物增多，多为稀薄、泡沫状，滴虫可无氧酵解碳水化合物，产生腐臭气味，故白带多有臭味，分泌物可为脓性或草绿色；可同时合并外阴瘙痒或疼痛、性交痛等。如合并尿路感染可有尿急、尿频、尿痛及血尿等症状。阴道检查可见阴道黏膜、宫颈阴道部明显充血，甚至宫颈有出血斑点，形成"草莓样"宫颈。阴道毛滴虫能吞噬精子，并阻碍乳酸生成，影响精子在阴道内存活而导致不孕。

（三）诊断

根据病史、临床表现及分泌物观察可作出临床诊断。取阴道分泌物检查可确诊。取分泌物前 24~48 小时避免性交、阴道灌洗或局部用药；阴道窥器不涂抹润滑剂；分泌物取出后应及时送检，冬天需注意保暖，以避免滴虫活动性下降后影响检查结果。

1. 悬滴法

取温生理盐水一滴于玻璃片上，在阴道后穹隆处取分泌物少许混于生理盐水玻片上，立即在低倍显微镜下观察寻找滴虫。镜下可见波状运动的滴虫和增多的白细胞。敏感性为 60%~70%。

2. 涂片染色法

将分泌物涂在玻璃片上，待自然干燥后用不同染液染色，不仅能看见滴虫，还能看到并存的假丝酵母菌甚至癌细胞等。

3. 培养法

对可疑患者，多次阴道分泌物镜下检查未检出滴虫者，可采用培养法。

（四）治疗

因滴虫阴道炎可同时合并尿道、尿道旁腺、前庭大腺滴虫感染，单纯局部用药不易彻底治愈，故需同时全身用药。

1. 全身用药

甲硝唑 2 g，单次口服；替硝唑 2g，单次口服；甲硝唑 400 mg，每日 2 次，连服 7 日。口服药物的治愈率为 90%~95%。单次服药方便，但因剂量大，可出现不良反应如胃肠道反应、头痛、皮疹等。甲硝唑用药期间及停药 24 小时内、替硝唑用药期间及停药 72 小时内禁止饮酒，哺乳期用药不宜哺乳。治疗失败者可采用甲硝唑 2 g/d 口服，连服 3~5 日。

2. 阴道局部用药

阴道局部药物治疗可较快缓解症状，但不易彻底消灭滴虫，停药后易复发。因滴虫适宜环境为 pH 5.2~6.6，阴道用药前先使用 1% 乳酸或 0.5% 醋酸等酸性洗液清洗阴道改变阴道内酸碱度，同时可减少阴道内恶臭分泌物，再使用甲硝唑栓（阴道泡腾片）或替硝唑栓（阴道泡腾片）200 mg，每日 1 次，7 日为 1 个疗程。

3. 性伴侣的治疗

滴虫性阴道炎主要通过性交传播，故患者性伴侣多有滴虫感染，但可无症状，为避免双方重复感染，性伴侣应同时治疗。

4. 滴虫性阴道炎

常在月经期后复发，可考虑下次月经干净后再巩固治疗 1 个疗程。治疗后应在每次月经干净后复查分泌物，经连续检查 3 次阴性后方为治愈。

5. 顽固性滴虫性阴道炎

治疗后多次复查分泌物仍提示滴虫感染的顽固病例，可加大甲硝唑剂量及应用时间，1 g 口服，每日 2 次，同时阴道内放置 500 mg，每日 2 次，连续 7~14 日。部分滴虫对甲硝唑有耐药者，可选择康妇栓，每日 1 枚塞阴道，7~10 日为 1 个疗程；严重者，每日早、晚阴道塞康妇栓，7 日为 1 个疗程。

6. 妊娠合并滴虫性阴道炎

曾认为甲硝唑在妊娠 3 个月内禁用，因动物实验显示甲硝唑可能有致畸作用。但最近有研究显示，人类妊娠期应用甲硝唑并未增加胎儿畸形率，妊娠期可应用。美国疾病控制中心推荐妊娠合并滴虫性阴道炎治疗为甲硝唑 2 g 顿服。国内有学者提出治疗方案首选甲硝唑 200 mg，每日 3 次，共 5~7 日；甲硝唑 400 mg，每日 2 次，共 5~7 日。治疗失败者，甲硝唑 400 mg，每日 3 次，7 日。性伴侣需同时治疗，甲硝唑或替硝唑 2 g 顿服。应用甲硝唑时需与孕妇及其家属详细说明，知情同意后再使用。

（五）预防

滴虫可通过性生活传播，且性伴侣多无症状。故应双方同时治疗，治疗期间禁止性生活。内衣裤、毛巾等应高温消毒或用消毒剂浸泡，避免重复感染。注意保持外阴清洁、干燥。注意消毒公共浴池、马桶、衣物等传播中介。

（六）展望

20 世纪 60 年代人类开始致力于阴道毛滴虫疫苗的开发，目前研制的疫苗接种在阴道毛滴虫感染的小鼠模型，导致抗体产生和细胞因子生成，并增强免疫应答。模型将有助于阐明引起持续和保护性免疫应答具体的因素。

未来阴道毛滴虫疫苗可以提供长期的保护，而不是短期的治疗，可降低医疗费用，防止妊娠和不孕有关的后遗症。人类面临的挑战将促进疫苗开发的投资，尤其适用于针对资源贫乏地区的人口。

十二、细菌性阴道病

细菌性阴道病（BV）是育龄期妇女异常阴道分泌物最常见原因，它是一种混合感染。对病原体认识的差异，不同年代有不同的命名。1984年在瑞典召开的专题会上命名细菌性阴道病。

（一）病因

细菌性阴道病是阴道内正常菌群失调所致。正常阴道内以产生过氧化氢的乳杆菌占优势，通过产生乳酸从而保持阴道内较低的酸碱度，维持正常菌群平衡。当细菌性阴道病时，乳杆菌减少，而阴道加德纳菌与厌氧菌及人型支原体大量繁殖。阴道加德纳菌生活最适pH 6.0~6.5，温度35~37 ℃。该菌可引起BV，但多与其他厌氧菌共同致病。临床及病理特征无炎症改变及白细胞浸润。其发病可能与妇科手术、多次妊娠、频繁性生活及阴道灌洗使阴道内pH偏碱有关。口服避孕药有支持乳酸杆菌占优势的阴道环境的作用，对BV有一定防护作用。

（二）临床表现

多见于生育期妇女（15~44岁），10%~40%患者无临床症状，有症状者主要表现为阴道分泌物增多，有鱼腥味，尤其性交后加重，少数患者伴有轻度外阴瘙痒。分泌物呈鱼腥臭味，是由于厌氧菌大量繁殖的同时可产生胺类物质所致。检查见阴道黏膜无充血、红肿的炎症表现，分泌物特点为有恶臭味，灰白色、灰黄色，均匀一致，稀薄，易从阴道壁拭去。

BV常与滴虫性阴道炎、宫颈炎、盆腔炎同时发生。BV可引起盆腔炎、异位妊娠和不孕。妊娠期合并BV可引起胎膜早破、早产、绒毛膜羊膜炎、产褥感染及新生儿感染。

（三）诊断

下列4项中有3项阳性即可临床诊断为细菌性阴道病。①均质、稀薄、白色阴道分泌物，常黏附于阴道壁上。②线索细胞阳性：取少许阴道分泌物于玻片上，加1滴生理盐水混合，高倍显微镜下观察见线索细胞，白细胞极少。线索细胞即阴道脱落的表层细胞于细胞边缘贴附颗粒状物，即各种厌氧菌，尤其是加德纳菌，细胞边缘不清。③阴道分泌物pH>4.5。④胺臭味试验阳性：取少许阴道分泌物于玻片上，加1滴10%氢氧化钾溶液，产生烂鱼肉样腥臭气味，系因胺遇碱释放氨所致。

阴道分泌物性状取决于临床医师的分辨能力，因而特异性、敏感性不高。阴道pH是一个较敏感的指标，但正常妇女在性交后、月经期也可有阴道pH的升高，其特异性不高。氨试验的假阳性可发生在近期有性生活的妇女。线索细胞阳性是临床诊断标准中最具有敏感性和特异性。BV为正常菌群失调，细菌定性培养在诊断中意义不大。

（四）治疗

治疗原则：①无症状患者无须治疗；②性伴侣不必治疗；③妊娠期合并BV应积极治疗；④子宫内膜活检、宫腔镜、取放IUD术、子宫输卵管碘油造影、刮宫术等须行宫腔操作手术者术前发现BV应积极治疗。

1. 硝基咪唑类抗生素

甲硝唑为首选药物。甲硝唑抑制厌氧菌生长，不影响乳杆菌生长，是较理想的治疗药物。甲硝唑 500 mg，每日 2 次，口服连续 7 日；或 400 mg，每日 3 次，口服连续 7 日。甲硝唑 2 g 顿服的治疗效果差，目前不再推荐应用。甲硝唑栓 200 mg，每晚 1 次，连续 7~10 日。替硝唑 1 g，每日 1 次口服，连续 5 日；也可 2 g，每日 1 次，连续 2 日。

2. 克林霉素

300 mg，每日 2 次，口服连续 7 日。治愈率约 97%，尤其适用于妊娠期患者（尤其妊娠早期）和对甲硝唑无法耐受、过敏或治疗失败者。另有含 2% 克林霉素软膏阴道涂抹，每次 5 g，连续 7 日。

3. 乳酸杆菌栓剂

阴道内用药补充乳酸杆菌，通过产生乳酸从而升高阴道内酸度，抑制加德纳菌及厌氧菌生长，使用后 BV 复发率较单纯适用甲硝唑治疗低。

4. 其他药物

氨苄西林具有较好杀灭加德纳菌等，但也有杀灭乳酸杆菌作用，治疗效果较甲硝唑差。

（五）临床特殊情况的思考和建议

1. 妊娠期细菌性阴道病的治疗　妊娠期合并 BV 可引起胎膜早破、早产、绒毛膜羊膜炎、产褥感染及新生儿感染，故有症状的孕妇及无症状的高危孕妇（胎膜早破史、早产史）建议治疗，在早产高危人群中进行孕期筛查和治疗可降低早产发生率。推荐治疗方法甲硝唑 200 mg，每日 3 次，口服连续 7 日；或克林霉素 300 mg，每日 2 次，口服连续 7 日。不主张阴道给药，性伴侣无须治疗。有学者建议，妊娠 20 周前细菌性阴道病孕妇的治疗应尽量使用克林霉素。

2. 细菌性阴道病复发的有关问题

复发性 BV 的病因不明。一种理论认为治疗后 BV 相关微生物的持续，可能存在耐药生物膜。另外，再感染可以通过性接触或内源性因素，可能导致复发。BV 治疗后 3 个月内其复发率可高达 30%，其原因与病原菌持续感染、通过性生活再次传染、阴道内环境重建失败可能有关。重复使用克林霉素或甲硝唑能获得治疗效果，但最佳的治疗时间及剂量无统一标准，需进一步大样本研究指导临床用药。

十三、萎缩性阴道炎

萎缩性阴道炎是因体内雌激素水平下降，阴道黏膜萎缩、变薄，上皮细胞内糖原减少，阴道内 pH 增高，乳杆菌不再为优势菌，局部抵抗力减低，当受到刺激或被损伤时，其他致病菌入侵、繁殖引起炎症。

（一）病因

常见于绝经前后、药物或手术卵巢去势后妇女。常见病原体为需氧菌、厌氧菌二者的混合感染。

（二）临床表现

主要为外阴瘙痒、灼热不适伴阴道分泌物增多，阴道分泌物多稀薄呈水样，感染病原菌不同，也可呈泡沫样、脓性或血性。部分患者有下腹坠胀感，伴有尿急尿频尿痛等泌尿系统症状。部分患者仅有泌尿系统症状，曾以尿路感染治疗而效果不佳。

阴道检查可见阴道皱襞减少、消失，黏膜萎缩、变薄并有充血或点状出血，有时可见浅表溃疡。分泌物多呈水样，部分呈脓性有异味，如治疗不及时，阴道内溃疡面相互粘连，甚至阴道闭锁，分泌物引流不畅者可继发阴道或宫腔积脓。

（三）诊断

根据绝经、卵巢手术、药物性闭经或盆腔反射治疗病史及临床表现诊断不难，应取阴道分泌物检查以排除滴虫、假丝酵母菌阴道炎。妇科检查见阴道黏膜红肿、溃疡形成或血性分泌物，但必须排除子宫恶性肿瘤、阴道癌等，常规行宫颈细胞学检查，必要时活检或行分段诊刮术。

（四）治疗

原则上为抑制细菌生长，应用雌激素，增强阴道抵抗力。

（1）保持外阴清洁、干燥：分泌物多时可用1%乳酸冲洗阴道。

（2）雌激素制剂全身给药：代酸雌二醇每日0.5~1 mg口服，每1~2个月用地屈孕酮10 mg持续10日；克龄蒙每日1片（含戊酸雌二醇2 mg，醋酸环丙孕酮1 mg）；诺更宁（含雌二醇2 mg，醋酸炔诺酮1 mg）每日1片。如有乳腺癌及子宫内膜癌者慎用雌激素制剂。

（3）雌激素制剂阴道局部给药：0.5%己烯雌酚软膏或倍美力阴道软膏局部涂抹，0.5 g，每日1~2次，连用7日。

（4）抑制细菌生长：阴道局部给予抗生素如甲硝唑200 mg或诺氟沙星100 mg，每日1次，连续7~10日。

（5）注意营养：给予高蛋白食物，增加B族维生素及维生素A量，有助于阴道炎的消退。

（五）临床特殊情况的思考和建议

激素替代治疗可治疗萎缩性阴道炎，且可改善一系列更年期症状，但长时间激素应用可导致子宫内膜增生、增加药物的不良反应。2007年Simon等学者尝试以每日0.3 mg雌激素口服剂量持续3个月治疗萎缩性阴道炎，明显改善患者的临床症状。2008年Gloria等学者完成了一项随机对照研究，共收纳230名患有萎缩性阴道炎的绝经后妇女，分别给予10 μg、25 μg雌二醇及安慰剂，每日1次阴道纳药，持续3个月。给予雌激素替代治疗的两组患者在2周后其主观症状均得到明显改善，但两组间无统计学差异。3个月后共52名患者（其中9名为安慰组，18名为10 μg雌二醇组，25名为25 μg雌二醇组）均给予25 μg雌二醇每日1次阴道纳药，持续52周，疗程完成后行子宫内膜活检，均未提示子宫内膜异常增生或恶变。

十四、婴幼儿外阴阴道炎

婴幼儿阴道炎多见于1~5岁幼女，多合并外阴炎。

（一）病因

因婴幼儿卵巢未发育，外阴发育差，阴道细长，阴道上皮内糖原少，阴道内pH 6.0~7.5，抵抗力差，阴道自然防御功能尚未形成，容易受到其他细菌感染。另卫生习惯差，年龄较大者可因阴道内误放异物而继发感染。病原菌常见大肠埃希菌、葡萄球菌、链球菌等。

（二）临床表现

主要症状为阴道内分泌物增多，呈脓性，有异味。临床上多为母亲发现婴幼儿内裤有脓性分泌物而就诊。分泌物刺激可致外阴瘙痒，患儿多有哭闹、烦躁不安、用手搔抓外阴。检查可见外阴充血、水肿或破溃，有时可见脓性分泌物至阴道内流出。慢性外阴炎见小阴唇发生粘连，甚至阴道闭锁。

（三）诊断

根据病史、体征及临床表现诊断不难，同时需询问其母亲有无阴道炎病史。取阴道分泌物做细菌学检查或病菌培养。怀疑阴道内有异物、肿瘤和（或）不能耐受检查，可以在麻醉下进行。在反复和持续性的阴道炎情况下，应考虑到异物存在，可使用 3 mm 宫腔镜检查阴道。

（四）治疗

治疗原则：①便后清洗外阴，保持外阴清洁、干燥，减少摩擦；②针对病原体选择相应口服抗生素治疗，必要时使用吸管吸取抗生素溶液滴入阴道内；③对症处理，如有蛲虫者给予驱虫治疗；阴道内异物者，应及时取出；小阴唇粘连者可外涂雌激素软膏后多可松解，严重者应分离粘连后外用抗生素软膏。

（张晓磊）

第二节　宫颈炎症

宫颈炎是妇科常见疾病。在正常情况下，宫颈是预防阴道内病原菌侵入子宫腔的重要防线，因宫颈可分泌黏稠的分泌物形成黏液栓，抵抗病原体侵入宫腔。但宫颈同时容易受到性生活、分娩、经宫腔操作等损伤，长期阴道炎症，宫颈外部长期浸在分泌物内，也易受病原体感染，从而发生宫颈炎。

一、急性宫颈炎

急性宫颈炎多发生于感染性流产、产褥感染、宫颈急性损伤或阴道内异物并发感染。

（一）病因

急性宫颈炎多由性传播疾病的病原菌如淋病奈瑟菌及沙眼衣原体感染所致，淋病奈瑟菌感染时约 50%合并沙眼衣原体感染。葡萄球菌、链球菌、大肠杆菌等较少见。此外也有病毒感染所致，如单纯疱疹病毒、人乳头瘤病毒、巨细胞病毒等。临床常见的急性宫颈炎为黏液脓性宫颈炎（MPC），其特点为宫颈管或宫颈管棉拭子标本上，肉眼可见脓性或黏液脓性分泌物；棉拭子擦拭宫颈管容易诱发宫颈管内出血。黏液脓性宫颈炎的病原体主要为淋病奈瑟菌及沙眼衣原体。但部分 MPC 的病原体不清。沙眼衣原体及淋病奈瑟菌均感染宫颈管柱状上皮，沿黏膜面扩散引起浅层感染，病变以宫颈管明显。

（二）病理

急性宫颈炎的病理变化可见宫颈红肿，宫颈管黏膜水肿，组织学表现见血管充血，宫颈黏膜及黏膜下组织、腺体周围见大量中性粒细胞浸润，腺腔内见脓性分泌物。

（三）临床表现

白带增多是急性宫颈炎最常见的，有时也是唯一的症状，常呈脓性甚至脓血性白带。分泌物增多刺激外阴而伴有外阴瘙痒、灼热感，以及阴道不规则出血、性交后出血等。急性宫颈炎常与尿道炎、膀胱炎或急性子宫内膜炎等并存，患者可出现不同程度的下腹部不适，腰骶部坠痛及尿急、尿频、尿痛等膀胱刺激症状。急性淋菌性宫颈炎时，可有不同程度的体温升高和白细胞增多；炎症向上蔓延可导致上生殖道感染，如急性子宫内膜炎、盆腔结缔组织炎。

妇科检查可见宫颈充血、水肿、黏膜外翻，宫颈有触痛、触之易出血，可见脓性分泌物从宫颈管内流出。淋病奈瑟菌感染的宫颈炎，尿道、尿道旁腺、前庭大腺可同时感染，而见充血、水肿，甚至脓性分泌物。沙眼衣原体性宫颈炎可无症状，或仅表现为宫颈分泌物增多，点滴状出血。妇科检查可见宫颈外口流出黏液脓性分泌物。

（四）诊断

根据病史、症状及妇科检查，诊断并不困难，但需明确病原体，应取宫颈管内分泌物做病原体检测，可选择革兰染色、分泌物培养+药物敏感试验、酶免疫法及核酸检测。革兰染色对检测沙眼衣原体敏感性不高；培养法是诊断淋病的金标准，但要求高且费时长，而衣原体培养因其方法复杂，临床少用；酶免疫法及核酸检测对淋病奈瑟菌及衣原体感染的诊断敏感性及特异性高。

诊断黏液脓性宫颈炎：在擦去宫颈表面分泌物后，用小棉拭子插入宫颈管内取出，肉眼观察棉拭子上见白色或黄色黏液脓性分泌物，将分泌物涂片进行革兰染色，如光镜下平均每个油镜中有 10 个以上或高倍视野有 30 个以上中性粒细胞，即可诊断 MPC。

诊断需注意是否合并上生殖道感染。

（五）治疗

急性宫颈炎治疗以全身治疗为主，需针对病原体使用有效抗生素。未获得病原体检测结果可经验性给药，对于有性传播疾病高危因素的年轻妇女，可给予阿奇霉素 1 g 单次口服或多西环素 100 mg 每日 2 次口服，连续 7 日。已知病原体者针对使用有效抗生素。

1. 急性淋病奈瑟菌性宫颈炎

治疗原则是及时、足量、规范、彻底。常用药物：头孢曲松，125 mg 单次肌内注射；头孢克肟，400 mg 单次口服；大观霉素，4 g 单次肌内注射。因为淋病奈瑟菌感染半数合并沙眼衣原体感染，所以在治疗同时需联合抗衣原体感染的药物。

2. 沙眼衣原体性宫颈炎

常用药物为四环素类、红霉素类及喹诺酮类。多西环素，100 mg 口服，每日 2 次，连用 7 日。阿奇霉素，1 g 单次口服；红霉素，500 mg，每日 4 次，连续 7 日（红霉素，250 mg，每日 2 次，连续 14 日）。氧氟沙星，300 mg 口服，每日 2 次，连用 7 日；左氧氟沙星，500 mg，每日 1 次，连用 7 日。

3. 病毒性宫颈炎

重组人 α-干扰素栓抑制病毒复制同时可调节机体的免疫，每晚 1 枚，6 日为 1 个疗程，能促进鳞状上皮化生，而达到治疗效果。

4. 其他

一般化脓菌感染引起的宫颈炎最好根据药敏试验进行抗生素的治疗。合并有阴道炎者如为细菌性需同时治疗。疾病反复发作者其性伴侣也需治疗。

二、宫颈炎症相关性改变

（一）宫颈柱状上皮异位

宫颈上皮在女性一生中都在发生变化，青春期、妊娠期和绝经期尤为明显，并且受外源女性甾体激素的影响，受宫颈管和阴道内微环境及 pH 的影响。性生活特别是高危性行为女性与由原始柱状和早期或中期鳞状化生上皮构成的移行带的变化有相关性。随着循环中雌激素和孕激素水平升高，阴道微环境的酸性相对更强，造成宫颈外翻，暴露出宫颈管柱状上皮末端，导致翻转即原始柱状上皮暴露增加，此现象称为宫颈柱状上皮异位。

1. 临床表现

常表现为白带增多，而分泌物增多可刺激外阴引起不适或瘙痒。若继发感染时白带可为黏稠或脓性，有时可带有血丝或少量血液，有时会出现接触性出血，也可出现下腹痛或腰背部下坠痛。

检查见宫颈表面呈红色黏膜状，是鳞状上皮脱落，为柱状上皮所代替，上皮下血管显露的结果。柱状上皮与鳞状上皮有清楚的界限，因非真正"糜烂"，可自行消失。

临床常根据宫颈柱状上皮异位的面积将其分成轻、中、重度。凡异位面积小于宫颈总面积 1/3 者为轻度，占 1/3~1/2 者为中度，超过 1/2 总面积者为重度。

2. 治疗

有症状的宫颈柱状上皮异位可行宫颈局部物理治疗。

（1）电凝（灼）法：适用于宫颈柱状上皮异位面积较大者。将电灼器接触糜烂面，均匀电灼，范围略超过糜烂面。电熨深度约 0.2 cm，过深可致出血，愈合较慢；过浅影响疗效。深入宫颈管内 0.5~1.0 cm，过深易导致宫颈管狭窄、粘连。电熨后创面喷撒呋喃西林粉或涂以金霉素甘油。术后阴道出血可用纱布填塞止血，24 小时后取出。此法简便，治愈率达 90%。

（2）冷冻疗法：是一种超低温治疗，利用制冷剂快速产生低温而使柱状上皮异位面冻结、坏死而脱落，创面修复而达到治疗目的。制冷源为液氮，快速降温为 -196 ℃。治疗时根据糜烂情况选择适当探头。为提高疗效可采用冻—溶—冻法，即冷冻 1 分钟，复温 3 分钟，再冷冻 1 分钟。其优点是操作简单，治愈率约 80%。术后很少发生出血及颈管狭窄。缺点是术后阴道排液多。

（3）激光治疗：是一种高温治疗，温度可达 700 ℃以上。主要使柱状上皮异位组织炭化、结痂，待痂脱落后，创面为新生的鳞状上皮覆盖而达到修复治疗目的。一般采用二氧化碳激光器，波长为 10.6 μm 的红外光。其优点除热效应外，还有压力、光化学及电磁场效应，因而在治疗上有消炎（刺激机体产生较强的防御免疫机能）、止痛（使组织水肿消退，减少对神经末梢的化学性与机械性刺激）及促进组织修复（增强上皮细胞的合成代谢作用，促进上皮增生，加速创面修复），故治疗时间短，治愈率高。

（4）微波治疗：微波电极接触局部病变组织，快速产生高热效应，使局部组织凝固、坏死，形成非炎性表浅溃疡，新生鳞状上皮覆盖溃疡面而达到治疗目的，且微波治疗可出现凝固性血栓形成而止血。此法出血少，无宫颈管粘连，治愈率约 90%。

（二）宫颈息肉

可能是炎症的长期刺激导致宫颈管黏膜局部增生，由于子宫具有排异作用，增生的黏膜逐渐往宫颈口突出，形成宫颈息肉。镜下宫颈息肉表面覆盖一层柱状上皮，中心为结缔组织，伴充血、水肿及炎症细胞浸润。宫颈息肉极易复发，恶变率低。

1. 临床表现

常表现为白带增多或白带中带有血丝或少量血液，有时会出现接触性出血。也可无任何症状。检查时见宫颈息肉为一个或多个，色红，呈舌状，直径一般 1 cm，质软而脆，触之易出血，其蒂细长，多附于宫颈外口。

2. 治疗

宫颈息肉应行息肉摘除术，术后标本常规送病理检查。

（三）宫颈腺囊肿

子宫颈鳞状上皮化生过程中柱状上皮的腺口阻塞或其他原因致腺口阻塞，而导致腺体内的分泌物不能外流而潴留于内，致腺腔扩张，形成大小不等的囊形肿物。其包含的黏液常清澈透明，也可能由于合并感染而呈浑浊脓性。腺囊肿一般小而分散，可突出于宫颈表面。小的仅有小米粒大，大的可达玉米粒大，呈青白色，常见于表面光滑的宫颈。

（四）宫颈肥大

可能由于炎症的长期刺激，宫颈组织反复发生充血、水肿，炎症细胞浸润及结缔组织增生，致使宫颈肥大，严重者可较正常宫颈增大 1 倍以上。

（莫慧华）

第三章

女性生殖内分泌疾病

第一节 异常子宫出血

异常子宫出血（AUB）是青春期和育龄期女性常见的妇科症状，给患者健康及生活造成严重的不良影响。2011 年国际妇产科联盟（FIGO）提出了育龄期女性异常子宫出血的 PALM-COEIN 分类系统（表 3-1），2012 年美国妇产科医师协会接受了该分类系统，2014 年中华妇产科学会的指南也接受了该分类系统，目前该系统已被全球妇产科医生广泛接受。排卵障碍性异常子宫出血（AUB-O）是无排卵、稀发排卵和黄体功能不足引起的异常子宫出血，多与下丘脑—垂体—卵巢轴功能异常有关。本节将主要介绍无排卵和黄体功能不足引起的异常子宫出血。

表 3-1　育龄期女性异常子宫出血的 PALM-COEIN 分类系统

PALM：器质性疾病

　　AUB-P：子宫内膜息肉

　　AUB-A：子宫腺肌病

　　AUB-L：子宫肌瘤

　　AUB-M：恶性疾病和子宫内膜增生

COEIN：非器质性疾病

　　AUB-C：凝血功能障碍

　　AUB-O：排卵功能障碍

　　AUB-E：内膜性

　　AUB-I：医源性

　　AUB-N：未分类的

一、无排卵性异常子宫出血

（一）发病机制

从青春期到绝经前，女性均可发生排卵障碍，但它们的发病机制各不相同。年轻女性不排卵的原因是下丘脑—垂体—卵巢轴功能障碍，雌激素正反馈机制未建立或存在缺陷；围绝经期女性不排卵的原因是卵巢储备功能下降，雌激素正反馈可能正常；由于卵巢对促性腺激素不敏感，卵泡发育不良，卵泡分泌的雌激素达不到诱发正反馈的阈值水平。

在一个正常的排卵性周期中，卵巢内依次出现卵泡生长发育、排卵、黄体生长和黄体溶解，排卵前卵巢只分泌雌激素，排卵后卵巢同时分泌雌激素和孕激素。黄体晚期黄体溶解，女性体内的雌激素和孕激素撤退，水平下降。在卵巢雌、孕激素的序贯作用下，子宫内膜依次出现增殖变厚、分泌反应、子宫内膜脱落和修复。在排卵性月经周期中，月经周期、月经期和月经量相对稳定，可预测。

无排卵时卵巢只分泌雌激素，不分泌孕激素。在无孕激素对抗的雌激素长期作用下，子宫内膜增殖变厚。当雌激素水平急剧下降时，大量子宫内膜脱落，子宫出血很多，这种出血称为雌激素撤退性出血。在雌激素水平下降幅度小时，脱落的子宫内膜量少，子宫出血也少，这种出血称为雌激素突破性出血。另外，当增殖变厚的内膜需要更多的雌激素而卵巢分泌的雌激素却未增加时也会出现子宫出血，这种出血也属于雌激素突破性出血。

由于没有孕激素的作用，无排卵时的子宫内膜脱落和修复变得不规律、不可预测，临床上表现为月经周期不固定、出血时间长度不等、出血量多少不定。雌激素水平升高时，子宫内膜增殖覆盖创面，出血就会停止。孕激素可以使增殖的内膜发生分泌反应，子宫内膜间质呈蜕膜样改变，这是孕激素止血的机制。

（二）临床表现

临床上主要表现为月经失调，即月经周期、经期和月经量的异常变化。

1. 症状

无排卵多见于青春期及围绝经期妇女，临床上表现为月经周期紊乱，经期长短不一，出血量时多时少。出血少时患者可以没有任何自觉症状，出血多时会出现头晕、乏力、心悸等贫血症状。

2. 体征

体征与出血多少有关，大量出血导致继发贫血时，患者皮肤、黏膜苍白，心率加快；少量出血无上述体征。妇科检查无异常发现。

（三）辅助检查

1. 基础体温测定

基础体温单相提示无排卵。

2. 激素测定

包括生殖功能、甲状腺功能及肾上腺皮质功能等有关激素的测定。

3. 影像学检查

最常用的是超声检查，在评估脑垂体时可能需要 CT 和 MRI。

（四）诊断和鉴别诊断

1. 诊断

根据病史、临床表现和辅助检查，无排卵性异常子宫出血不难诊断。AUB 可以由单个或多个病因引起，因此在诊断无排卵性 AUB 时还要注意鉴别其他类型的异常子宫出血。病史对排除其他系统疾病具有重要意义。对任何有性生活史者均应做妊娠试验，以排除妊娠相关疾病；对子宫内膜病变高危人群，需要刮宫排除子宫内膜病变。超声检查在异常子宫出血的诊断中具有重要意义，如果超声发现有引起异常出血的器质性子宫病变，则可排除 AUB-O。另外，超声检查对治疗也有指导意义。如果超声提示子宫内膜厚，那么孕激素止血的效果可能较好；如果内膜薄，雌激素治疗的效果可能较好。

2. 鉴别诊断

AUB-O 需与各种子宫器质性疾病引起的异常子宫出血相鉴别。在 AUB-O 诊断建立后，还需要完善各项内分泌检查、影像学检查以确定导致排卵障碍的基础病因。

排卵障碍的病因：①生理性因素，如青春期早期、围绝经期、妊娠期、哺乳期；②病理性因素，如高雄激素血症（如多囊卵巢综合征、先天性肾上腺皮质增生、分泌雄激素的肿瘤等），下丘脑功能失调（如减肥后、运动性和精神紧张等），垂体疾病，高催乳素血症，甲状腺功能异常，特发性卵巢功能不全，医源性因素，以及药物性因素。

（五）治疗

根据具体病因选择合适的治疗方案，尽量做到对因治疗，例如高雄激素血症者首选抗高雄激素治疗，年轻高催乳素血症者首选多巴胺受体激动剂治疗等。可是大多数 AUB-O 患者无法做到对因治疗，只能对症处理。急性出血时以止血为首要治疗，出血停止后应选择适当的孕激素或以孕激素为主的治疗方案调整周期，减少远期并发症的发生；有生育要求者选择促排卵治疗。

1. 急性出血的治疗

止血的方法包括激素止血和手术止血。激素止血治疗的方案有多种，应根据具体情况如患者年龄、诊断、既往治疗的效果、出血时间、出血量等来决定激素的种类和剂量。在开始激素治疗前必须明确诊断，需要强调的是除青春期患者外，其他患者尤其是绝经前妇女更是如此。诊刮术和分段诊刮术既可以刮净子宫内膜，刺激子宫收缩、迅速止血，又可进行病理检查以了解有无内膜病变。

（1）雌激素止血：雌激素止血的机制是使子宫内膜继续增生，覆盖子宫内膜脱落后的创面，起到修复作用。另外雌激素还可以升高纤维蛋白原水平，增加凝血因子，促进血小板凝集，使毛细血管通透性降低，从而起到止血作用。雌激素止血适用于内膜较薄的大出血患者。

己烯雌酚（DES）：开始用量为每次 1~2 mg，每 8 小时 1 次，血止 3 日后开始减量，每 3 日减 1 次，每次减量不超过原剂量的 1/3。维持量为 0.5~1 mg/d。止血后维持治疗20 日左右，在停药前 5~10 日加用孕激素，如醋酸甲羟孕酮片 10 mg/d。停己烯雌酚和醋酸甲羟孕酮片 3~7 日后会出现撤药性出血。己烯雌酚胃肠道反应大，许多患者无法耐受，因此现在多改用戊酸雌二醇片。

戊酸雌二醇：片剂，每片 2 mg。出血多时口服每次 2~6 mg，每 6~8 小时 1 次。血止 3 日后开始减量，维持量为 2 mg/d。具体用法同己烯雌酚。

苯甲酸雌二醇：针剂，每支 2 mg。出血多时每次注射 1 支，每 6~8 小时肌内注射1 次。血止 3 日后开始减量，具体用法同己烯雌酚，减至 2 mg/d 时，可改口服戊酸雌二醇。由于肌内注射不方便，目前很少使用苯甲酸雌二醇止血。

在使用雌激素止血时，停用雌激素前一定要加孕激素。如果不加孕激素，停用雌激素就相当于人为地造成了雌激素撤退性出血。围绝经期妇女是子宫内膜病变的高危人群，因此在排除子宫内膜病变之前应慎用雌激素止血。子宫内膜比较厚时，需要的雌激素量较大，使用孕激素或复方口服避孕药治疗可能更好。

（2）孕激素止血：孕激素的作用机制主要是转化内膜，其次是抗雌激素。临床上根据病情，采用不同方法进行止血。孕激素止血既可以用于年轻女性患者的治疗，也可以用于围绝经期患者的治疗。少量出血和中量出血时多选用孕激素；大量出血时既可以选择雌激素，也可以选择孕激素，他们的疗效相当。一般来讲内膜较厚时，多选用孕激素，内膜较薄时多选雌激素。

临床上常用的孕激素有醋酸炔诺酮、醋酸甲羟孕酮、醋酸甲地孕酮和黄体酮，止血效果最好的是醋酸炔诺酮，其次是醋酸甲羟孕酮和醋酸甲地孕酮，最差的是黄体酮，因此大出血时不选用黄体酮。

1）少量子宫出血时的止血：孕激素使增生期子宫内膜发生分泌反应后，子宫内膜可以完全脱落。通常用药后阴道流血减少或停止，停药后产生撤药性阴道流血，7~10 日后出血自行停止。该法称为"药物性刮宫"，适用于少量长期子宫出血者。方法：黄体酮针10 mg/d，连用 5 日；或用醋酸甲羟孕酮片 10~12 mg/d，连用 7~10 日；或醋酸甲地孕酮片5 mg/d，连用 7~10 日。

2）中至多量子宫出血时的止血：醋酸炔诺酮片属于 19−去甲基睾酮类衍生物，止血效果较好，临床上常用。每片为 0.625 mg，每次服 5 mg，每 6~12 小时 1 次（大出血每 6~8 小时 1 次，中量出血每 12 小时 1 次）。阴道流血多在半天内减少，3 日内血止。血止 3 日后开始减量，每 3 日减 1 次，每次减量不超过原剂量的 1/3，维持量为 5 mg/d，血止 20 日左右停药。如果出血很多，开始每次可用 5~10 mg，每 3 小时 1 次，用药 2~3 次后改 8 小时 1 次。治疗时应嘱患者按时、按量用药，并告知停药后会有撤药性出血，不是症状复发，用药期间注意肝功能。

醋酸甲地孕酮片：属于孕酮类衍生物，每片 1 mg，中至多量出血时每次口服10 mg，每 6~12 小时 1 次，血止后渐减量，减量原则同上。与醋酸炔诺酮片相比，醋酸甲地孕酮片的止血效果差，对肝功能的影响小。

醋酸甲羟孕酮片：属于孕酮衍生物，对子宫内膜的止血作用逊于醋酸炔诺酮片，但对肝功能影响小。中至多量出血时每次口服 10~12 mg，每 6~12 小时 1 次，血止后逐渐减量，递减原则同上，维持量为 10~12 mg/d。

（3）复方口服避孕药：是以孕激素为主的雌孕激素联合方案。大出血时每次服复方口服避孕药 1~2 片，每 8~12 小时 1 次。血止 2~3 日后开始减量，每 2~3 日减 1 次，每次减量不超过原剂量的 1/3，维持量每日为 1~2 片。

大出血时给予复方口服避孕药，24 小时内多数出血会停止。

（4）激素止血时停药时机的选择：一般在出血停止 20 日左右停药，主要根据患者的一般情况决定停药时机。如果患者一般情况好、恢复快，就可以提前停药，停药后 2~5 日，会出现撤药性出血。如果出血停止 20 日后，贫血还没有得到很好的纠正，可以适当延长使用激素时间，以便患者得到更好的恢复。

（5）其他药物治疗。

1）雄激素：雄激素既不能使子宫内膜增生，又不能使增生的内膜发生分泌反应，因此它不能止血。虽然如此，可是雄激素可以减少出血量。雄激素不可单独用于无排卵性出血的治疗，它需要与雌激素和（或）孕激素联合使用。临床上常用丙酸睾酮，每支 25 mg，在出血量多时每日 25~50 mg 肌内注射，连用 2~3 日，出血明显减少时停止使用。注意为防止发生男性化和肝功能损害，每月总量不宜超过 300 mg。

2）其他止血剂：巴曲酶、6−氨基己酸、氨甲苯酸、氨甲环酸和非甾体类抗感染药等。

这些药不能改变子宫内膜的结构，因此它们只能减少出血量，不能从根本上止血。大出血时静脉注射巴曲酶 1kU30 分钟内，阴道出血会显著减少。因此巴曲酶适于激素止血的辅助治疗。6-氨基己酸、氨甲苯酸和氨甲环酸属于抗纤维蛋白溶解药，也可减少出血。

大出血时，为迅速减少出血，可同时使用雌激素和孕激素（如复方口服避孕药）、雄激素、巴曲酶和抗纤维蛋白溶解药。出血明显减少或停止时，停止使用一般止血药，仅用激素维持治疗。

（6）手术治疗。

1）诊刮术：围绝经期女性首选诊刮术，一方面可以止血，另一方面可用于明确有无子宫内膜病变。怀疑有子宫内膜病变的妇女也应做诊断性刮宫。

少数青春期患者药物止血效果不佳时，也需要刮宫。止血时要求刮净，刮不干净就起不到止血的作用。刮宫后 7 日左右，一些患者会有阴道流血，出血不多时可使用抗纤维蛋白溶解药，出血多时使用雌激素治疗。

由于刮宫不彻底造成的出血则建议使用复方口服避孕药治疗或者选择再次刮宫。

2）子宫内膜去除术：目前有多种去除子宫内膜的方法，但均不作为一线治疗。理论上，单一的子宫内膜去除术不能避免子宫内膜病变的发生。

2. 调整周期

对 AUB-O 患者来说，止血只是治疗的第一步，几乎所有的患者都还需要调整周期。年轻女性发生不排卵的根本原因是下丘脑—垂体—卵巢轴功能紊乱，雌激素正反馈机制存在缺陷。雌激素正反馈机制受精神、营养等因素影响，容易受到干扰，部分患者可能在整个青春期和育龄期都存在排卵障碍。因此，年轻的 AUB-O 患者需定期随访。

围绝经期 AUB-O 发生的原因是卵巢功能衰退，随着年龄的增加，卵巢功能只能越来越差。因此，理论上，围绝经期 AUB-O 患者不可能恢复正常，这些患者需要长期随访、调整周期，直至绝经。

目前常用的调整周期方法如下。

（1）序贯疗法：适用于青春期和生育期妇女。月经周期（或撤退性出血）的第 3～5 日开始服用雌激素（戊酸雌二醇片 1～2 mg/d 或炔雌醇片 0.05 mg/d），连用 22 日，在服药的最后 7～10 日加用孕激素（醋酸甲羟孕酮片 10 mg/d、黄体酮针 10 mg/d、醋酸甲地孕酮片 5 mg/d）。停药 3～7 日会出现撤药性出血。

（2）联合疗法：适用于雌激素水平偏高或子宫内膜较厚者。可服用短效口服避孕药如复方去氧孕烯片、复方孕二烯酮片、复方炔诺酮片、复方甲地孕酮片和炔雌醇环丙孕酮片等。此类复合制剂含有雌、孕激素，长期使用使子宫内膜变薄，撤退性流血减少。月经周期（撤退性流血）的第 3～5 日开始服用，连用 21 日。

有高雄激素血症的患者也选择雌、孕激素联合疗法，因为雌、孕激素联合使用可抑制卵巢雄激素的合成。疗效最好的是炔雌醇环丙孕酮片。

（3）孕激素疗法：适用于各个年龄段的妇女，但多用于围绝经期妇女。传统的孕激素疗法称为孕激素后半周期疗法，从月经周期的第 14 日开始，每日口服醋酸甲羟孕酮片 10 mg，连用 10 日左右。笔者认为孕激素后半周期疗法太死板，无法满足不同患者的需要，不符合个体化用药的原则。对大多数患者来说，每 1～2 个月来一次月经就可以避免发生大出血和子宫内膜病变。用法：从月经周期的第 14～40 日开始，每日口服醋酸甲羟孕酮片

10 mg，连用 10 日左右。

对青春期和生育年龄的女性来说，一般使用 3~6 个周期后停药观察。如果月经还不正常，需要继续随访治疗。围绝经期妇女应一直随访治疗至绝经。

（4）左炔诺孕酮宫内缓释系统（LNG-IUS）：该系统内含有 LNG，开始时每日释放 LNG 20 μg，使用超过 5 年后平均每天释放 LNG 15 μg。该系统可以有效减少子宫出血量，降低子宫内膜病变的发生率，适用于各个年龄段的有性生活史、但没有生育要求的 AUB-O 患者。

3. 促卵泡发育和诱发排卵

仅适用于有生育要求的妇女，不主张用于青春期女性，不可用于围绝经期妇女。氯米芬是经典促排卵药，月经周期（或撤药性出血）的第 3~5 日起给予 50~150 mg/d，连用5 日。其他药物还有 hCG 和人绝经期促性腺激素（hMG），在卵泡发育成熟时肌内注射 hCG 10 000~100 000 U 诱发排卵；hMG，一支含有卵泡刺激素（FSH）和黄体生成素（LH）各 75U，可与氯米芬联合使用，也可单独使用。

二、黄体功能不足

排卵后，在黄体分泌的孕激素的作用下子宫内膜发生分泌反应。在整个黄体期，子宫内膜的组织学形态（子宫内膜分泌反应）是持续变化的；分泌期时相不同，子宫内膜组织学形态也不同。若排卵后子宫内膜组织学变化比黄体发育晚 2 日以上，则称为黄体功能不足或黄体期缺陷（LPD）。导致黄体功能不足的原因有黄体内分泌功能不足和子宫内膜对孕激素的反应性下降。

（一）发病机制

目前认为黄体功能不足的发病机制如下。

1. 卵泡发育不良

黄体是由卵泡排卵后演化而来的，卵泡的颗粒细胞演变成黄体颗粒细胞，卵泡膜细胞演变成黄体卵泡膜细胞。当促性腺激素分泌失调或卵泡对促性腺激素的敏感性下降时，卵泡发育不良，颗粒细胞的数量和质量下降。由发育不良的卵泡生成的黄体质量也差，其分泌孕激素的能力下降。

2. 黄体功能不良

黄体的形成和维持与 LH 有关。当 LH 峰和黄体期 LH 分泌减少时，会发生黄体功能不足。另外，如前所述即使 LH 峰和 LH 分泌正常，如果卵泡发育不良也会出现黄体功能不足。黄体功能不足体现在两个方面：①黄体内分泌功能低下，分泌的黄体酮减少；②黄体生存时间缩短，正常的黄体生存时间为 12~16 日，黄体功能不足时≤11 日。

3. 子宫内膜分泌反应不良

黄体功能不足时孕激素分泌减少，子宫内膜分泌反应不良，子宫内膜形态学变化比应有的组织学变化落后 2 日以上。子宫内膜存在孕激素抵抗时，虽然孕激素水平正常，但由于子宫内膜对孕激素的反应性下降，因此也将出现子宫内膜分泌反应不良。

（二）临床表现

黄体功能不足属于亚临床疾病，其对患者的健康危害不大。患者往往因为不孕不育来就诊。

1. 月经紊乱

由于黄体生存期缩短,黄体期缩短,患者表现为月经周期缩短、月经频发。如果卵泡期延长,月经周期也可在正常范围。

2. 不孕或流产

由于黄体功能不足,患者不容易受孕。即使怀孕,也容易发生早期流产。据报道,3%~20%的不育症与黄体期缺陷有关,另外诱发排卵时常出现黄体功能不足。

(三)辅助检查

临床表现只能为黄体功能不足的诊断提供线索,明确诊断需要一些辅助检查。

1. 子宫内膜活检

这是诊断黄体功能不足的"金标准"。Noyes 和 Shangold 对排卵后每日的子宫内膜特征进行了描述,如果活检的内膜比其应有的组织学变化落后 2 日以上,即可诊断。活检的关键是确定排卵日,有条件者可通过 B 超监测和 LH 峰测定确定排卵日。临床上多选择月经来潮前 1~3 日活检,但该方法的误差较大。

2. 基础体温(BBT)测定

孕激素可以上调体温调定点,使基础体温升高。一般认为基础体温升高≤11 日、上升幅度≤3 ℃或上升速度缓慢时,应考虑黄体功能不足。需要注意的是,单单测定基础体温对诊断黄体功能不足是不够的。

3. 黄体酮测定

黄体酮是黄体分泌的主要激素,因此黄体酮水平可反映黄体功能。黄体中期血黄体酮水平<10 ng/mL 时,可以诊断黄体功能不足。黄体酮分泌变化很大,因此单靠一次黄体酮测定进行诊断很不可靠。

4. B 超检查

B 超检查可以从形态学上了解卵泡的发育、排卵情况和子宫内膜的情况,对判断黄体功能有一定的帮助。

(四)诊断和鉴别诊断

明确诊断需要子宫内膜活检。另外,根据常规检查很难明确诊断子宫内膜对孕激素的反应性下降。

(五)治疗

目前的处理仅仅针对黄体功能不足。如果子宫内膜对孕激素的反应性下降,则没有有效的治疗方法。

1. 黄体支持

因为 hCG 和 LH 的生物学作用相似,所以可用于黄体支持治疗。用法:黄体早期开始肌内注射 hCG,每次 1 000 U,每日 1 次,连用 5~7 日;或 hCG 每次 2 000 U,每 2 日 1 次,连用 3~4 次。

在诱发排卵时,如果有发生卵巢过度刺激综合征(OHSS)的风险,则应禁用 hCG,因为 hCG 可以引起 OHSS 或使 OHSS 病情加重。

2. 补充黄体酮

治疗不孕症时选用黄体酮制剂，因为天然孕激素对胎儿最安全。如果不考虑生育，而是因为月经紊乱来治疗，可以选择人工合成的口服孕激素，如醋酸甲羟孕酮和醋酸甲地孕酮等。

（1）黄体酮针剂：在自然周期或诱发排卵时，每日肌内注射黄体酮 10～20 mg；在使用 GnRH 激动剂和拮抗剂的周期中，需要加大黄体酮剂量至 40～80 mg/d。

（2）微粒化黄体酮胶囊：口服利用度低，因此所需剂量大，根据情况每日口服 200～600 mg。

（3）醋酸甲羟孕酮片：下次月经来潮前 7～10 日开始用药，每日 8～10 mg，连用 7～10 日。

（4）醋酸甲地孕酮片：下次月经来潮前 7～10 日开始用药，每日 6～8 mg，连用 7～10 日。

3. 促进卵泡发育

首选氯米芬，从月经的第 3～5 日开始，每日口服 25～100 mg，连用 5 日，停药后监测卵泡发育情况。氯米芬疗效不佳者，可联合使用 hMG 和 hCG 治疗。

三、临床特殊情况的思考和建议

青春期女性有异常阴道出血时，不要仅考虑 AUBO，也要考虑其他可能，如妊娠、性传播疾病和生殖道裂伤等。初潮后 3 年内出现排卵障碍属于正常现象，一般无须特殊处理；如果月经周期显著延长或出现大出血、出血时间过长，就需要激素治疗。

PCOS 是育龄期女性最常见的排卵障碍病因。由于雄激素的作用，PCOS 患者很少出现大出血，一般无须止血治疗。

35 岁以上的女性如果出现异常子宫出血，应评估子宫内膜病变风险。如果考虑子宫内膜病变风险高，治疗时应首选诊断性刮宫术，排除子宫内膜病变后再给予孕激素治疗。

根据黄体功能不足的定义，目前没有好的诊断黄体功能不足的方法。大部分妊娠早期流产与黄体功能不足无关，孕激素治疗没有意义。

（吕 杰）

第二节 痛 经

痛经是指伴随着月经的疼痛，疼痛可以出现在行经前后或经期，规律性发作，主要集中在下腹部，常呈痉挛性，通常还伴有其他症状，包括腰腿痛、头痛、头晕、乏力、恶心、呕吐、腹泻、腹胀等，是导致盆腔慢性痛的常见原因，常影响情绪、工作、社交和生活质量，甚至导致活动受限。痛经是育龄期妇女常见的疾病，发生率高，文献报道为 16.8%～81%，每个人的疼痛阈值差异及临床上缺乏客观的评价指标使得人们对确切的发病率难以评估。我国 1980 年全国抽样调查结果表明，痛经发生率为 33.19%，其中原发性痛经占 36.06%，其余为继发性痛经。不同年龄段痛经发生率不同，初潮时发生率较低，随后逐渐升高，16～18 岁达顶峰，30～35 岁时下降，生育期稳定在 40% 左右，以后更低，50 岁时为 20% 左右。

痛经分为原发性和继发性两种。原发性痛经是指不伴有其他明显盆腔疾病的单纯性功能性痛经，继发性痛经是指因盆腔器质性疾病导致的痛经。

一、原发性痛经

原发性痛经通常发生在青春期，初潮开始或初潮后 6~24 个月内发生。原发性痛经通常有明确的发生时间，一般发生在月经开始前或月经开始，持续 8~72 小时，第一或第二日最严重，可向背部或大腿放射，有时伴有恶心、呕吐、腹泻、疲倦等症状。由于诊断标准的缺乏以及很多人把经期痛疼和不适看做生理反应而不就诊治疗，所以原发性痛经的发生率大大被低估。青春期女孩发生原发性痛经的比例约为 16%~93%，2%~29% 女生有严重痛经。原发性痛经的发生率在不同研究差异很大，但如此高的发病率提示这是一个很大的社会问题。青春期和年轻的成年女性的痛经大多数是原发性痛经，是功能性的，与正常排卵有关，没有盆腔疾患；但有部分可能是先天子宫发育异常，还有部分痛经患者可能会随着时间的推移逐渐查出有盆腔疾患，如子宫内膜异位症等。

（一）病因和病理生理

原发性痛经的病因尚不清楚。研究表明，初潮过早、抽烟、饮酒、月经量大、BMI 过高、从未生育、家族史、年龄是原发痛经的风险因素，随着年龄的增长和生育有些人群的痛经会消失或减弱。

1. 局部因素

研究发现，原发性痛经发作时有子宫收缩的异常，而造成收缩异常的原因有局部前列腺素、白三烯类物质、血管升压素、催产素升高等。

（1）前列腺素（PG）的合成和释放过多：PG 合成过多是目前被广泛认可的导致原发性痛经的原因。子宫内膜是合成前列腺素的主要场所，子宫合成和释放前列腺素过多可能是导致痛经的主要原因。PG 的增多不仅可以刺激子宫肌肉过度收缩，导致子宫缺血，并且使神经末梢对痛觉刺激敏感化，使痛觉阈值降低。PG 来源于长链多不饱和脂肪酸，比如花生四烯酸，花生四烯酸是溶酶体酶磷脂酶 A_2 催化磷脂产生的。PG 的合成受肾上腺素、多肽激素、甾体激素等分子调节，也受机械刺激和组织外伤的影响。溶酶体的活性受多种因素调节，其中之一是孕激素水平，孕激素水平越高溶酶体越稳定，低孕激素水平导致溶酶体不稳定，因此在黄体晚期随着黄体的萎缩，孕激素水平下降，溶酶体激活释放磷脂酶 A_2，从而导致花生四烯酸合成增多和 PG 的合成增多。所有女性黄体期循环中 PG 水平比卵泡期高，且痛经女性的 PG 水平高于无痛经的女性，PG 的水平在月经的前 24 小时达到高峰。受孕激素影响的子宫内膜合成 PG 的量更多，因此认为排卵周期痛经更为严重。

（2）子宫收缩异常：伴随着 PG 水平的增高，痛经患者还表现出月经期的异常子宫收缩。正常月经期子宫的基础张力<1.33 kPa，宫缩时可达 16 kPa，收缩频率为 3~4 次/分。痛经时宫腔的基础压力提高，收缩频率增高且不协调。多普勒超声提示，痛经患者经期子宫呈现过度收缩、血流量减少，可能由此导致子宫缺血和痛经。

（3）血管紧张素和催产素过高：原发性痛经患者体内的血管紧张素增高，血管紧张素可以引起子宫肌层和血管的平滑肌收缩加强，因此被认为是引起痛经的另一重要因素。催产素是引起痛经的另一原因，临床上应用催产素拮抗剂可以缓解痛经。

（4）其他：除了与经期的相关的变化，原发性痛经患者在整个月经周期存在促炎症因子和抗感染因子的平衡失调，与对照相比，原发性痛经患者的抗炎症因子水平下降，促炎症因子水平升高，这提示痛经患者存在不同的炎症反应过程。还有研究发现，原发性痛经患者黄体期的催乳素水平增高。

2. 中枢因素

研究表明，有痛经的患者存在痛觉中枢敏感化，表现为持续的痛觉过敏和疼痛阈值降低。与无痛经的女性相比，痛经患者的疼痛敏感性高，特别是深部肌肉痛，疼痛的阈值低。不考虑月经周期的影响，对有痛经和无痛经的女性进行不同的疼痛刺激，发现痛经患者对热刺激、缺血刺激、压力刺激和电刺激的反应更敏感。

（二）临床表现

原发性痛经主要发生在年轻女性身上，初潮或初潮后数月开始，疼痛发生在月经来潮前或来潮后，在月经期的48~72小时持续存在，疼痛呈痉挛性，集中在下腹部，有时伴有腰痛，严重时伴有恶心、呕吐、面色苍白、出冷汗等，影响日常生活和工作。

（三）诊断和鉴别诊断

诊断原发性痛经，首先要排除器质性盆腔疾病的存在。全面采集病史，进行全面的体格检查，必要时结合辅助检查，如B超、腹腔镜、宫腔镜、子宫输卵管碘油造影等，排除子宫器质性疾病。鉴别诊断主要排除子宫内膜异位症、子宫腺肌病、盆腔炎等疾病，并区别于继发性痛经，还要与慢性盆腔痛相区别。图3-1为痛经的诊断流程。

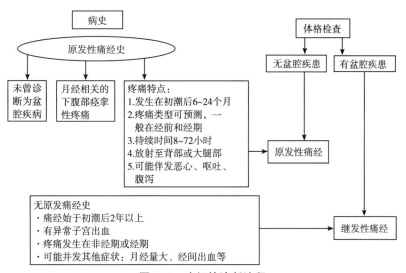

图3-1　痛经的诊断流程

（四）治疗

1. 一般治疗

对痛经患者，尤其是青春期少女，必须进行有关月经的生理知识教育，消除其对月经的心理恐惧。痛经时可卧床休息，热敷下腹部，还可服用非特异性的止痛药。对痛经患者施行精神心理干预可以有效减轻症状。

2. 药物治疗

（1）前列腺素合成酶抑制剂：基于PG是导致痛经的主要分子基础这一理论，治疗痛经的首选药物为前列腺素合成酶抑制剂——非甾体抗炎药（NSAID），其作用机制是通过阻断环氧化酶通路，抑制前列腺素合成，使子宫张力和收缩力下降，达到止痛的效果。有效率60%~100%，服用简单，不良反应小，还可以缓解其他相关症状，如恶心、呕吐、头痛、腹泻等。用法：一般于月经来潮、痛经出现前开始服用，连续服用2~3日，因为前列腺素在月经来潮的最初48小时释放最多，连续服药的目的是减少前列腺素的合成和释放。因此，疼痛时间断给药效果不佳，难以控制疼痛。然而，有15%左右的患者对NSAID不敏感或耐受，这些患者可以选择复方短效避孕药作为二线药物。常用于治疗痛经的非甾体抗炎药见表3-2。

表3-2　常用于治疗痛经的非甾体抗炎药

药物	剂量及用法
甲灭酸	首次500 mg，每次250 mg，每7小时1次
氟灭酸	每次100~200 mg，每6~8小时1次
消炎痛	每次25~50 mg，每6~8小时1次
布洛芬	每次200~400 mg，每6小时1次
酮基布洛芬	每次50 mg，每8小时1次
芬必得	每次300 mg，每12小时1次

布洛芬和酮洛芬的血药浓度30~60分钟达到峰值，起效很快。吲哚美辛等对胃肠道刺激较大，容易引起消化道大出血，不建议作为治疗痛经的一线药物，必要时可以用栓剂，采用直肠用药。

（2）避孕药具：短效口服避孕药和含左炔诺孕酮的宫内节育器（曼月乐）适用于需要采用避孕措施的痛经患者，可以有效地治疗原发性痛经。口服避孕药可以使50%的患者疼痛完全缓解，40%明显减轻。曼月乐对痛经的缓解的有效率也高达90%左右。避孕药的主要作用是抑制子宫内膜生长、抑制排卵、降低前列腺素和血管升压素的水平。各类雌、孕激素的复合避孕药均可以减少痛经的发生，它们减轻痛经的程度无显著差异。

（3）物理治疗：经皮电神经刺激可以改变身体对疼痛信号的接受能力，硝酸甘油皮贴抑制子宫收缩，中医针灸止痛等。

（4）中药治疗：中医认为，痛经是由于气血运行不畅引起，因此一般以通调气血为主，治疗原发性痛经一般用当归、川芎、茯苓、白术、泽泻等组成的当归芍药散，效果明显。

3. 手术治疗

以往对原发性痛经药物治疗无效者的顽固性病例，可以采用骶前神经节切除术，效果良好，但有一定的并发症。近年来主要用子宫神经部分切除术。无生育要求者，可进行子宫切除术。

二、继发性痛经

继发性痛经指与盆腔器官的器质性病变有关的周期性疼痛。常在初潮后数年发生。

（一）病因

有许多妇科疾病可能引起继发性痛经，按其疼痛规律进行原因分类，具体如下。

1. 典型周期性痛经的原因

处女膜闭锁、阴道横隔、宫颈狭窄、子宫异常（先天畸形、双角子宫等）、子宫腔粘连、子宫内膜息肉、子宫平滑肌瘤、子宫腺肌病、盆腔淤血综合征、子宫内膜异位症、宫内节育器（IUD）等。

2. 不典型的周期性痛经的原因

子宫内膜异位症、子宫腺肌病、残留卵巢综合征、慢性功能性囊肿、慢性盆腔炎等。

（二）病理生理

继发性痛经的病因各不相同，其病理过程也各不相同。子宫内膜异位症和子宫腺肌病患者体内产生过多的前列腺素，可能是痛经的主要原因之一。前列腺素合成抑制制剂可以缓解该类疾病的痛经症状。环氧化酶（COX）是前列腺素合成的限速酶，在子宫内膜异位症和子宫腺肌病患者体内表达量过度增高。这些均说明前列腺素合成代谢异常与继发性痛经的疼痛有关。

IUD 的不良反应主要是月经过多和继发痛经，其痛经的主要原因可能是子宫的局部损伤和 IUD 局部的白细胞浸润导致的前列腺素合成增加。

盆腔炎性疾病引起疼痛的原因可能与炎性因子刺激等有关。

（三）临床表现

继发性痛经一般发生在初潮后数年，生育年龄妇女较多见。疼痛多发生在月经来潮之前，月经前半期达到高峰，此后逐渐减轻，直到结束。继发性痛经症状常有不同，伴有腹胀、下腹坠痛、肛门坠痛、性交痛等。但子宫内膜异位症的痛经也有可能发生在初潮后不久。

（四）诊断和鉴别诊断

诊断继发性痛经，除了详细询问病史外，主要通过盆腔检查，相关的辅助检查如 B 超、腹腔镜、宫腔镜及生化指标的化验等，找出相应的病因。

继发性痛经的鉴别诊断见表3-3。

表3-3 继发性痛经的鉴别诊断

疾病	临床表现	诊断与评估
原发性痛经	在经前和经期反复发作于下腹部的痉挛性疼痛，持续2~3日，疼痛可放射至背部和大腿，伴随有恶心、呕吐、头痛、腹泻等症状	主要根据临床症状
子宫内膜异位症	伴随月经或不伴月经的下腹痛，不孕，深部性交痛等	经阴道超声、盆部 MRI、腹腔镜活检
盆腔炎性疾病	性生活时下腹疼痛史，妇科检查异常，如子宫、宫颈、附件触痛，阴道分泌物异常，体温升高等	阴道分泌物镜检发现微生物，白细胞增多，支原体或衣原体感染；有时超声检查提示附件增厚、输卵管积水、盆腔积液等
子宫腺肌病	痛经、经间出血、月经量大；妇科检查：子宫增大、压痛、质地硬	阴道超声或 MRI 通常可以发现子宫肌层的异位内膜
子宫肌瘤	周期性腹痛，月经量大，有时有膀胱压迫症状	阴道超声可诊断
间质性膀胱炎	与排尿相关的下腹疼痛，盆腔无阳性发现	诊断主要依据临床症状和膀胱镜检查
慢性盆腔痛	非周期性的盆腔痛持续超过 6 个月，疼痛向前放射至阴道，向后放射至直肠，盆腔检查正常	诊断主要依据临床症状

（五）治疗

继发性痛经的治疗主要是针对病因进行治疗。

继发性痛经的诊断与治疗流程见图3-2。

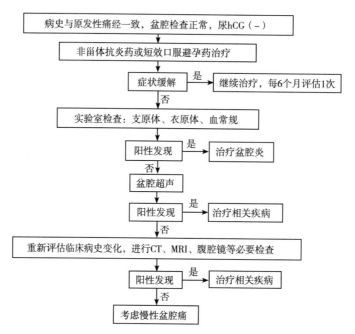

图3-2　继发性痛经的诊断与治疗流程

三、临床特殊情况的思考和建议

1. 痛经的严重程度与处理

疼痛是患者个人的一种主观感觉，除了疾病本身造成疼痛外，精神心理因素也会影响患者对疼痛的体验。另外，个人疼痛阈值的不同也会影响患者对疼痛程度的判断。对疼痛程度的判断与评估影响医生的治疗决策和疗效判断。由于疼痛无法用仪器检测，只能依靠患者描述，根据疼痛的部位、持续时间、是否需要休息、是否需要服药等因素将其分为4度。就痛经而言，分为以下4度。0度，无痛经；1度，可以忍受，可以工作，轻度影响工作效率，不影响睡眠，不需要服药；2度，需休息1日或更长时间，中度影响工作，需要服用止痛药；3度，不能工作，需要卧床休息，服用强止痛药。

2. 止痛药的应用

非甾体抗炎药是痛经治疗的首选药物，作用是通过抑制前列腺素合成达到止痛的效果。此类药是通过有效遏制前列腺素合成达到持续止痛的目的，往往需要数小时才能开始起效，因此，建议连续使用直至预期痛经结束的时间停药，否则就不能达到期望的效果。

3. 短效避孕药和曼月乐治疗痛经

随着对避孕药具的应用效果研究进展，发现短效避孕药和曼月乐具有避孕以外的益处，即预防和治疗痛经，不仅可以用于治疗原发性痛经，对继发性痛经的疗效也非常好，如子宫腺肌病、子宫内膜异位症引起的痛经，都可以用避孕药具治疗，可以通过抑制前列腺素合成达到止痛目的，通过抑制内膜生长抑制疾病的发展。

4. 复方短效避孕药或非甾体抗炎药无效

部分原发性痛经患者尽管用了这些药物痛经仍然持续存在，这提示患者可能存在器质性盆腔疾病，该情况需要进行腹腔镜等进一步检查排除子宫内膜异位症等盆腔疾病。

（张轩铭）

第四章

妇科常见肿瘤

第一节 宫颈癌

近年来，随着宫颈脱落细胞涂片为主要内容的宫颈癌筛查的普及和推广，宫颈癌的发生率和死亡率在世界范围内普遍下降了 70%，但近年来其稳居不降。与发达国家相比，发展中国家常因为缺乏经济有效的筛查，仅有少数妇女能够得到宫颈癌筛查服务。因此，宫颈癌仍是一种严重危害妇女健康的恶性肿瘤，在发展中国家尤其如此。

一、流行病学

1. 发病率与死亡率

宫颈癌是最常见的妇科恶性肿瘤。据世界范围统计，其发病率和死亡率在女性恶性肿瘤中居第四位，仅次于乳腺、结直肠癌和肺癌；而在我国女性恶性肿瘤死亡排名中占第二位，患病率位居女性生殖道恶性肿瘤的首位。全世界每年估计有 52.7 万的新发宫颈癌病例，26.5 万的死亡病例，其中超过 80% 患者发生在发展中国家，且在不同国家或地区宫颈癌的发病率和死亡率存在着显著差异。我国每年约有 13 万女性被诊断为宫颈癌，占世界新增病例的 28.8%，其中约 5.3 万例死亡。在已建立了宫颈癌筛查的发达国家和一些发展中国家的流行病学资料显示，宫颈浸润癌的发病率和死亡率均已大幅度下降。我国自 20 世纪 50 年代末期就积极开展了宫颈癌的防治工作，全国宫颈癌的死亡率（中国人口年龄调整率）由 20 世纪 70 年代的 10.28/10 万下降到 20 世纪 90 年代的 3.25/10 万，下降了 69%。但是，随着我国社会经济快速发展，个体性行为等行为方式的改变，宫颈癌危险暴露因素增加，使宫颈癌患病率下降缓慢，现处于持续不降的"平台期"并略有升高。1998~2008 年，我国宫颈癌发病率总体呈上升趋势，患病率由 9.7/10 万升至 14.9/10 万，其发病率与死亡率亦逐年升高，城市与农村地区的宫颈癌的死亡率分别以每年 7.3% 与 3.9% 速率增长。

2. 地区分布

宫颈癌的发病率和死亡率在不同地区和不同国家之间存在非常显著的差异。与发达国家和地区相比，发展中国家或地区宫颈癌的发病率和死亡率均较高，迄今在南非、东非、中美洲、中亚、南亚和拉美地区，宫颈癌仍是威胁妇女健康的最主要恶性肿瘤，且城市妇女宫颈癌的发病率和死亡率均低于农村妇女。我国宫颈癌以中、东部地区的发病率较高，而西部地区的死亡率较高。我国宫颈癌的分布特点为：山区高于平原，宫颈癌导致的患者死亡率较高的为宁夏回族自治区、甘肃、山西、陕西、湖南、贵州及江西等地，形成一个自北向南的高死亡率地带；而死亡率较低的为北京、上海、重庆等城市及内蒙古自治区、辽宁、山东、四川和云南等地。在过去的20年里，我国宫颈癌的发病率和死亡率有了明显下降，但是近些年宫颈癌的发病率有明显上升的趋势。这一现象与我国经济发展水平状况相符合，城市生活条件改善，宫颈癌危险暴露因素增加，但医疗卫生资源丰富，而农村地区群众缺乏卫生保健意识，并且医疗卫生资源不足。

3. 人群分布

近年来在世界范围内，宫颈癌发病呈年轻化和发病过程缩短的趋势，年轻化已成为宫颈癌防治工作面临的新的严峻挑战。数据显示小于35岁的宫颈癌发病率以每年2%~3%的速度上升。我国宫颈癌发病通常在35岁以后，高峰年龄在45~49岁。30岁以下已婚妇女宫颈癌少见，30岁以后随着年龄增加宫颈癌发病率明显升高，55~60岁是高发年龄组，65岁以后呈下降趋势。但近年发现，小于30岁宫颈癌患者并非罕见，宫颈癌有逐步年轻化趋势。性伴侣数多的妇女和城市流动性大的妇女患宫颈癌的危险性较高。

宫颈癌的发生存在着种族和民族间的差异，如在非裔美国人、拉丁美洲人和美洲印第安人发病较多，而夏威夷人、新西兰毛利人等发病较少。我国曾经对8个民族宫颈癌的死亡率进行了调查，发现维吾尔族的死亡率最高，其次是蒙古族、回族，而藏族、苗族和彝族则较低。

二、病因

宫颈癌的病因学研究历史悠久，也提出了许多可能的病因。概括来讲主要包括两个方面：其一是行为危险因素，如性生活过早、多个性伴侣、多孕多产、社会经济地位低下、营养不良和性混乱等；其二是生物学因素，包括细菌、病毒和衣原体等各种微生物的感染。近年来，在宫颈癌病因学研究方面取得了突破性进展，尤其在生物学病因方面成绩显著，其中最主要的发现是明确人乳头瘤病毒（HPV）是宫颈癌发生的必要条件。

1. 宫颈癌发生的必要条件——HPV感染

与宫颈癌最为密切的相关因素是性行为，因而人们很早就怀疑某些感染因子的作用。在20世纪60~70年代，研究者们将主要的目光投向单纯疱疹病毒（HSV）Ⅱ型，尽管HSV在体外被证实具有一定的致癌性，且在宫颈癌标本中有一定的检出率，但临床活体标本能检出HSV的始终仅占极小部分，流行病学调查也不支持HSV与宫颈癌的关系。而其他的因子，如巨细胞病毒、EB病毒、衣原体等迄今尚未发现有力证据。

1972年Zur Hansen提出，HPV可能是最终导致生殖道肿瘤的性传播致病因子，1976年德国研究者在子宫颈癌中发现有HPV特异序列，以后的大量流行病学和分子生物学研究肯定了HPV在子宫颈癌发生中的作用。1995年国际癌症研究中心（IARC）专门讨论有关性传播HPV在子宫颈癌发生中的作用，认为HPV 16和18亚型与子宫颈癌的发生有关。进一步的问题是HPV是否是子宫颈癌的必需和充足病因。有代表性的研究是Walboomers等于1999年对1995年IARC收集来自美洲、非洲、欧洲和亚洲22个国家冻存的浸润性子宫颈癌组织重新进行HPV试验，应用HPV L1 MY09/MY11引物检出率为93%，对HPV阴性组织重新应用L1GP5[+]/GP6[+]引物，检出率为95.7%，使用14种高危HPV E7引物，检出率为98.1%，总检出率为99.7%。实验动物和组织标本研究还表明，HPV-DNA检测的负荷量与宫颈病变的程度呈正相关，而且 HPV 感染与宫颈癌的发生有时序关系，符合生物学致病机制。这些流行病学资料结合实验室的证据都强有力的支持 HPV 感染与宫颈癌发生的因果关系，均表明 HPV 感染是宫颈癌发生的必要条件。HPV 感染的结局与机体免疫状态有很大关系。HPV基因的表达不仅有利于病毒随着宿主上皮细胞分化复制，而且参加了逃避宿主免疫监视的机制，干扰机体免疫反应的途径，使机体检测不到病毒的存在，无法使机体刺激免疫系统进而清除体内病毒，从而使微小病变可能得以逐步积累，经过多年发展成宫颈癌。关于 HPV 在子宫颈癌发生中的作用或重要性，有研究者认为其重要性与乙型肝炎病毒与肝癌的关系相似，高于吸烟与肺癌的关系。

2. 宫颈癌发生的共刺激因子

研究表明，性活跃妇女一生感染 HPV 的机会大于 70%，但大多为一过性的，通常在感染的数月至两年内消退，仅少数呈持续感染状态，约占 15%。已经证实，只有高危 HPV 持续感染才能导致宫颈癌及癌前病变的发生，但他们之中也仅有极少数最后才发展为宫颈癌。因此可认为，HPV 感染是宫颈癌发生的必要条件，但不是充足病因，还需要其他致病因素协同刺激。有研究者总结宫颈癌发生的共刺激因子为：①吸烟；②生殖道其他微生物的感染，如 HSV、淋球菌、衣原体和真菌等可提高生殖道对 HPV 感染的敏感性；③性激素影响，激素替代和口服避孕药等；④内源或外源性因素引起免疫功能低下。

国外有学者将宫颈癌的发生形象地用"种子土壤"学说来解释，其中将 HPV 感染比喻为种子，共刺激因子为营养，宫颈移行带为土壤。宫颈癌的发生是多种因素长期共同作用的结果，不断完善的病因学资料为宫颈癌的防治提供了依据。

三、病理

1. 鳞状上皮内病变（SIL）

与旧版相比，新版肿瘤组织分类在鳞状上皮肿瘤及前驱病变中删除了早期浸润性（微小浸润性）鳞状细胞癌，用鳞状上皮内病变（SIL）替换 CIN 系统，同时保留 CIN 作为其别名。新版用病变（lesion）代替瘤变（neoplasia），将 SIL 分为低级别鳞状上皮内病变（LSIL）及高级别鳞状上皮内病变（HSIL）两级，代替传统三分法的 CIN 系统，使组织学与细胞学分类相一致，具有更密切的生物学相关性及形态学重复性。

LSIL 是 HPV 感染导致的、在临床和形态学上表现为鳞状上皮内病变，它们复发和转化为恶性的风险很低。新定义再次强调了 HPV 感染的核心地位：没有 HPV 感染，就没有LSIL。HPV 病毒在宿主分化型鳞状细胞内轻微或完全表达，通常无临床症状，需经细胞学筛查、基于传统 HE 染色确定，即受累宿主细胞具有排列紊乱、极向消失、核分裂从基底层上移到中表层和挖空细胞形成等显微镜下可见的组织学病变，以及角化不良、核异型等细胞学特点，方可诊断。

LSIL 具有上皮全层细胞学异常，而不是传统认为的上皮下 1/3，但缺乏贯穿上皮全层的核的增大及非典型性。同样，如果下 1/3 基底细胞层中出现即使单个细胞，具有显著非典型及核分裂异常，由于与 DNA 不稳定及异倍体相关，都不应视为 LSIL，而应诊断为 HSIL。

HSIL 本质上是克隆性增生，如果不予治疗，具有显著发展为浸润性癌的风险。组织学上病变表现为细胞排列紧密，形态幼稚，极性紊乱，核质比例增加，核膜起皱，核异型，出现异常核分裂并上移至中表层，P16 呈连续大块状深棕色染色，即 block-positive。新版增加了 3 种变异型。①薄层，厚度较薄，通常小于 10 层细胞，但具有普通 HSIL 的细胞学特点。当增生性质难以确定时，与不成熟性鳞化比较，P16 有助于鉴别。②角化型，为核非典型及多形性伴有表层细胞显著角化，包括角化不良。常见于外宫颈部。临床上类似尖锐湿疣，组织学上存在 HSIL 改变，镜下酷似外阴或肛周皮肤发生的 HPV 相关性角化上皮，也许仅为局部，但其余 HSIL 区域决定其预后及治疗。角化型 HSIL 如果出现大量的奇异形非典型细胞，如蝌蚪样，并有明显的核仁，可能为鳞癌。③乳头状原位鳞癌，即组织学证实无间质浸润，方可诊断。又称非浸润性乳头状鳞状移形细胞癌，是一种具有结缔组织间质、乳头纤细或宽大、组织学上被覆上皮具备 HSIL 的形态特征、类似于尿路上皮肿瘤的 HSIL。活检浅表也许看不到侵袭的证据，但临床上肉眼可见的病变经完整切除后检查，提示为一种具有潜在浸润能力的肿瘤。它与湿疣样癌不同的是缺乏鲍温病样形态改变。虽然已有混合型鳞状移形细胞癌的描述，但显著的鳞状上皮分化，可与移形细胞癌鉴别。

2. 宫颈浸润癌

宫颈浸润癌指癌灶浸润间质范围超出了微小浸润癌，多呈网状或团块状浸润间质，包括临床分期 ⅠB～Ⅳ期。

（1）鳞状细胞浸润癌：占宫颈癌的 80%～85%。鳞状细胞的浸润方式大多为团块状或弥漫性浸润。

1）按照局部大体观主要有 4 种类型：①外生型，最常见的类型，癌灶向外生长呈乳头状或菜花样，组织脆弱，触之易出血，常累及阴道；②内生型，癌灶向宫颈深部组织浸润，宫颈表面光滑或仅有柱状上皮异位，宫颈肥大变硬，呈桶状，常累及宫旁组织；③溃疡型，上述两型癌组织继续发展或合并感染坏死，组织脱落后形成溃疡或空洞，如火山口状；④颈管型，癌灶发生在宫颈管内，常侵入宫颈管及子宫峡部供血层及转移至盆腔淋巴结。

2）根据癌细胞分化程度可分为：①Ⅰ级为高分化癌（角化性大细胞型），大细胞，有明显角化珠形成，可见细胞间桥，细胞异型性较轻，无核分裂或核分裂<2/高倍视野；②Ⅱ级为中分化癌（非角化性大细胞型），大细胞，少或无角化珠，细胞间桥不明显，细胞异型性明显，核分裂象 2～4/高倍视野；③Ⅲ级为低分化癌（小细胞型），多为未分化小细胞，无角化珠及细胞间桥，细胞异型性明显，核分裂象>4/高倍视野。

（2）腺癌：占宫颈癌的 15%～20%。由于其癌灶往往向宫颈管内生长，宫颈外观可正常，但因颈管膨大，形如桶状。其最常见的组织学类型有两种。

1）普通型宫颈腺癌：最常见。来源于宫颈管柱状黏液细胞。镜下仅腺体结构，腺上皮细胞增生呈多层，异型性明显，见核分裂象，癌细胞呈乳突状突向腺腔。可分为高、中、低分化腺癌。

2）黏液性腺癌：既往称微偏腺癌，属高分化宫颈管黏膜腺癌。癌性腺体多，大小不一，形态多变，呈点状突起伸入宫颈间质深层，腺细胞无异型性。常有后腹膜淋巴结转移。

（3）腺鳞癌：占宫颈癌的 3%～5%。是由储备细胞同时向腺细胞和鳞状细胞分化发展而形成。癌组织中包含有鳞癌和腺癌两种成分。

四、诊断

1. 临床表现

（1）症状：原位癌与微小浸润癌常无任何症状。宫颈癌患者主要症状是阴道分泌物增多、阴道流血，晚期患者可同时表现为疼痛等症状，其表现的形式和程度取决于临床分期、组织学类型、肿块大小和生长方式等。

1）阴道分泌物增多：是宫颈癌最早出现的症状，大多为稀薄、可混有淡血性的分泌物。若合并感染，可有特殊的气味。

2）阴道流血：是宫颈癌最常见的症状。早期患者大多表现为间歇性、无痛性阴道流血，或表现为性生活后及排便后少量阴道流血。晚期患者可表现长期反复的阴道流血，量也较前增多。若侵犯大血管，可引起致命性大出血。由于长期反复出血，患者常可合并贫血症状。

3）疼痛：是晚期宫颈癌患者的症状。产生疼痛的原因主要是癌肿侵犯或压迫周围脏器、组织或神经所致。

4）其他症状：主要取决于癌灶的广泛程度及所侵犯脏器。癌肿压迫髂淋巴、髂血管使回流受阻，可出现下肢水肿。侵犯膀胱时，可引起尿频、尿痛或血尿，甚至发生膀胱阴道瘘。如两侧输尿管受压或侵犯，严重者可引起无尿及尿毒症，是宫颈癌死亡的原因之一。当癌肿压迫或侵犯直肠时，出现里急后重、便血或排便困难，甚至形成直肠阴道瘘。

（2）体征：宫颈原位癌、微小浸润癌和部分早期浸润癌患者局部可无明显病灶，宫颈光滑或轻度糜烂。随宫颈浸润癌生长发展可出现不同体征，外生型者宫颈可见菜花状赘生物，组织脆易出血。内生型者由于癌细胞向周围组织生长，浸润宫颈管组织，使宫颈扩张，从而表现为宫颈肥大、质硬和颈管膨大。无论是外生型还是内生型，当癌灶继续生长时，其根部血管被浸润，部分组织坏死脱落，形成溃疡或空洞。阴道壁受侵时可见赘生物生长。宫旁组织受侵时，盆腔三合诊检查可扪及宫旁组织增厚、或结节状或形成冰冻骨盆。

晚期患者可扪及肿大的锁骨上和腹股沟淋巴结，也有患者肾区叩痛阳性。

2. 检查

（1）盆腔检查：不仅对诊断有帮助，还可决定患者的临床期别。

1）阴道检查：阴道窥器检查以暴露宫颈及阴道穹隆及阴道壁时，应缓慢扩张并深入暴露宫颈和阴道，以免损伤病灶而导致大出血。阴道检查时应主要观察宫颈外形和病灶的位置、形态、大小及有无溃疡等。阴道指诊时应用手指触摸全部阴道壁至穹隆部及宫颈外口，进一步了解病灶的质地、形状、波及的范围等，并注意有无接触性出血。

2）双合诊：主要了解子宫体的位置、活动度、形状大小和质地，以及双附件区域、宫旁结缔组织有无包块和结节状增厚。

3）三合诊检查：是明确宫颈癌临床期别不可缺少的临床检查，主要了解阴道后壁有无肿瘤病灶的浸润、宫颈大小及形态、宫旁组织情况，应同时注意有无肿大的盆腔淋巴结可能。

（2）全身检查：注意患者的营养状况，有无贫血及全身浅表淋巴结肿大和肝脾大。

（3）实验室检查和诊断方法：极早期的宫颈癌大多无临床症状，需经宫颈癌筛查后最后根据病理组织学检查以确诊。

1）宫颈细胞学检查：是目前宫颈癌筛查的主要手段，取材应在宫颈的移行带处，即为宫颈鳞状上皮与柱状上皮交界处。

2）阴道镜检查：适用于宫颈细胞学异常者，主要观察宫颈阴道病变上皮血管及组织变化。对肉眼病灶不明显的病例，可通过阴道镜协助发现宫颈鳞—柱交接部（SCJ）有无异型上皮变化，并根据检查结果进行定位活检行组织学检查，以提高宫颈活检的准确率。

3）宫颈活组织病理检查：是诊断宫颈癌最可靠的依据。适用于阴道镜检查可疑或阳性、临床表现可疑宫颈癌或宫颈其他疾病不易与子宫颈癌鉴别时。宫颈活检应注意在靠近SCJ和（或）未成熟化生的鳞状上皮区取活检可减少失误，因为这常常是病变最严重的区域。溃疡的活检则必须包括毗邻溃疡周边的异常上皮，因为坏死组织往往占据溃疡的中心。取活检的数量取决于病变面积的大小和严重程度，多点活检通常需要2~4个活检标本。一般宫颈活检仅需2~3 mm深，绿豆大小，当怀疑浸润癌时，活检应更深些。

4）宫颈锥形切除术（锥切）：主要应用于宫颈细胞学检查多次异常而宫颈活组织学结果为阴性，或活组织学结果为原位癌但不能排除浸润癌的患者。其在宫颈病变的诊治中居于重要地位，很多情况下锥切既是明确诊断，同时亦达到了治疗目的。按照使用的切割器械不同，可分为传统手术刀锥切、冷刀锥切（CKC）、激光锥切（LC）和近年流行的环形电切术（LEEP）。锥切术的手术范围应根据病变的大小和累及的部位决定，原则上锥切顶端达宫颈管内口水平稍下方，锥切底视子宫阴道部病变的范围而定，应达宫颈病灶外0.5 cm。在保证全部完整的切除宫颈病变的前提下，应尽可能多地保留宫颈管组织，这对未生育而又有强烈生育愿望的年轻患者尤为重要。术后标本的处理十分重要，应注意：①锥切的宫颈标本应做解剖位点标记，可在宫颈12点处剪开或缝线做标记，并标明宫颈内外口；②锥切标本必须进行充分取材，可疑部位做亚连续或连续切片，全面地评价宫颈病变以免漏诊；③病理学报告应注明标本切缘是否受累、病变距切缘多少毫米、宫颈腺体是否受累及深度和病变是否为多中心等，均有助于宫颈病变的进一步治疗。

5）宫颈管搔刮术：是用于确定宫颈管内有无病变或癌灶是否已侵犯宫颈管的一种方法，其常与宫颈活检术同时进行从而及早发现宫颈癌。

6）影像学检查：宫颈癌临床分期通常不能准确地确定肿瘤范围，因此不同的影像学诊断方法，如CT扫描、MRI及正电子发射断层扫描术（PET），用于更准确地确定病灶范围，用于确定治疗计划。但这些检查一般不是都有条件进行，而且结果多变，因而这些检查结果不能作为改变临床分期的依据。MRI具有高对比度的分辨率和多方位的断层成像能力，对宫颈癌分期的准确率为81%~92%。MRI在宫颈癌的术前分期中极具价值：①可以通过宫颈本身信号改变直接观察肿瘤的有无及侵犯宫颈的深度；②可以判断宫旁侵犯的程度、宫颈周围器官（膀胱或直肠）是否受侵以及宫颈癌是否向上或向下侵及宫体或阴道；③可以提示肿大淋巴结的存在，进一步判断淋巴结转移的可能。

7）鳞状细胞癌抗原（SCCA）检测：SCCA是从宫颈鳞状上皮中分离出来的鳞状上皮细胞相关抗原TA-4的亚单位，由SCCA-1和SCCA-2抗原组成，是宫颈鳞癌较特异的肿瘤标志物，现已被广泛应用于临床。

五、分期

宫颈癌分期的历史可追溯到1928年，当时主要根据肿瘤生长的范围进行分期。在1950年国际妇科年会及第四届美国妇产科学年会上对宫颈癌的分类和分期进行了修正，并推荐命名为"宫颈癌分期的国际分类法"。自此之后，宫颈癌分期经过8次修正，最近一次更新于2009年由FIGO妇科肿瘤命名委员会提出并通过，随后经过国际抗癌联合会（UICC）、美国癌症分期联合委员会（AJCC）及FIGO的认可。2010年起中国版和最新版2018年美国国立综合癌症网络（NCCN）宫颈癌临床实践指南先后采用了FIGO的新分期（表4-1）。

表4-1 宫颈癌的临床分期（FIGO，2018年）

分期	描述
Ⅰ期	肿瘤严格局限于宫颈（扩展至宫体应被忽略）
Ⅰ A 期	仅在显微镜下可见浸润癌，间质浸润深度≤5 mm
Ⅰ A1 期	间质浸润深度≤3 mm
Ⅰ A2 期	间质浸润深度>3 mm，≤5 mm
Ⅰ B 期	临床可见癌灶局限于宫颈，或显微镜下可见病灶大于Ⅰ A 期*
Ⅰ B1 期	肉眼可见癌灶最大径线≤2 cm，浸润深度>5 mm
Ⅰ B2 期	肉眼可见癌灶最大径线>2 cm，≤4 cm
Ⅰ B3 期	癌灶最大径线>4 cm
Ⅱ期	癌灶浸润超出子宫颈，但是未达盆壁，或浸润未达阴道下1/3
Ⅱ A 期	无宫旁组织浸润，侵犯上2/3阴道
Ⅱ A1 期	临床可见癌灶最大径线≤4 cm
Ⅱ A2 期	临床可见癌灶最大径线>4 cm
Ⅱ B 期	有明显的宫旁组织浸润，未达骨盆壁
Ⅲ期	肿瘤扩散至盆壁和（或）累及阴道下1/3，和（或）引起肾盂积水，或无功能肾**和（或）累及盆腔和（或）主动脉旁淋巴结
Ⅲ A 期	肿瘤累及阴道下1/3，但未达盆壁
Ⅲ B 期	肿瘤已达盆壁，或有肾盂积水或无功能肾（除非已知由其他原因引起）
Ⅲ C 期	不论肿瘤大小和扩散程度，累及盆腔和（或）主动脉旁淋巴结（注明 r 或 P）
Ⅲ C1 期	仅累及盆腔淋巴结
Ⅲ C2 期	主动脉旁淋巴结转移
Ⅳ期	肿瘤扩散超过真骨盆，或浸润（活检证实）膀胱黏膜或直肠黏膜，大疱性水肿的存在不应归为Ⅳ期
Ⅳ A 期	邻近器官转移
Ⅳ B 期	远处器官转移

注 *所有大体可见病灶，即使为浅表浸润，都归于Ⅰ B 期。浸润是指测量间质浸润，最深不超过5 mm。浸润深度不超过5 mm的测量是从原始组织的上皮基底层—表皮或腺体开始。即使在早期（微小）间质浸润的病例中（−1 mm），浸润深度的报告也应该始终用mm表示。＊＊在直肠检查中，肿瘤和盆壁之间没有无瘤区。除去已知的其他原因，所有肾盂积水或无功能肾的病例都包括在内。

1. 去除0期

国际妇产科联合会认为0期是原位癌，决定在所有肿瘤分期中去除此期。

2. Ⅱ A 期

FIGO年报所示文献及资料一贯提示，在Ⅱ A 期患者中，以病灶最大直径为准则提示癌灶大小对于预后有较大影响，同样结论也见于Ⅰ B 期。因此，Ⅱ A 期的再细分定义包括如下。Ⅱ A1 期：癌灶大小≤4 cm，包括阴道上2/3浸润；Ⅱ A2 期：癌灶大小>4 cm，包括阴道上2/3浸润。

3. FIGO 妇科肿瘤命名委员会也考虑了临床调查研究，进一步推荐

（1）宫颈癌保留临床分期，但鼓励关于手术分期的研究。

（2）虽然分期中并未包括，但所有手术病理发现的阳性结果（如脉管浸润）需报告给 FIGO 年报编辑部办公室或其他科学出版物。

（3）推荐采用诊断性影像学技术帮助判断原发肿瘤病灶的大小，但非强制性的。对于有 MRI/CT 设备的机构，影像学评估肿瘤体积及宫旁浸润情况应记录，并送 FIGO 年报编辑部办公室作数据录入。

（4）其他检查：麻醉术前检查、膀胱镜检查、乙状结肠镜检查及静脉压检查等可选择进行，但不是强制性的。

宫颈癌采用临床还是手术分期是多年来一大重要争论要点。一方面，尽管随着近年来影像学技术的长足发展，判断肿瘤大小有更佳的评估方法，但临床分期仍没有手术分期精确。另一方面，手术分期法不能广泛应用于全世界范围，特别在某些资源欠缺不能及早发现肿瘤的国家地区，不能手术的晚期患者比较普遍，而手术设施稀有，难以推广手术分期法。因此宫颈癌的分期仍建议采用 FIGO 的临床分期标准，临床分期在治疗前进行，治疗后不再更改，但 FIGO 妇科肿瘤命名委员会也仍鼓励关于手术分期的研究。

六、转移途径

宫颈上皮内因缺乏淋巴管和血管，而且基底膜又是组织学屏障，可以阻止癌细胞的浸润，因此宫颈原位癌一般不易发生转移。一旦癌细胞突破基底膜侵入间质，病程即是不可逆，癌细胞可到处转移。宫颈癌的转移途径主要是直接蔓延和淋巴转移，少数经血液循环转移。

1. 直接蔓延

直接蔓延是最常见的转移途径，通过局部浸润或循淋巴管浸润而侵犯邻近的组织和器官。向下可侵犯阴道穹隆及阴道壁，因前穹隆较浅，所以前穹隆常较后穹隆受侵早。癌细胞也可通过阴道壁黏膜下淋巴组织播散，而在离宫颈较远处出现孤立的病灶。向上可由颈管侵犯宫腔。癌灶向两侧可蔓延至宫旁和盆壁组织，由于宫旁组织疏松、淋巴管丰富，癌细胞一旦穿破宫颈，即可沿宫旁迅速蔓延，累及主韧带、骶韧带，甚至盆壁组织。输尿管受到侵犯或压迫可造成梗阻，并引起肾盂、输尿管积水。晚期患者癌细胞可向前、后蔓延分别侵犯膀胱或直肠，形成癌性膀胱阴道瘘或直肠阴道瘘。

2. 淋巴转移

淋巴转移是宫颈癌最重要的转移途径。一般沿宫颈旁淋巴管先转移至闭孔、髂内及髂外等区域淋巴结，然后转移至髂总、骶前和腹主动脉旁淋巴结。晚期患者可远处转移至锁骨上及深、浅腹股沟淋巴结。

宫颈癌淋巴结转移率与其临床期别有关。研究表明，Ⅰ期患者淋巴结转移率为 15%~20%，Ⅱ期为 25%~40%，Ⅲ期 50% 以上。20 世纪 40 年代末 Henriksen 对宫颈癌淋巴结转移进行详细的研究，其将宫颈癌的淋巴结转移根据转移时间的先后分为一级组和二级组。

（1）一级组淋巴结。

1）宫旁淋巴结：横跨宫旁组织的一组小淋巴结。

2）宫颈旁或输尿管旁淋巴结：位于输尿管周围横跨子宫动脉段附近淋巴结。

3）闭孔或髂内淋巴结：围绕闭孔血管及神经的淋巴结。

4）髂内淋巴结：沿髂内静脉近髂外静脉处淋巴结。

5）髂外淋巴结：位于髂外动、静脉周围的 6~8 个淋巴结。

6）骶前淋巴结。

（2）二级组淋巴结。

1）髂总淋巴结。

2）腹主动脉旁淋巴结。

3. 血行转移

宫颈癌血行转移比较少见，大多发生在晚期患者，可转移至肺、肝、心、脑和皮肤。

七、治疗

浸润性宫颈癌诊断明确后，选择最佳的治疗方案是临床医师面临的首要问题。最佳治疗方案的选择通常取决于患者的年龄、生育要求、全身健康状况、肿瘤的进展程度、有无并发症和并发症的具体情况以及治疗实施单位的条件。因此，有必要先对患者进行全面仔细的检查评估，再由放疗科医生和妇科肿瘤医生联合对治疗方案作出决定。

治疗方案的选择需要临床判断，除了少数患者的最佳方案只能是对症治疗外，大多数患者的治疗选择主要是手术、放疗或放化疗。对于局部进展患者的初始治疗大多学者建议选择放化疗，包括腔内放疗（Cs 或 Ra）和外照射 X 线治疗。手术和放疗之间的争论已经存在了几十年，特别是围绕 Ⅰ 期和 Ⅱ A 期宫颈癌的治疗。对于 Ⅱ B 期及以上期别宫颈癌患者治疗，大多采取顺铂化疗和放疗联合的放化疗。

1981 年，Zander 等报道了在德国的 20 年合作研究结果，该研究对 1 092 例 Ⅰ B 期和 Ⅱ 期宫颈癌患者行 Meigs 型根治性子宫切除术及双侧盆腔淋巴结切除术。在 1 092 例患者中，50.6%只给予手术治疗，5 年生存率分别为 84.5%（Ⅰ B 期）和 71.1%（Ⅱ 期，多数为 Ⅱ A 期）。在 MD Anderson 医院和肿瘤研究所，Fletcher 报道了 2 000 例宫颈癌患者放疗后的 5 年生存率：Ⅰ 期为 91.5%，Ⅱ A 期 83.5%，Ⅱ B 期 66.5%，Ⅲ A 期 45%，Ⅲ B 期 36%和Ⅳ期 14%。Perez 报道单独放疗的 5 年生存率：Ⅰ B 期 87%，Ⅱ A 期 73%，Ⅱ B 期 68%，Ⅲ 期 44%。Montana 报道单独放疗的 5 年生存率：Ⅱ A 期为 76%，Ⅱ B 期 62%，Ⅲ 期33%。

在意大利的一个研究中，337 例 Ⅰ B~Ⅱ A 期宫颈癌患者随机接受放疗或手术治疗。患者的无进展时间的中位数是 87 个月，手术和放疗的 5 年总体无进展生存率相似（分别为 83%和 74%）。在宫颈直径≤4 cm 的手术组患者中，有 62 例（54%）接受了辅助放疗；在宫颈直径>4 cm 的手术组患者中，有 46 例（84%）接受了辅助放疗。在手术组和放疗组中，宫颈直径≤4 cm 和>4 cm 的患者的生存率均相似。而手术+放疗组患者的严重并发症发生率（25%）大于放疗组（18%）和手术治疗组（10%）。

总体上讲，对于早期宫颈癌患者，手术和放疗的生存率是相似的。放疗的优点是几乎适用于所有期别的患者，而手术治疗则受限于临床期别，在国外的许多机构中，手术治疗被用于希望保留卵巢和阴道功能的 Ⅰ、Ⅱ A 期年轻宫颈癌患者。由于手术技巧提高和相关材料的改进，目前手术所导致的患者死亡率、术后尿道阴道瘘发生率均<1%，这使选择手术治疗的患者明显增加。其他因素也可能导致选择手术而不是放疗，包括妊娠期宫颈癌、同时合并存在肠道炎性疾病、因其他疾病先前已行放疗、存在盆腔炎性疾病或同时存在附件肿瘤，还

有患者的意愿。但在选择放疗时必须考虑到放疗对肿瘤周围正常器官的永久损伤和继发其他恶性肿瘤的可能。

（一）手术治疗

手术治疗是早期宫颈浸润癌首选的治疗手段之一和晚期及某些复发性宫颈癌综合治疗的组成部分。宫颈癌手术治疗已有 100 余年历史。随着对宫颈癌认识的不断深入，手术理论与实践的不断完善及宫颈癌其他治疗手段尤其是放疗和化疗的不断进展，宫颈癌手术治疗的术式及其适应证也几经变迁，日趋合理，但其中对手术治疗的发展最重要的贡献者当数 Wertheim 和 Meigs 两位学者。当今开展的宫颈癌各种手术方式均为他们当年所开创术式的演变与发展。

1. 子宫颈癌手术治疗的历史

以手术治疗宫颈癌的设想最初始于 19 世纪初，Sauter 于 1827 年开始采用阴道切除子宫治疗宫颈癌。1878 年 Freund 提出子宫切除术为宫颈癌首选的治疗方式，但当时的死亡率高达 50%。1895 年，Reis 行根治性子宫及附件切除并在尸体示范了盆底淋巴清除术。1905 年，奥地利 Wertheim 报道了他施行的 270 例子宫广泛切除及盆腔淋巴结切除术，成为宫颈癌手术的奠基人，这一手术又称 Wertheim 手术。1911 年，他又报道了手术治疗宫颈癌 500 例，并将盆腔淋巴结切除改为选择性切除，使手术死亡率从 30% 降到 10%。但仍由于手术死亡率高及手术引起的泌尿道并发症等问题，以及 1890 年 X 线和镭的发现，并逐渐用于宫颈癌治疗，该手术未能推广。

直至 20 世纪 30 年代，美国 Meigs 到维也纳 Wertheim 诊疗所观摩，认识到 Wertheim 手术的合理性，并参考外阴癌淋巴浸润的处理经验，重新开展 Wertheim 手术，并对原有 Wertheim 式子宫根治术与经腹淋巴结系统切除术相结合，形成 Wertheim-Meigs 手术。他于 1944 年报道应用该手术治疗宫颈浸润癌 334 例，Ⅰ 期 5 年存活率为 75%，Ⅱ 期 54%，输尿管瘘为 9%。1948 年，Brunschwig 开创盆腔脏器切除术治疗晚期宫颈癌及部分复发癌。在 20 世纪 30 年代，Wertheim-Meigs 手术传到亚洲，并经冈林、小林隆等不断改进、推广，成为 Ⅰ、Ⅱ 期和极少数 Ⅲ 期宫颈癌的主要治疗手段。我国宫颈癌根治术开始于 20 世纪 50 年代，先后在江西、天津、山东等地陆续施行。国内术式以 Wertheim 手术为基础，并汲取了 Meigs、冈林等变式，逐渐形成了我国自己的特色。

2. 宫颈癌手术类型及其适应证

宫颈癌手术治疗的目的是切除宫颈原发病灶及周围已经或可累及的组织、减除并发症。其原则是既要彻底清除病灶，又要防止不适当地扩大手术范围，尽量减少手术并发症，提高生存质量。

（1）筋膜外子宫切除术（Ⅰ型）：切除所有宫颈组织，不必游离输尿管。筋膜外全子宫切除的范围国内外不同学者在描述上尽管存在一定的差异，但无论如何，与适用于良性疾病的普通全子宫切除术的范围并不相同，主要差异在于普通全子宫切除术不需暴露宫旁段输尿管，而是沿子宫侧壁钳夹、切断宫颈旁组织及阴道旁组织，包括子宫主韧带、宫骶韧带、宫颈膀胱韧带等，为避免损伤输尿管，须紧靠宫颈旁操作，这种操作方法必然会残留部分宫颈组织，而不能很完整地切除宫颈。筋膜外全子宫切除术主要适用于 Ⅰ A1 期宫颈癌。

（2）改良根治性子宫切除术（Ⅱ型）：这一术式基本上是 Wertheim 手术，在子宫动脉与输尿管交叉处切断结扎子宫动脉。部分切除子宫主韧带和宫骶韧带，当上段阴道受累时切除阴道上段 1/3。选择性切除增大的盆腔淋巴结。这一术式主要适用于ⅠA2期宫颈癌。

（3）根治性子宫切除术（Ⅲ型）：基本上为 Meigs 手术。在膀胱上动脉分出子宫动脉的起始部切断并结扎子宫动脉，切除全部子宫主韧带、宫骶韧带及阴道上 1/2。主要适用于ⅠB和ⅡA宫颈癌。

（4）超根治性子宫切除术（Ⅳ型）和Ⅲ型的主要区别是：①完整切除膀胱子宫韧带；②切断膀胱上动脉；③切除阴道上 3/4。这一手术泌尿道瘘的发生率较高，主要用于放疗后较小的中心性复发癌。

（5）部分脏器切除术（Ⅴ型）：适用于远端输尿管或膀胱的中心性复发。相应部分切除后，输尿管可重新种植于膀胱。当根治术时发现远端输尿管受累时，也可采用该手术，当然也可放弃手术治疗改行放疗。

（6）新的手术分型——Q-M 分型：进入 20 世纪后，随着冷光源和电子摄像技术的发展，外科医生开始进行腹腔镜手术。腹腔镜手术技术随之也应用于宫颈癌的治疗。2005 年美国 FDA 批准达·芬奇手术系统应用于妇科肿瘤。这意味着宫颈癌手术治疗开始进入了一个微创、切除范围保守的、保留功能的时代。这已经与诞生之初的宫颈癌手术治疗理念有了很大不同。在这种"切除范围少，保留功能多，生活质量高"的理念主导下，Piver 手术分型的切除范围显得过大，尤其是切除 1/2~3/4 的阴道是不必要的。另外，如同早期的魏波式手术或同麦式手术，教学传承的过程中，实际使用的 Piver 手术分类和原文献已有不同。这使各个肿瘤研究中心间的相同类型的 Piver 手术在切除范围上并不统一。因此，2007 年日本京都举行的广泛性子宫切除术国际会议上，与会者一致认为，需要确立一种新的更适用于现代宫颈癌手术治疗的分类分型方法。Querleu 和 Morrow 在参考和咨询了世界各国的解剖学和宫颈癌手术医生的意见后，综合完成了宫颈癌根治术的新分型，这种基于三维解剖结构的分型也称 Q-M 分型。

Q-M 分型包含两部分：手术分型及淋巴结清扫分级。其中手术分型仅与宫旁切除范围有关，宫旁切除范围以固定解剖结构为分界。阴道切除仅用于病灶累及阴道时，不影响手术分型。

1）手术分型：可分为 A 类、B 类、C 类手术。

A 类手术：扩大全子宫切除术，与 Piver Ⅰ类手术相同。无须暴露输尿管，无须切除宫旁组织，需完整保留盆丛神经。

B 类手术：改良根治性子宫切除的手术，同 Piver Ⅱ类手术。这类手术的特点是稍切除膀胱宫颈韧带和宫骶韧带。注意保护位于输尿管下方的腹下神经丛。阴道切缘至少距离肿瘤 1 cm。需打开输尿管隧道，暴露输尿管，自其附着于宫颈处稍游离，向外侧牵拉。宫颈向膀胱方向主要为膀胱宫颈韧带，打开膀胱子宫反折腹膜后，稍推开膀胱，切除靠近宫颈的膀胱宫颈韧带中叶。宫颈向侧盆壁方向主要为宫旁组织及子宫主韧带。子宫动脉可作为解剖标志，将其在跨过输尿管部分切断，将输尿管向外侧牵拉，暴露其下方及内侧的宫旁组织，子宫主韧带切除 1~1.5 cm。深部切缘与阴道切缘平齐。宫颈向骶尾骨方向主要为宫骶韧带，切除范围为靠近宫颈侧 1~2 cm，深部切缘与阴道切缘平齐。输尿管走行部位深面的组织内有盆内脏神经，不予切除。阴道切缘距离肿瘤或宫颈至少 1 cm。

C 类手术：相当于各种经典的根治性子宫切除术。切除髂内动脉内侧的全部宫旁组织，子宫主韧带在靠近盆壁处切除，宫骶韧带在直肠旁切断，宫颈膀胱韧带在靠近膀胱处切断。

输尿管完全游离。阴道切缘距肿瘤下缘或宫颈1.5~2 cm。C1 类手术，保留神经，沿输尿管走行方向为 C1 手术切缘，输尿管下方为盆内脏神经膀胱支。输尿管从宫颈向盆壁的宫旁组织中完全游离，但在宫颈向膀胱方向的宫旁组织中，只分离输尿管1~2 cm不游离至膀胱。宫颈向膀胱方向，C1 手术由于输尿管游离1~2 cm，可以切除该部分的1~2 cm宫旁组织。宫颈向侧盆壁方向，横向切除范围至髂内动静脉水平，包括子宫动脉在髂内动脉起始处切断。C1 类手术以子宫深静脉为解剖标志，切除至子宫深静脉暴露，保留子宫深静脉及其深面的神经。C2 类手术需切除子宫深静脉及其深面神经直至暴露骨盆及骶骨。宫颈向直肠方向，分为直肠子宫和直肠宫颈韧带，其外侧部包绕输尿管，也称为输尿管旁组织，其内有盆内脏神经丛。切除输尿管上方的直肠子宫韧带和直肠宫颈韧带，保留输尿管下方的盆内脏神经丛。直肠子宫韧带于直肠旁切断。下方切缘平阴道切缘。阴道切缘距肿瘤下缘或宫颈1.5~2 cm。C2 类手术不保留神经，相当于 PiverⅢ 类手术。手术切缘紧贴盆壁及阴道切缘，切除全部的宫旁和阴道旁组织。完全游离输尿管至膀胱壁。宫颈向膀胱方向，C2 类手术切缘紧贴膀胱壁表面，切除所有腹侧面宫旁组织。宫颈向盆壁方向，切除髂内动静脉至宫颈间的所有宫旁组织。直肠旁间隙与膀胱旁间隙完全贯通。宫颈向直肠方向，于直肠旁切断直肠子宫韧带，其外侧包绕输尿管部分的输尿管旁组织完全切净，使输尿管完全游离悬空在盆腔内。沿盆壁表面切除所有的宫旁组织，直至与阴道切缘平齐。D 类手术，相当于扩大根治术，与 C2 类手术区别是更大范围的宫旁切除范围，输尿管完全游离悬空于盆腔内同 C2 手术。向盆壁方向需结扎和切除髂内动静脉及其所有分支，包括臀内支、阴部内和闭孔支。包括 D1 和 D2 类手术。D1 类手术，宫颈向盆壁方向，结扎髂内外动静脉，切除包括其所有分支在内的盆腔内容物。切缘为骶神经丛，梨状肌和闭孔内肌。D2 类手术，范围是 D1 手术及其切除组织相关的筋膜和肌肉组织。这一术式相当于扩大盆腔内侧壁切除术（LEER）手术，盆腔廓清术。切除全部的直肠、子宫和膀胱周围组织，若肿瘤侵犯固定于盆壁，则切除固定的盆壁及部分盆底肌肉，如闭孔内肌等。

2）淋巴结清扫分级：腹膜后淋巴结切除的范围，以动脉为解剖标志分为4级。闭孔淋巴结默认为常规切除。1级，切除髂内外动静脉周围淋巴结，与2级分界标志为髂内、外动脉分叉处；2级，切除髂总动脉周围淋巴结，与3级分界标志为腹主动脉分叉处；3级，切除腹主动脉旁淋巴结至肠系膜下动脉水平；4级，淋巴结切除至腹主动脉左肾静脉下水平。

Q-M 分型与 Piver 分型相比有了整体的宫旁切除范围的缩小，与广泛与次广泛粗略的宫旁切除范围2 cm和3 cm相比，C 类手术切除1.5~2 cm，范围缩小，但对于切缘有了具体的解剖结构的定义，描述更准确。QHM 分型是基于解剖结构的分型，对于左、右两侧宫旁浸润程度不同的患者，可以在两侧采取不同型别手术。如保留单侧神经的广泛性子宫切除术就是一侧行 C1 型手术、另一侧行 C2 型手术。同样，对于左右两侧的淋巴结切除情况，也可分开描述。

虽然 Piver 手术分类和 Q-M 手术分型都有广泛应用，NCCN 指南仍使用改良根治和根治性子宫切除术作为推荐的术式。与广泛和次广泛一样，这种称谓更多的是一个手术广泛程度的理念。手术分类和分型只是参考意见和实用工具，具体治疗时仍然需要结合患者的具体情况，以保障肿瘤安全性为首要前提。

目前宫颈癌根治术通常经腹施行，但也可经阴道施行。经阴道子宫根治术特别适用于肥胖、合并心、肺、肾重要脏器疾病难以耐受腹部手术等。但操作难度大，主要依靠术者触觉完成手术，要完成淋巴结切除较为困难，目前临床应用较少。随着腹腔镜手术技术的日益成熟，目前腹腔镜宫颈癌根治术也在蓬勃开展，并且已经显现出其微创效优的特点。

3. 并发症

宫颈癌手术并发症可分为术中、术后及晚期并发症。

（1）术中并发症：主要包括术中出血和脏器损伤。①术中出血，根治性全子宫切除术时出血最容易发生在两个步骤，一是清扫淋巴结时损伤静脉或动脉，二是分离主韧带和游离输尿管隧道时。对这类出血可看清出血点者，采用缝扎或结扎止血。对细小静脉或静脉壁细小破裂出血，最简单有效的方法是压迫止血。②脏器损伤，容易损伤的脏器有输尿管、膀胱、直肠和闭孔神经。若操作仔细、技术和解剖熟悉，多能避免。一旦损伤发生可根据损伤部位和范围做修补术。闭孔神经损伤发生后应立即修补缝合。

（2）术后并发症：常见并发症如下。①术后出血，多发生于术中出血漏扎或止血不良，若出血发生在阴道残端，可出现术后阴道出血。处理方法经阴道结扎或缝扎止血。若出血部位较高或腹腔内出血，且出血量较多，则需开腹止血。对手术后数日发生的残端出血要考虑感染所致，治疗以抗感染为主。②输尿管瘘，游离输尿管时损伤管壁或影响其局部血供加之术后感染、粘连排尿不畅等，可形成输尿管阴道瘘或腹膜外渗尿等。近年来发生率已降至1%以下，防治措施除不断改进技术外，最重要的是手术细致，尽量避免损伤及预防感染，避免排尿不畅。③盆腔淋巴囊肿，手术后回流的淋巴液潴留于后腹膜间隙而形成囊肿，发生率达12%～24%。淋巴囊肿一般较小，并无症状可随访观察。但较大的囊肿可引起患侧下腹不适，甚至造成同侧输尿管梗阻。需要时可在超声引导下行穿刺抽吸术。淋巴囊肿的预防主要靠尽量结扎切断的淋巴管，也有学者提出不缝合反折腹膜可减少其发生。④静脉血栓及肺栓塞，是宫颈癌围手术期最可能致死的一个并发症，任何时候都应对此提高警惕，术中、术后应予特别的关注，以防发生这种可能致死的并发症。术中是腿部或盆腔静脉形成血栓的最危险时期，应注意确保术中腿部静脉没有被压迫，仔细分离盆腔静脉可减少在这些静脉中形成血栓。⑤感染，其发生率已明显下降，主要取决于广谱抗生素的临床应用和手术条件及技巧的提高。

（3）晚期并发症：常见并发症如下。①膀胱功能障碍，不少学者认为，术后膀胱功能障碍是支配膀胱逼尿肌的感觉神经和运动神经损伤的直接结果，手术做得越彻底，损伤的程度就越大，术后发生膀胱功能障碍的可能越大。膀胱功能障碍通常表现为术后排尿困难、尿潴留、尿道感染等，术后需长期给予持续的膀胱引流，但经对症治疗，几乎所有的患者都能恢复。通过控制手术范围和手术的彻底性，特别是对于早期宫颈癌患者，能够降低这个并发症。Bandy等报道了根治性子宫切除术（Ⅲ型）及术后是否予放疗对膀胱功能的远期影响，结果发现30%的患者术后需膀胱引流达到或超过30日，术后盆腔放疗者膀胱功能障碍的发生率明显高于未放疗者。②淋巴囊肿，是较麻烦的并发症。在髂外静脉下方结扎进入闭孔窝的淋巴管有助于减少淋巴液流入这一最常形成淋巴囊肿的区域。腹膜后引流也可减少淋巴囊肿的发生，但避免盆腔腹膜的重新腹膜化就可以不再需要引流。如果出现淋巴囊肿，一般不会造成损害，而且如果时间足够长，淋巴囊肿通常会被吸收。Choo等认为，直径<5 cm的囊肿通常在2个月内吸收，处理上只需予以观察。当有证据表明存在明显的输尿管梗阻时需要手术治疗，手术需切除淋巴囊肿的顶，并将舌状下挂的网膜缝合到囊腔内面（内部造袋术），这样可以避免重新形成囊肿。经皮穿刺抽吸囊液常会继发感染，所以需谨慎使用。

4. 宫颈癌手术新进展

（1）腹腔镜下根治性子宫切除术：根治性子宫切除术可通过完全的腹腔镜手术（TLRH）完成，也可部分或完全经阴道手术（LRVH/RVH）完成。1992年，法国Dargent等报道了腹腔镜盆腔淋巴结切除术和腹腔镜辅助经阴道根治性子宫切除术，同年美国Nezhat等报道了首例腹腔镜下根治性子宫切除术和盆腔淋巴结切除术。之后此技术逐渐用于临床，并取得了满意的临床效果。切除范围严格按照开腹手术的标准进行，包括切除骶骨韧带3 cm以上、主韧带的2/3或完整切除，阴道切除的长度在3 cm以上等。淋巴结切除的范围也按照开腹手术的要求，对不同的疾病切除不同范围的淋巴结。特别是对腹主动脉周围和髂血管的淋巴结均在血管鞘内切除，闭孔和腹股沟深淋巴结切除务必完整彻底，包括闭孔神经深层的淋巴结切除。Pomel等在8年时间里，研究了50例行腹腔镜下根治性子宫切除术的患者。平均手术时间258分钟，只有2例患者发生泌尿系统并发症（1例是膀胱阴道瘘，1例是输尿管狭窄）。平均随访时间44个月，5年生存率为96%。Frumovitz等对照研究了腹腔镜下和开腹根治性子宫切除术治疗早期宫颈癌患者的资料，结果显示，两组平均手术时间分别是344分钟和307分钟，平均术中出血分别为319 mL和548 mL，术后平均住院分别为2日和5日。两组患者平均随访7.2个月和15.2个月，共3例复发，其中腹腔镜组1例，开腹组2例。Pe Hegrino等为107例Ⅰ期宫颈癌患者行腹腔镜下根治性子宫切除术+淋巴结切除术，平均切除淋巴结26枚，平均出血200 mL，平均手术时间305分钟；6例中转开腹；平均随访30个月，11例复发，无瘤生存率95%。我国学者梁志清对317例浸润性宫颈癌患者行腹腔镜下根治性子宫切除术+盆腔淋巴结切除术，其中143例同时行腹腔镜主动脉旁淋巴结切除术，术中并发症发生率为4.4%（14/317），膀胱损伤7例（5例在腹腔镜下成功修补）；术后并发症发生率为5.1%（16/317），5例输尿管阴道瘘，4例膀胱阴道瘘，1例输尿管狭窄，6例膀胱功能障碍。因此认为，腹腔镜下根治性子宫切除术+盆腔淋巴结切除术可作为宫颈癌手术治疗的可选择方式。但是，由于此术式难度较大，若无丰富的腹腔镜手术经验和技巧，以及妇科肿瘤开腹手术的经验和良好的腹腔镜设备，一般不建议在腹腔镜下行此手术，因为若处理不当会致严重并发症，甚至危及患者的生命。

目前较为成熟的机器人系统有2005年获得了FDA的认可的达·芬奇（da Vinci）和宙斯（ZEUS）系统。第一个达·芬奇系统下的宫颈癌根治术是Abeler于2006年完成发表。患者是43岁ⅠB1期鳞癌。手术时间445分钟，出血量200 mL。2007年15名患者参与达·芬奇手术评价，术中出血量和术后住院天数显示达·芬奇手术有明显优势。第三批达·芬奇手术是2008年由韩国医生完成的。操作熟练后，达·芬奇系统下的PiverⅢ型手术可以取得和开腹手术相同的速度。

有关机器人手术肿瘤学安全性的研究来源于2010年发表的随访结果。平均随访12.2个月，无进展生存率和总生存率与开腹手术组无明显差异。机器人组入组的患者FIGO分期从ⅠA1至ⅡB期患者，实施机器人辅助下根治性子宫切除术Ⅲ类手术。Obermair等设计的用以比较机器人手术、腹腔镜手术和开腹根治性子宫切除术的Ⅲ期临床研究目前正在进行中。

尽管在我国妇科肿瘤专业中广泛开展，但腹腔镜或机器人手术仍然不是根治性子宫切除术的标准术式。在术后的肿瘤学安全性问题上，腹腔镜或机器人手术仍然有待LACC临床试验的结果进一步的证据支持。LACC研究随机将宫颈癌患者分成开腹手术组和腹腔镜或机器人手术组，观察终点为无进展生存时间。

（2）卵巢移位术：早期的宫颈癌卵巢转移率很低，Shimada 等分析宫颈癌卵巢转移的临床病理学特征，对 1981~2000 年 ⅠB~ⅡB 期宫颈癌的 3 471 例患者进行研究，结果表明卵巢转移率仅为 1.5%。卵巢转移率随病理分期的增加而增加，同时，腺癌的卵巢转移率显著高于鳞癌。ⅠB、ⅡA 和 ⅡB 期宫颈鳞癌的卵巢转移率分别为 0.22%、0.75% 和 2.17%，腺癌为 3.72%、5.26% 和 9.85%。由于宫颈鳞癌 ⅡB 期卵巢转移率明显增加，且腺癌的卵巢转移率较高，Shimada 等提出对于 ⅡA 及 ⅡA 期以下期别宫颈鳞癌患者，保留卵巢是可行的。卵巢对射线极为敏感，故对于可能需要放疗的年轻患者，可将卵巢移位于放射野之外，避免卵巢功能损伤。对于 FIGO Ⅰ~ⅡA 期年轻宫颈癌患者，如果存在高危因素，需要辅助盆腔放疗（用或不用放疗增敏的化疗），在经腹行根治性子宫切除术时，应将卵巢移位到结肠旁沟。对于局部进展的宫颈癌患者（FIGO ⅠB2~ⅣA），主要的治疗是放化疗，可预先在腹腔镜下行卵巢移位术。

卵巢移位常见的手术方式有经腹或腹腔镜下手术，将卵巢移位至侧腹部、乳房下、腹膜外、结肠旁沟外侧。目前国外多采用结肠旁沟外侧卵巢移位术。具体方法为游离卵巢动静脉，将卵巢移位并固定于结肠旁沟腹膜处，使两侧卵巢高于腹主动脉分叉水平，并各用一金属夹固定于卵巢上，作为卵巢标志以便术后放疗定位。该术式优点为：①避免因卵巢的周期性变化引起的侧腹部不适；②若移位卵巢发生病变，便于行腹腔镜或开腹手术；③避免卵巢血管扭转打结，发生缺血坏死；④避免卵巢移位过远，造成卵巢血供不良，影响其功能。

对于行卵巢移位术的效果，多数学者认为能明显减轻放疗对卵巢的损伤，Olejek 等研究的行宫颈癌根治术加卵巢移位术和术后放疗的 101 例患者中，69.8% 的患者卵巢功能不受影响，监测血清卵泡刺激素（FSH）、黄体生成激素（LH）等卵巢分泌激素在正常水平。Morice 等对 104 例行卵巢移位术的患者随访结果表明，83% 的患者卵巢功能得到保留。该术式的术后并发症为卵巢良性囊肿形成、卵巢缺血坏死及宫颈癌卵巢转移。以卵巢良性囊肿最为常见，多数患者口服避孕药后囊肿即可消失，少数患者口服药物无效需手术治疗。卵巢移位术后卵巢功能的影响因素有术后是否放疗、放疗方式、放疗剂量及移位卵巢的位置。Morice 等分析了卵巢移位术后未接受放疗、接受盆腔外照射加阴道内腔照射以及仅接受盆腔外照射的患者 92 例，卵巢功能保存者分别为 100%、90% 和 60%，可见盆腔外照射是造成卵巢损伤的主要因素，而放疗剂量的大小和移位卵巢的位置也直接影响到移位卵巢的功能。复旦大学附属肿瘤医院妇瘤科团队同样发现了卵巢移位除了放疗引起卵巢功能减退外，移位本身由于血供等因素亦可造成卵巢功能减退。20 世纪 90 年代 Chambers 等曾对 14 例行卵巢腹部外侧移位术加术后放疗的患者进行研究，71% 的患者卵巢功能未受影响，当照射剂量>300 cGy时，卵巢功能衰竭的比例明显增加。如果移位的卵巢位置低于髂前上棘，基本都会出现卵巢功能衰竭。因此有学者提出卵巢移植的概念，使卵巢远离盆腔，将卵巢移植至远离盆腔且血管口径与卵巢血管较一致的部位，如上肢、乳房外侧等，已有成功病例的报道，术后患者能具有正常的卵巢功能。

卵巢移位后，盆腔放疗致卵巢功能衰竭的发生率为 28%~50%。如果散射到移位的卵巢上的放疗剂量>300 cGy，就会有绝经倾向。散射剂量的大小并不取决于移位的卵巢与骨盆线之间的距离。在已经行卵巢移位的患者中，当不需要辅助放疗时，发生卵巢早衰的风险约为 5%。约 5% 的患者出现有症状的卵巢囊肿。

（3）早期宫颈癌保留生育功能的手术：对于宫颈微小浸润癌，治疗需根据其浸润的深度选择某些合适的病例行保留生育功能治疗，包括宫颈锥切与根治性宫颈切除术+淋巴结切除术。另外，对于病灶≤4 cm，伴有颈管局部受累，且没有淋巴结转移病理学证据的ⅠB期患者也可考虑行根治性宫颈切除术。对于选择行保留生育治疗的患者，必须没有生育功能已经受损的临床证据，而且患者需有强烈的保留生育要求。另外，必须进行严格的随访检测，包括定期行宫颈细胞学检查、阴道镜检查和颈勺搔刮。

1）宫颈锥切：对于ⅠA1期宫颈鳞状细胞癌，因为宫旁侵犯和淋巴结转移的风险很低，几乎可以忽略，所以许多学者认为病理证实无脉管浸润的、渴望保留生育功能的年轻IA1期宫颈鳞状细胞癌患者仅给予冷刀锥切治疗是较安全的。另外，对于ⅠA1期宫颈鳞状细胞癌患者锥切方式，国外学者认为局部麻醉下CO_2激光宫颈锥切也是可以考虑的。Diakomanolis等研究了62例患者，平均随访54个月，复发率为6.6%。对于某些希望保留生育功能的微小浸润宫颈腺癌患者，宫颈锥切术也是一种可供选择的治疗。在20例FIGOⅠA期的患者中，4例行宫颈锥切术，保留生育功能，其中3例成功分娩健康婴儿，随访48个月，无一例复发。Schorge等利用宫颈锥切治疗5例FIGOⅠA期宫颈腺癌，保留生育功能，无一例锥切标本存在脉管浸润，随访6~20个月，无一例复发。

2）阴式根治性宫颈切除术（VRT）：1987年，Dargent为ⅠA2期和某些ⅠB1期宫颈癌患者设计了一种保留患者生育功能的手术。VRT是经典Shauta阴式根治性子宫切除术的一种变化术式，VRT之前应先行腹腔镜下双侧盆腔淋巴结切除术。VRT手术是在子宫峡部下方将子宫离断，在手术结束时，再将子宫与阴道缝起来。从肿瘤学的角度来讲，这种手术技术可以在病灶周围切除足够宽的组织，后者包含了宫旁组织和阴道上部，而子宫体被原位保留。术中必须对淋巴结组织和宫颈切除术标本的宫颈管内膜上部切缘行冰冻切片检查。通过对61例VRT标本的回顾阅片，Tanguay等建议当肿瘤已经侵犯距离手术切缘5 mm以内时，应在根治性宫颈切除术的基础上补充行根治性子宫切除术，他们还认为，当存在肉眼可见病灶时，纵切比横切的冰冻切片好，因为纵切的冰冻切片可以测量肿瘤与宫颈内膜边缘之间的距离。

有学者认为，VRT对于经过良好选择的早期宫颈癌患者，在肿瘤学上是安全的。除了1例小细胞神经内分泌癌患者很快复发并死亡，在平均60个月的随访期间，有2例复发（2.8%）、1例死亡（1.4%）。有作者认为病灶>2 cm存在较高的复发风险。另外，1例宫颈腺癌患者在VRT后7年发生盆腔中央型复发，Bali等对此提出了一个问题：VRT术后的患者（特别是腺癌患者），是否应当在完成生育后立即行子宫切除术。对四个中心发表的224例患者的临床结果进行了总结，发现其复发率仅为3.1%（$n=7$），其中3例为远处复发。同时也显示出了相当鼓舞人心的产科结局，妊娠率达96%，其中有51例分娩活婴。Covens等报道在他们的研究中，所有患者在试图妊娠的12个月之内都成功妊娠，一年妊娠率为37%。重要的是，大多数妇女无须辅助生育技术就能够妊娠，有12例因宫颈功能不全在孕中期流产。Bernardini等报道了80例患者VRT后产科结局，在平均11个月的随访期间有39例患者尝试妊娠，结果有18例患者一共妊娠22次，18次是活胎，其中12次妊娠至足月，并行剖宫产分娩。胎膜早破是早产的主要的原因。我们目前主张在子宫下段开口处经腹行环扎术，以后再以剖宫产分娩。

3）经腹行根治性宫颈切除术（ART）：ART的潜在优点包括较广的宫旁切除范围，相对较低的术中并发症发生率，妇科肿瘤医生对这种手术技术较为熟悉等。复旦大学附属肿瘤医院妇瘤科根据多年的临床工作经验，提出了 ART 的手术标准，也即复旦标准，具体如下。术前打算保留生育功能且没有明确的生育功能损伤；FIGO 分期为 Ⅰ A1（合并脉管癌栓、切缘阳性或再次锥切困难）～Ⅰ B1 期；肿瘤最大径 ≤4 cm；病理学类型为鳞癌、腺癌、腺鳞癌；影像学检查证实肿瘤局限于宫颈，且没有其他部位的转移；不适合做阴式手术；年龄 ≤45 岁。

ART 手术步骤：进腹后先切除前哨淋巴结或闭孔及髂内、外淋巴结；后在宫颈峡部水平切断并结扎子宫圆韧带，距离宫颈内口以下至少 1 cm 切断宫颈及宫旁组织以及阴道上段组织（宫颈内口的保留被认为对于保留生育能力有重要意义），切除的宫颈组织及淋巴结送冰冻切片确认有无癌细胞浸润。若冷冻结果提示阴性，则之后步骤与子宫根治术相同；从子宫阔韧带水平至子宫主韧带水平充分游离输尿管，并从髂内动脉起始处游离双侧子宫动脉，切断子宫骶骨韧带及宫旁组织。最后剩余宫颈处行环扎术，再与阴道穹隆吻合。Ungar 等对 30 例患者经腹行根治性宫颈切除术，10 例 Ⅰ A2 期，5 例 Ⅰ B1 期，5 例 Ⅰ B2 期。平均随访 47 个月，没有复发病例。在 5 例尝试妊娠的患者中，3 例妊娠，其中 1 例在早孕期流产，2 例足月妊娠并以剖宫产分娩。虽然这项手术技术尚没有被广泛应用，但作者认为，这种手术与标准的 Wertheim 根治性子宫切除术具有同等的肿瘤学安全性。Einstein 等比较了 ART 和 VRT 这两种术式的并发症，包括 VRT 28 例和 ART 15 例，结果发现 ART 者术中出血量明显多于 VRT，手术时间明显短于 VRT，但术中、术后并发症及随访结果无显著差异。

4）保留神经的根治性子宫切除术（NSRH）：根治性子宫切除术是治疗宫颈癌的主要方式，但一味强调切除的广泛性会致盆腔自主神经损伤，引起术后膀胱、直肠功能紊乱及性功能障碍，根治性子宫切除术术后膀胱功能障碍的发生率高达 70%～85%。如何在保证切除范围提高生存率的同时提高患者的生活质量，越来越受到妇科肿瘤专家的关注。特别在宫颈癌发病年轻化的趋势下，保留神经功能是进一步优化根治性子宫切除术术式的一大挑战。子宫、阴道、膀胱、直肠由自主神经支配，既有交感神经，又有副交感神经。交感神经来自胸 11～腰 2，形成腹下神经。交感神经损伤会引起膀胱顺应性降低、膀胱颈关闭功能不全和尿失禁。副交感神经来自骶 2 至骶 4，形成盆内脏神经。这些神经交叉后形成下腹下神经支配子宫和膀胱。副交感神经损伤可引起膀胱对压力敏感性降低，损伤支配直肠的自主神经会引起直肠功能紊乱。自主神经对维持盆腔脏器正常生理功能起重要作用，根治性子宫切除术术中保留自主神经手术技巧的发展有望减少术后相应的并发症。最早开展 NSRH 的是日本学者 Okabayashi，他将子宫主韧带分为两个部分。血管部和神经部，切除血管部，保留神经部就可以完整保留膀胱直肠功能，他将此术式命名为"东京手术"。此后德国学者 Hockel 等又报道另一种术式，用类似于抽脂的方法进行根治性子宫切除术，先找到腹下丛，然后沿腹下丛用抽脂法逐渐分离盆内脏神经和盆丛。而德国学者 Possover 等报道了腹腔镜下根治性子宫切除术中独特的保留神经的方法，首先分离直肠旁间隙、骶前间隙和膀胱周围间隙，清除这些间隙内的脂肪和淋巴组织，充分游离子宫主韧带。然后以直肠中动脉为解剖标志，分离子宫主韧带的神经部。此术式仅保留了盆内脏神经，未保留腹下神经，他认为对于维持膀胱功能而言，盆内脏神经比下腹下神经更重要。2001 年荷兰学者 Trimbos 等报道了"三步法"保留神经的广泛性子宫切除。①保留腹下神经和下腹下丛近端。②保留盆内脏神经和下腹下丛中段。③保留下腹下丛远端。首先，研究者们辨认并保留了腹下神经，它位于输尿管的下方、宫骶韧带的外侧的一个疏松组织鞘中；其次，把位于宫旁的下腹下神经丛向外侧推开，避免在切除宫旁组织时受损；最后，在切开膀胱子宫韧带后部时，保留下腹下神经丛的最远端。Trimbos 等认为这种手术方案可行，而且安全。

Maas 等在一个最新的系列研究中观察发现保留神经之后，排尿功能障碍的发生率很低。这些发现受到其他研究的支持，Sakuragi 等的研究结果发现，施行了保留神经手术的 22 例患者无一例发生排尿功能障碍，而 5 例未施行 NSRH 手术的患者中有 3 例发生排尿功能障碍。

保留神经手术的关键在于既保留自主神经提高患者的生存质量，又不影响治愈率。尽管在保留神经的手术中有部分远端和外侧的宫旁组织未能完全切尽，但保留此组织是否增加复发的危险目前仍有争议。Tillaart 等将 246 例临床分期为 I ~ II 期的宫颈癌患者分为两组，研究组 122 例行 NSRH 手术，术中处理子宫主韧带、宫骶韧带、深层的膀胱宫颈韧带及阴道旁组织时，保留盆腔内脏神经、腹下神经、下腹下神经丛及其膀胱支；对照组 124 例行经典的根治性子宫切除术。对比两组患者并发症发生情况，结果发现研究组手术时间和术中出血量均少于对照组，术后残余尿量大于 100 mL 的患者及留置尿管的时间明显少于对照组；随访2 年，局部复发率两组无显著差异。因此认为，NSRH 术在不降低早期宫颈癌患者治愈率的前提下，提高了其生活质量。复旦大学肿瘤医院选择保留神经的根治性子宫切除术病例均为肿瘤直径<3 cm 的患者，术前行 MRI 检查排除腹膜后淋巴结转移。但是目前均为小样本报道，且手术方法和入选条件并不一致，还需要进一步明确。

总之，NSRH 术能保留宫颈癌患者术后膀胱、直肠和性功能，所以备受关注。但此术式仍有许多亟待完善的地方。①肿瘤安全性问题。②只有经验丰富的医师、具备良好的设备才能开展此类手术，限制了在发展中国家的应用，而这些国家恰恰是宫颈癌的高发区。③尚无规范的方法和评价标准。

（二）化疗

近年来对宫颈癌和化疗研究的进展，已成为各阶段宫颈癌重要的和不可缺少的治疗手段。化疗不仅作为晚期及复发癌的姑息治疗，而且有些化疗药物可作为放疗增敏剂与放疗同时应用或作为中、晚期患者综合治疗方法之一，以提高治疗效果。

1. 同步放化疗

美国新英格兰医学杂志及临床肿瘤杂志相继发表 5 个大样本随机对照临床研究，结果表明，同步放化疗提高了宫颈癌患者（包括 I B、II A 期根治性手术后具有高危因素者）的生存率和局部控制率，减少了死亡的危险。从此，世界各地相继采用同步放化疗治疗宫颈癌。Green 等对 19 项采用同步放化疗与单纯放疗治疗宫颈癌的随机对照临床研究中共 4 580 例患者的临床资料进行 Meta 分析，其中同步放化疗患者根据化疗方案不同分为顺铂组和非顺铂组，结果表明，与单纯放疗比较，同步放化疗患者的总生存率明显提高 [其危险比(HR) = 0.71，$P<0.01$。其中，顺铂组 $HR = 0.70$，$P<0.01$；非顺铂组 $HR = 0.81$，$P=0.20$]。临床 I、II 期宫颈癌患者所占比例高的临床研究中，患者获益更大($P=0.009$)。该 Meta 分析表明，与单纯放疗患者比较，同步放化疗患者的总生存率和肿瘤无进展生存率分别提高了12% 和 16%；同步放化疗对肿瘤的局部控制（$OR = 0.61$，$P < 0.01$）和远处转移（$OR=0.57$，$P<0.01$)均有益处。2002 年，Lukka 等对 9 项采用同步放化疗治疗宫颈癌的随机对照临床研究进行 Meta 分析，结果与 Green 等的结果一致。但目前也有一些学者持不同意见，认为宫颈癌患者同步放化疗后的 5 年生存率和局部控制率与单纯放疗比较无明显

提高。

有关同步放化疗研究中的资料存在不足。①研究组与对照组各期别比例不合理。有的研究组Ⅰ、Ⅱ期患者占60%~70%。②分期标准不一致，有临床分期，也有手术分期，将腹主动脉旁淋巴结阳性患者排除在研究组之外，将ⅢA期或阴道下1/3受侵者不列在内。③对照组放疗方案不合适。④各组中贫血患者比例不一致，贫血影响宫颈癌患者放疗的疗效。Pearcey等报道顺铂加放疗组中53%的患者血红蛋白≤90 g/L；而美国GOG120号研究中，研究组中43%的患者血红蛋白≤90 g/L。⑤各组病理类型比例不一致，有的研究组患者全部为鳞癌，非鳞癌不列在内。因此，目前的资料可比性较差。

同步放化疗的化疗方案繁多，包括所使用的化疗药物不同、剂量不同，有单药也有多药联合化疗。近几年报道的化疗方案多为以顺铂为主的联合化疗，如紫杉醇+顺铂、多柔比星+顺铂、紫杉醇+卡铂等方案。美国GOG先后进行了4次临床研究，结果表明，顺铂比氟尿嘧啶更有效、优越，可在门诊使用，且较经济，尤其适合发展中国家对宫颈癌患者的治疗。同步放化疗的顺铂剂量，各家报道也不一。Serkies和Jassem发现同步放化疗伴有较重近期并发症，半数以上患者难以完成治疗计划，顺铂40 mg/m^2，每周1次的全量化疗是困难的。Watanabe等认为宫颈癌患者行同步放化疗，推荐剂量应为40 mg/m^2，每周1次；或75 mg/m^2，每月1次。Nyongesa等将行同步放化疗的宫颈癌患者根据顺铂剂量不同分为3组，顺铂剂量分别为20 mg/m^2、25 mg/m^2、30 mg/m^2，每周1次。结果表明，患者能耐受的最佳剂量为25 mg/m^2，每周1次。

宫颈癌同步放化疗的并发症分为早期与晚期两种，早期不良反应有全身感乏力、食欲减退、恶心、呕吐，白细胞减少，甚至血红蛋白、血小板下降，早期放射性直肠炎者感里急后重、腹泻、腹痛。2003年，Kirwan等收集19项采用同步放化疗治疗宫颈癌患者的研究中共1 766例患者的临床资料进行Meta分析，结果显示，Ⅰ、Ⅱ度血液学不良反应发生率，同步放化疗组高于单纯放疗组，差异有统计学意义；Ⅲ、Ⅳ度不良反应发生率，同步放化疗组与单纯放疗组比较，白细胞减少症的发生率增加2倍（$OR=2.15$，$P<0.01$），血小板减少症增加3倍（$OR=3.04$，$P=0.005$），胃肠道反应增加2倍（$OR=1.92$，$P<0.001$）。19项研究中，8项研究有晚期并发症的记录，其中7组资料中同步放化疗组晚期并发症的发生率与单纯放疗组比较，差异无统计学意义。导致上述结果可能的原因有：①评定并发症的标准不统一；②并发症资料不全；③近期并发症的定义不同；④并发症发生率的计算方法不同；⑤缺少远期并发症资料；⑥随访时间过短。

2. 新辅助化疗

在过去的半个世纪中，随着发达国家宫颈癌筛查的普及，宫颈癌的发病率及死亡率逐渐下降，而与此相反，由于医疗资源短缺，宫颈癌在发展中国家（包括中国）仍持续高发，并且患者就诊时多属局部晚期（≥ⅠB2期）。局部晚期宫颈癌患者因手术难以切除且多存在淋巴结转移等危险因素，治疗效果往往较差。1999年，基于5项宫颈癌同期放化疗的前瞻性研究证据，美国国立癌症研究所推荐同步放化疗作为局部晚期宫颈癌患者的标准治疗方案。与此同时，放疗前新辅助化疗则被证明不能够改善患者预后，且有可能对患者治疗结局带来不利的影响。妇科肿瘤学界仍亟须一种能够提高疗效并且可以避免放疗相关远期并发症的治疗方法。根治术前新辅助治疗为局部晚期宫颈癌患者提供了另一种可能的选择，尤其是在缺乏放疗设备及专业人员的发展中国家中，新辅助化疗显得更为诱人。目前，在我国多数非肿瘤专科医院，甚至将术前的新辅助化疗作为宫颈癌患者的常规治疗。在这样一种形势下，妇科肿瘤从业医生更要充分了解宫颈癌新辅助化疗的利与弊。

新辅助化疗的理论优势主要包括缩小肿瘤体积以利于手术的进行，消除远处微转移灶，有效降低远处复发转移风险，最终达到改善患者生存预后的效果。根治术前新辅助化疗的报道可以回溯到 20 世纪 80 年代，Friedlander 等及 Sardi 等在局部晚期宫颈癌患者中采用顺铂+博来霉素+长春花碱/长春新碱方案获得了较高的缓解率，并且使一部分不能手术切除的患者获得了根治性手术的机会。自此，尽管缺乏确凿的临床证据，国内外学者相继在局部晚期宫颈癌患者的临床实践中广泛采用了这样一种新型的且不同于标准放疗的综合治疗模式，以期改善宫颈癌患者的生存结局。随之而来，涌现出大量针对根治术前新辅助化疗的回顾性及前瞻性的临床研究。在这些研究报道中，研究者们对于术前新辅助化疗的适用人群，最佳化疗方案，反映评价标准，术后辅助治疗等问题往往存在广泛的争议。

随着宫颈癌化疗方案的迭代更新，新辅助化疗的临床缓解率已由最初的 60% 左右提高到近年来 90% 左右。如此之高的化疗有效率能否带来关键的生存结局改善呢？综合目前高质量的研究证据，新辅助化疗并不能改善局部晚期宫颈癌患者的预后。

早在 2003 年，一项 Meta 分析提示新辅助化疗+根治性手术与单纯放疗相比，能够显著地降低患者的死亡风险，5 年生存率由单纯放疗组的 50% 提高到新辅助化疗+根治性手术组的 64%。但时至今日，根治术前新辅助化疗并未成为局部晚期宫颈癌患者治疗的标准，与这一 Meta 分析存在的缺陷无不有关。该 Meta 分析的结果源于 5 项随机对照研究的 872 名患者，这些患者随机接受了高剂量强度、时间密集型的新辅助化疗+根治性手术，或接受了类似剂量的单纯放疗，由于新辅助化疗组中过多的患者接受了辅助放疗，辅助放疗成为一个影响结果的重要混杂因素；另外，近一半的患者来自一项意大利研究，而在这一研究中，25%的患者未按方案完成规定治疗，28%的放疗组患者没有接受后装放疗，放疗组 A 点总剂量仅为 70 Gy 低于标准剂量（85~90 Gy），并且尽管有 60% 的患者为ⅡB~Ⅲ期，但该研究中并没有进行腹主动脉旁延伸野的照射，且中位放疗治疗时间长达 8.8 周。此外，放疗组并没有联合同期化疗，而同期放化疗已是当时局部晚期宫颈癌患者的标准治疗。目前，两项的比较新辅助化疗+根治性手术与同期放化疗疗效的Ⅲ期临床试验仍在进行中，有望揭示根治术前新辅助化疗真正的价值。

同样的，比较新辅助化疗+根治性手术与直接行根治性手术的大型前瞻性随机对照临床试验并未证实新辅助化疗能够为宫颈癌患者带来生存获益。早在 1997 年，来自阿根廷布宜诺斯艾利斯大学的 Sardi 等报道了首例新辅助化疗+根治性手术与直接行根治性手术比较的随机对照临床研究的长期随访结果。该研究采用了每 10 日重复一次的顺铂 50 mg/m^2 第 1日，长春新碱 1 mg/m^2 第 1日，博来霉素 25 mg/m^2 第 1~3 日的 BVP 化疗方案，3 周期化疗结束后对患者进行评估，能够手术切除的患者接受根治性手术治疗，而不能切除的患者则接受根治性的放疗，共 205 名ⅠB 期宫颈癌患者入组该研究。新辅助化疗组 81% 的总生存率显著优于直接手术组的 66%（$P<0.05$），而亚组分析则提示生存获益仅限于ⅠB2 期的患者。然而，该研究并无预设的研究样本量，仅依靠中期分析以保证统计学把握，其研究结果仅仅只能被视为探索性的，需要在进一步的随机对照研究中得以验证。1996 年，美国妇科肿瘤研究组启动了一项迄今样本量最大的Ⅲ期随机对照临床试验（GOG141），旨在比较巨块型ⅠB 期宫颈癌中新辅助化疗+根治性手术与直接行根治性手术的疗效差异。该研究由于患者

招募缓慢，并且约10%的患者违反方案接受辅助放疗，于2001年被提前终止。GOG141研究采用了与Sardi等研究相似的新辅助化疗方案，但因博来霉素潜在致命的肺毒性，故仅采用了顺铂联合长春新碱的方案。该研究结束时，共291名巨块型ⅠB期宫颈癌患者入组，仅达到入组目标的70%（291/451）。与Sardi等研究结果不同，GOG141研究并未证实新辅助化疗具有改善巨块型ⅠB期患者无进展生存率及总生存率的优势（5年PFS：新辅助化疗组56.2% VS 直接手术组53.8%，$P>0.05$；5年OS：新辅助化疗组63.3% VS 直接手术组60.7%，$P>0.05$）。相类似的，近期日本临床肿瘤研究组报道的JCOG0102研究因中期分析中新辅助化疗组的生存预后差于直接手术组而被提前终止。截至文献发表时，共计134例ⅠB2、ⅡA2或ⅡB期宫颈鳞癌患者入组，随机接受2～4周期BOMP方案（博来霉素7 mg第1～5日，长春新碱0.7 mg/m² 第5日，丝裂霉素7 mg/m² 第5日，顺铂14 mg/m² 第1～5日，每21日重复）的新辅助化疗+根治性手术或直接行根治性手术治疗。尽管新辅助化疗组患者接受术后放疗的比例58%显著低于直接手术组的80%（$P=0.015$），但新辅助化疗组的5年总生存率70.0%差于直接手术组的74.4%（$P=0.85$）。

2010年，Cochrane图书馆发表了一项对比新辅助化疗+根治术与直接行根治性手术的Meta分析，共纳入6项研究的1 072例患者。该研究显示新辅助化疗虽然能够显著降低术后病理危险因素出现的比例（淋巴结转移 OR 0.54，95%CI 0.39～0.73；宫旁浸润 OR 0.58，95%CI 0.41～0.82），改善宫颈癌患者的PFS（HR 0.76，95%CI 0.62～0.94），但并不能改善OS（HR 0.85，95%CI 0.67～1.07）。近期，Kim等发表的Meta分析同样证明，新辅助化疗尽管能够缩小肿瘤大小、减少淋巴结及远处转移率而降低术后辅助放疗的比例，但与直接手术相比，并不能改善ⅠB1～ⅡA宫颈癌患者的生存。该Meta分析共纳入了5项随机对照研究及4项观察性研究的1 784名患者。新辅助化疗组中肿瘤≥4 cm比例（OR 0.22，95%CI 0.13～0.39）、淋巴结转移率（OR 0.61，95%CI 0.37～0.99）、远处转移的比例（OR 0.61，95%CI 0.42～0.89）及术后放疗的比例（OR 0.57，95%CI 0.33～0.98）均显著低于直接手术组，但两组间的局部复发率、总复发率及PFS无显著差异，相反，观察性研究中接受新辅助化疗患者的OS更差（HR 1.68，95%CI 1.12～2.53）。此外，由于新辅助化疗后手术切除标本不能反映肿瘤的真实状态，如淋巴结转移率降低等，为术后辅助治疗选择带来困惑，这样可能造成治疗过度或不足。

基于目前的研究证据，NCCN宫颈癌临床实践指南中明确指出目前不推荐在临床试验之外使用新辅助化疗，而FIGO指南中对于术前新辅助化疗的推荐由2000版的B类证据下降到2015版的C类证据。鉴于在肿瘤较大的患者或腺癌患者中新辅助化疗较低的缓解率，FIGO建议在此类患者中应谨慎考虑新辅助化疗的使用，而对于ⅡB期及以上的患者则应首先考虑根治性手术同期放化疗。

对于巨块型宫颈癌患者（ⅠB2和ⅡA2期），我国不少医院流行在术前采用新辅助静脉化疗、髂内动脉介入化疗或腔内后装放疗。某医院曾开展过一项新辅助介入化疗、静脉化疗或后装放疗与直接手术对比的Ⅱ期随机对照临床试验，研究结果显示，介入化疗使宫颈肿瘤缩小效果最好，腔内放疗次之，静脉化疗最差，在所有新辅助化疗的患者中，盆腔淋巴结转移率均低于直接手术组，但所有新辅助治疗均不能提高生存率（PFS和OS）。目前，某医院仅在保留生育的根治性宫颈切除术前开展新辅助化疗的相关临床研究，以期减少手术范围，提高保育手术的成功率。

综上，宫颈癌的新辅助化疗虽然能够有效地缩小肿瘤，提高手术切除率，但不能改善患者的生存结局，甚至会对患者的生存预后带来不利的影响。宫颈癌的新辅助化疗研究目前仍存在较多的争议话题，如适应证的选择、化疗方案的选择、反应评判标准、术后辅助治疗的应用等，通过前瞻性研究解决这些争议，将有望进一步明确新辅助化疗在局部晚期宫颈癌中真正的治疗价值。有学者认为，在获取更进一步肯定的临床研究证据之前，宫颈癌中新辅助化疗的使用应严格限制在临床试验中。

3. 姑息性化疗

Ⅳ期宫颈癌和复发宫颈癌患者预后差，其中放疗后复发者预后更差。其对化疗的临床有效率在 10%~20%。初始是放疗抑或非放疗，其化疗有效率存在明显不同。导致这种现象的原因可能因为：①放疗破坏了复发癌灶的血液供应，药物难于达到较高浓度；②交叉抗拒；③患者存在的相关并发症，如肾功能不全、尿路梗阻等导致患者对化疗药物的耐受性差。

（三）复发转移宫颈癌的治疗

大多数复发转移宫颈癌发生在初次治疗后的 2 年内，其治疗十分困难，预后极差，平均存活期为 7 个月。复发转移宫颈癌治疗方式的选择主要依据患者本身的身体状况、转移复发部位、范围及初次治疗方法决定。目前，国内外对转移复发宫颈癌的治疗趋势是采用多种手段的综合治疗。无论初次治疗的方法是手术还是放疗，均由于解剖变异、周围组织粘连及导致的并发症，给治疗带来了一定的困难，并易造成更严重的并发症。因此，在再次治疗前除详细询问病史外，还应做钡灌肠、全消化道造影、乙状结肠镜以及静脉肾盂造影等，以了解复发转移病灶与周围组织的关系，评价以前的放射损伤范围和正常组织的耐受程度等，从而在考虑以上特殊情况后，选择最适宜的个体化治疗。

1. 放疗后局部复发宫颈癌的治疗

大多数放疗后盆腔局部复发的宫颈癌患者并不适合再次放疗，对于这些患者来说盆腔脏器切除术是唯一的治疗方法。纵观几十年来的国外资料，由于手术不断改进如盆腔填充、回肠代膀胱以及阴道重建术等，使手术并发症及病死率明显下降，多数文献报道病死率小于10%，5 年存活率明显改善，达 30%~60%。影响手术后生存的主要因素有初次治疗后无瘤生存期、复发病灶的大小和复发病灶是否累及盆侧壁，文献报道初次治疗后无瘤生存期大于6 个月、复发病灶直径小于 3 cm 和盆侧壁未累及的患者存活期明显延长。放疗后出现广泛纤维化，导致术前判断复发灶是否累及盆侧壁比较困难，有学者认为单侧下肢水肿、坐骨神经痛及尿路梗阻这三种临床表现预示复发病灶已累及盆侧壁，实行盆腔脏器切除术的失败率增加，建议施行姑息性治疗。另外，老年妇女并不是盆腔脏器切除术的反指征。尽管术前进行了严密的评估，但仍有 1/3 的患者术中发现有盆腔外转移、腹主动脉旁淋巴结转移，以及病灶已累及盆侧壁，因此临床医师应有充分的思想准备，并加强与患者及家属的沟通。也有学者建议对病灶直径小于 2 cm 的中心性复发患者可采用子宫根治术，但术后易发生泌尿系统的并发症。

2. 子宫根治术后局部复发宫颈癌的治疗

子宫根治术后局部复发的宫颈癌患者的治疗方法有两种，一是盆腔脏器切除术，二是放疗。据文献报道其 5 年存活率为 6%~77%。有关影响该类患者治疗后预后的因素主要为初次治疗后的无瘤生存期、复发灶的部位和大小。中心性复发患者的预后好于盆侧壁复发者，对于病灶不明显的中心性复发患者再次治疗后 10 年存活率可达 77%，病灶直径小于 3 cm 的中心性复发患者 10 年存活率为 48%，而对于病灶直径大于 3 cm 的中心性复发患者则预后很差。对于体积较小的复发患者往往可通过增加体外放射的剂量提高局部控制率，但对于体积较大的复发患者来说，增加放射剂量并不能改善其预后。因此，为提高子宫根治术后局部复发患者的存活率，关键是加强初次治疗后的随访，争取及早诊断其复发。

已有前瞻性的、多中心的随机研究结果显示同时放化疗与单独放疗相比，能明显改善ⅠB2～ⅣA 期的宫颈癌术后复发的存活率，因此有学者认为子宫根治术后局部复发的患者可选择同时放化疗。

3. 转移性宫颈癌的治疗

（1）全身化疗：对转移性宫颈癌患者而言，全身化疗可作为一种姑息性治疗措施。目前有许多有效的化疗方案，其中顺铂（DDP）是常用的化疗药物。许多研究已证明，以顺铂为基础的联合化疗治疗后其缓解率、未进展生存期均明显好于单一顺铂化疗者，但总的生存期两者则没有明显差异，因此目前对于转移性宫颈癌是选择联合化疗还是选择单一顺铂化疗尚有争论。另外，迄今尚无随机研究来比较化疗与最佳支持治疗对此类宫颈癌患者生存期、症状缓解和生活质量影响的差异。

近来已有许多新药如紫杉醇、长春瑞滨、吉西他滨、伊立替康等与顺铂联合治疗局部晚期宫颈癌和（或）复发转移宫颈癌的Ⅱ期研究发现有效率为 40%～66%，其中局部晚期宫颈癌的疗效明显好于复发转移宫颈癌，但与既往报道的以顺铂为基础的化疗疗效相比无明显提高。2001 年 5 月美国 ASCO 会议报道 GOG 的初步研究结果，该研究比较了顺铂单药（50 mg/m²）与顺铂联合 Taxol 治疗 28 例复发和ⅣB 期宫颈癌患者的有效率、无进展生存期和总的生存期，尽管最后结果提示顺铂+Taxol 组有效率、无进展生存率明显高于单一顺铂者，但两者总的生存期无明显差异。

（2）放疗：作为局部治疗手段对缓解转移部位疼痛及脑转移灶的治疗具有明显作用，Meta 分析结果显示短疗程放疗与长疗程化疗疗效相似，因此对于预计生存期较短的转移性宫颈癌患者给予短疗程放疗可提高生活质量。

（四）生物治疗

1. 血管生成抑制剂

血管生成抑制剂在阻止肿瘤生长和进展、清除较小体积残余病灶方面可能有效。近年来，积累了一些有关血管生成在局部进展型宫颈癌中发挥作用的证据。在一个对 111 例患者的研究中，Cooper 等发现肿瘤的血管生成（可由肿瘤的微小血管密度 MVD 来反映）是 COX 多因素分析中的一个重要的预后因素，它与较差的肿瘤局部控制及较差的总生存率有关。另外，在 166 例行根治性子宫切除术的ⅠB 期宫颈癌患者中，Obermair 等发现当 MVD<20/HPF 时，患者的 5 年生存率得到改善，为 90%，而当 MVD>20/HPF，患者的 5 年生存率为 63%。另外，已经发现 VEGF 受体的表达也与宫颈癌中的 MVD 成正比。

中和抗-VEGF 的单克隆抗体在各种临床前实体瘤模型中表现出了治疗作用。贝伐单抗是一种 VEGF 单克隆抗体，用于在实体瘤患者中诱导肿瘤生长的抑制，与细胞毒性化疗药物联合用于延缓转移性实体瘤的进展。有研究者对卡铂和紫杉醇化疗加或不加贝伐单抗治疗进行了比较，结果发现，加贝伐单抗使晚期或转移性非小细胞肺癌的生存时间延长了 20%，美国 FDA 因此批准此药用于治疗这种疾病。在另外一个重要的试验中，800 例转移性结直肠癌患者接受 Saltz 方案（依立替康、氟尿嘧啶、甲酰四氢叶酸、IFL）治疗，随机加贝伐单抗或安慰剂治疗。IFL 加贝伐单抗治疗组中位数生存时间为 20.3 个月，而 IFL 加安慰剂组为 15.6 个月。这是用抗血管生成策略治疗人类肿瘤的第一个Ⅲ期临床试验。Monk 正在 GOG 开展一项贝伐单抗在宫颈癌中的Ⅱ期评估，这个免疫分子以 21 日为一个周期，静脉注射，剂量为 15 mg/kg。

2. 治疗性 HPV 疫苗

关于预防性 HPV 疫苗，在 2003 年 WHO 召集了来自发展中国家和发达国家的专家来确定检测 HPV 疫苗效能的合适终点。普遍的共识是：效能终点应当是适合在公共健康机构开展 HPV 疫苗的、全球一致的、可测量的。因为从病毒感染到表现为浸润癌存在时间上的滞后，因此，一个替代终点应当可用来确定疫苗的效能。因为同一种高危型 HPV 病毒的持续感染是中度或者高度宫颈不典型增生和浸润性宫颈癌的易感因素，所以决定将 CIN，而不是浸润癌，作为 HPV 疫苗的疗效终点。来自亚利桑那大学的 Garcia 等对 161 例活检证实为 CIN Ⅱ~Ⅲ的患者开展了一项随机、多中心、双盲、安慰剂对照试验。研究对象接受 3 次肌内注射剂量的安慰剂或 ZYC101a，后者是一种含有质粒 DNA 的疫苗，这种质粒 DNA 含有编码 HPV16/18 E6 和 E7 基因片段。这种疫苗具有良好的耐受性，在小于 25 岁的年轻妇女中显示出了促使 CIN Ⅱ~Ⅲ消退的作用。近来，Einstein 等公布了一种新型的治疗性疫苗：HspE7 的Ⅱ期临床试验数据。融合蛋白由卡介苗热休克蛋白（Hsp65）的羧基端共价结合到 HPV16~E7 的整个序列组成。32 例 HIV 阴性的 CIN Ⅲ 患者接种了疫苗，在 4 个月的随访期间，研究者观察到 48%CIN Ⅲ 完全消退，19% 的 CIN Ⅲ 出现部分消退，33% 的 CIN Ⅲ 保持病情稳定。

八、预后

影响宫颈癌预后的因素很多，包括患者的全身状况、年龄、临床分期、组织学类型、生长方式，以及患者接受治疗的手段是否规范和治疗的并发症等。其中临床分期、淋巴结转移和肿瘤细胞的分化被认为是其独立的预后因素。

1. 临床分期

无论采用何种治疗手段，临床期别越早其治疗效果越好。国际年报第 21 期报道了 32 052 例宫颈癌的生存率，其中 Ⅰ 期患者的 5 年生存率为 81.6%；Ⅱ 期为 61.3%；Ⅲ 期为 36.7%；Ⅳ 期仅为 12.1%。显示了随着宫颈癌临床分期的升高，其 5 年生存率明显下降。

2. 淋巴结转移

局部淋巴结浸润传统上被认为是宫颈癌预后不良的因素，是手术后患者需接受辅助性治疗的适应证。临床期别越高，盆腔淋巴结发生转移的可能性越大。目前的研究表明，无论是宫颈鳞癌还是腺癌，淋巴结转移对于患者总生存率、疾病特异性生存率、局部复发率和无瘤生存期均是一个独立的预后因素。然而，有些学者报道淋巴结状态对于早期宫颈癌的预后无重要临床意义，淋巴结转移常与其他预后不良因素有关，如临床分期、肿块大小、脉管癌栓和宫旁浸润。

转移淋巴结的数目也与宫颈癌的复发率和无瘤生存期有关，并且许多研究发现它是Ⅰ、Ⅱ期宫颈鳞癌的一个独立预后指标。有研究表明，一个淋巴结转移和无淋巴结转移的Ⅰ B~Ⅱ A 期宫颈癌患者的 5 年生存率是相似的，分别为 85% 和 87%。但转移淋巴结数目超过 1 个后，则其 5 年生存率较低。在许多淋巴结转移的Ⅰ B 期宫颈癌患者中，如有 4 个以上的转移淋巴结，则其预后更差。但也有研究发现盆腔淋巴结转移的数目与其预后无关。

转移淋巴结的位置也与宫颈癌的预后有关。Kamura 等发现，ⅠB~ⅡB 期宫颈癌患者有 1 个部位或无淋巴结转移与 2 个及以上部位转移的生存率差异有显著性。

3. 组织学类型

迄今对于宫颈鳞癌、腺癌和腺鳞癌是否存在不同的预后和转归尚有争议。有研究结果表明，ⅠB~Ⅱ期宫颈腺癌、腺鳞癌患者与鳞癌患者相比，前者局部复发率高，无瘤生存率和总生存率低。有研究指出，腺癌患者的预后明显差于鳞癌，原因在于腺癌肿块体积大，增加了化疗的耐受及向腹腔内转移的倾向。有学者报道，具有相同临床分期和大小相似的肿瘤的宫颈腺癌和鳞癌的淋巴结转移分别是 31.6% 和 14.8%、远处转移分别为 37% 和 21%、卵巢转移分别是 6.3% 和 1.3%。另外还发现，腺癌患者卵巢转移的发生与肿瘤的大小更有关，而与临床分期无关。鳞癌患者卵巢转移则与临床分期有关。但也有研究显示，宫颈腺癌和鳞癌患者在复发和生存率方面差异无显著性。有报道显示，淋巴结转移和肿瘤浸润达到宫旁的腺癌患者预后较差，而无淋巴结转移的腺癌预后与鳞癌差异不明显。

4. 肿瘤细胞的分化

肿瘤细胞分化也是宫颈癌的一个重要预后因素，临床分期和治疗方法相同的患者，但由于其肿瘤细胞分化程度不一致，其治疗效果和预后也可不尽相同。Zamder 分析了 566 例宫颈鳞癌手术切除标本肿瘤细胞分化程度与其 5 年生存率的关系，若取材部位为肿瘤表面，则肿瘤细胞分化Ⅰ级 5 年生存率为 96%；Ⅱ级 84.0%；Ⅲ级为 72.3%；而取材部位为肿瘤中心，则肿瘤细胞分化Ⅰ级 5 年生存率为 85.6%；Ⅱ级 79.8%；Ⅲ级为 71.6%。结果表明肿瘤细胞分化越差，其 5 年生存率越低。

九、随访

宫颈癌的复发主要位于阴道上 1/3 部。宫颈癌复发 50% 在治疗后的 1 年内，75%~80% 在治疗后的 2 年内，少数复发在治疗后的 4~5 年内，而治疗 5 年后复发相对少见。盆腔内局部复发占 70%，盆腔外远处转移为 30%。因此治疗后的随访非常重要，尤其应注意治疗后的 2 年。

因为宫颈癌治疗后随访的最佳方法还没有明确的研究结果或统一意见，推荐随诊时间为治疗后 2 年内每 3~6 个月 1 次，3~5 年每 6 个月 1 次，第 6 年开始每年 1 次。随访内容主要包括定期询问病史、体格检查和涂片细胞学检查。胸片可以每年做 1 次。其他检查可以酌情选择，如每半年做 1 次全血细胞计数、血尿素氮、血清肌酐。对病变持续存在和复发的患者，需要通过影像学检查（如盆腔/腹腔/胸部 CT/PET 扫描）来评价，部分患者行手术探查，之后进行挽救治疗（指复发后的治疗）。

2007 年中华医学会妇科肿瘤学分会指南推荐随访时间。第 1 年：放疗者每月 1 次，手术治疗者每 3 个月 1 次。第 2 年：放疗者每 3 个月 1 次，手术治疗者每 6 个月 1 次。2 年后：放疗者每 6 个月 1 次，手术治疗者每年 1 次。随访内容：①盆腔检查、三合诊检查；②阴道细胞学检查和 HPV 检测；③盆腔超声、胸部 X 线检查和肿瘤标志物 SCCA 检测；④必要时行 MRI、泌尿系统和消化系统检查；⑤怀疑早期复发时，行 PET 检查。

十、临床特殊情况的思考和建议

1. 根治性宫颈切除术（RT）的适应证

RT 通过保留子宫体，保留了潜在的生育功能，从而使年轻早期宫颈癌患者的治疗有了真正的突破。RT 是目前得到最多数据支持的保留早期宫颈浸润癌患者生育功能的手术，虽然这些结果令人鼓舞，但缺乏比较保留生育功能手术与根治性手术的安全性和存活率的 I 类证据（如随机对照研究），且这种手术需由训练有素的手术医生来实施，并需明白的是目前这种手术并不是早期宫颈癌的标准治疗，因此应严格掌握该手术的适应证。

从 1994 年至今，RT 的手术适应证在不断改进中。Dargent、Bernardini 等提出的 RT 适应证包括：①渴望生育的年轻患者；②患者无不育的因素；③宫颈癌灶≤2 cm；④临床分期为 I A2~ I B1 期；⑤组织学类型为鳞癌或腺癌；⑥影像学检查未发现宫颈内口上方有肿瘤浸润；⑦未发现区域淋巴结有转移。现国内外大多数学者采用该适应证。也有学者认为只有鳞癌患者才适合行 RT，因为腺癌患者术后有较高的复发率。但 Schlaerth、Ungar 分别报道的 10 例和 30 例接受 RT 的患者中腺癌及其他病理类型分别占 60% 和 13%，经过平均 2 年以上时间的术后随访，无一例复发，故学者认为腺癌并非 RT 的禁忌证。病灶>2 cm 患者 RT 术后有较高的复发率，因此多数学者认为接受 RT 者病灶大小应小于 2 cm。但 Cibula 认为癌灶>2 cm、有强烈保留生育功能的 I B1 患者可尝试此法。复旦大学附属肿瘤医院吴小华教授在对比了 2006~2014 年该中心所实施的 248 例 I B1 期宫颈癌病例，其中 107 例实施腹式宫颈切除术（ART），141 例实施腹式根治性子宫切除术（ARH），两种术式 5 年无复发生存率和 5 年总生存率相似，分别为 97.8% 和 97.0%，100% 和 96.9%，差异无统计学意义。同时，对于 61 例实施 ART 和 82 例实施 ARH，直径为 2~4 cm 的 I B1 期宫颈癌患者，两组 5 年无复发生存率分别为 96.5%、94.8%，5 年总生存率分别为 100%、94.8%，差异均无统计学意义。2008 年 NCCN 指南并不认为病灶的大小是 RT 的禁忌证。对于早期妊娠期宫颈癌患者，若符合 RT 手术的适应证，也可以采用该手术术式。上海复旦大学附属妇产科医院华克勤教授对一名妊娠 18 周、 I B1 期、肿瘤直径为 3.5 cm 的宫颈癌患者实施了腹腔镜 RT 手术，术后给予紫杉醇联合卡铂化疗 3 个周期，患者于妊娠 34 周成功产下一名婴儿，同时随访 12 个月患者无复发。

2. 重视和规范宫颈癌的新辅助化疗

宫颈癌新辅助化疗的出现和广泛应用是近年来对宫颈癌治疗取得的进展，然而，NACT 系辅助治疗的手段，仅为局部晚期宫颈癌综合治疗措施中的一部分，宫颈癌的主要治疗手段仍为手术、放疗和放化疗，目前还没有足够的证据提示化疗作为主要治疗手段与根治手术和（或）放疗在疗效上的可比性。目前临床研究表明，根治手术前运用 NACT 的效果比放疗前运用 NACT 的效果优越，对于 II B 以上级别的晚期宫颈癌，首要的治疗的选择仍然应首先考虑放疗或放化疗，因此应严格掌握 NACT 适应证。另外，目前化疗方案还不规范，尽管 FIGO 指南推荐应用短期集中式的、大剂量、以顺铂为主要药物的化疗方案，长期应用小剂量的化疗方案而推迟根治手术时间不是目前最合理的选择，但具体的方案及用法尚未统一。Cochrane 数据库中证据是基于静脉化疗的临床试验，动脉插管介入化疗方案的高级别循证医学的证据还未见报道。以上问题的解决有待于大样本、随机、双盲的临床对照试验，在没有肯定的循证医学的证据前，不应该在临床上广泛推广对所有宫颈癌患者进行新辅助化疗。

3. 意外发现的宫颈癌

单纯子宫切除术后发现宫颈浸润癌患者的处理比较棘手，目前尚缺乏肯定的恰当治疗方案。对这些患者的全面评价包括询问病史和体格检查、全血细胞计数、血小板检查、肝肾功能检查。影像学检查包括胸片、CT、MRI或PET。对ⅠB1期或期别更早的患者，以上检查为可选。但对于临床可疑膀胱或直肠侵犯的患者，应该在麻醉下行膀胱镜检查和直肠镜检查。2008年NCCN指南推荐：对有LVSI的ⅠA1期、ⅠA2期和更高期别（病理学发现）的患者，合理的治疗方案应该根据手术切缘的状态决定。如果切缘阳性且影像检查未发现淋巴结转移，应该推荐同步放化疗。ⅠA2期和更高期别的患者，如果切缘或影像学检查为阴性，选择包括：①盆腔放疗和近距离放疗加（或不加）含顺铂的同步化疗；②全部宫旁组织切除加盆腔淋巴结切除加（或不加）腹主动脉旁淋巴结取样。对淋巴结阴性的患者可以观察或对同时有高危因素者，如原发肿瘤大、深间质浸润和（或）LVSI，进行盆腔放疗加（或不加）阴道近距离放疗。对肉眼残留病灶、影像学检查阳性、淋巴结或宫旁转移或手术切缘阳性的患者推荐行以顺铂为基础的同步化放疗；阴道切缘阳性者完全适合给予个体化近距离放疗。ⅠA1期且没有LVSI可以给予密切观察。

（吴　迪）

第二节　子宫肌瘤

子宫肌瘤是女性生殖器中最常见的良性肿瘤，由平滑肌及结缔组织组成。多见于30~50岁妇女，据统计生育期妇女的肌瘤发生率为20%~25%，40岁以上妇女的发病率高达30%~40%。因肌瘤多无或很少有症状，临床发病率远低于肌瘤真实发病率。

一、病因

确切病因尚未明确，可能与性激素、遗传学因素及细胞因子间的相互作用有关。

1. 性激素

因肌瘤好发于生育年龄。在妊娠、外源性高雌激素作用下，肌瘤生长较快；抑制或降低雌激素水平的治疗可使肌瘤缩小；绝经后肌瘤停止生长、萎缩或消退，提示其发生可能与女性性激素相关。生物化学检测证实，肌瘤中雌二醇的雌酮转化率明显低于正常肌组织，肌瘤中雌激素受体（ER）浓度明显高于周边肌组织，故认为肌瘤组织局部对雌激素的高敏感性是肌瘤发生的重要因素之一。此外，研究证实，孕激素有促进肌瘤有丝分裂活动、刺激肌瘤生长的作用，肌瘤组织中的孕激素受体浓度高于周边肌组织，分泌期的子宫肌瘤标本中细胞分裂象明显高于增殖期的子宫肌瘤。

2. 遗传学因素

细胞遗传学研究显示25%~50%子宫肌瘤存在细胞遗传学的异常，包括从点突变到染色体丢失和增多的多种染色体畸变，首先是单克隆起源的体细胞突变，并对突变肌细胞提供一种选择性生长优势，如85%的子宫肌瘤患者拥有突变的转录介导亚基Med12，从而促使子宫肌层干细胞转变为肿瘤形成干细胞；其次是多种与肌瘤有关的染色体重排，常见的有12号和14号染色体长臂片段易位（12；14）（q14-15；q23-24）、12号染色体长臂重排、7号染色体长臂部分缺失（7q22q32）等，与之相关的基因有HMGA2、RAD51B和CUX1。分子生物学研究提示子宫肌瘤由单克隆平滑肌细胞增殖而成，多发性子宫肌瘤由不同克隆细胞形成。

3. 细胞因子

一些生长因子在子宫肌瘤的生长过程中可能起着重要作用，如胰岛素样生长因子（IGF）Ⅰ和Ⅱ、表皮生长因子（EGF）、血小板衍生生长因子（PDGF）A和B、血管生成因子（VEGF）等。

二、分类

1. 按肌瘤生长部位分类

分为宫体肌瘤（约占90%）和宫颈肌瘤（约占10%），其中宫颈肌瘤多为单发，后壁常见。

2. 按肌瘤与子宫肌壁的关系

（1）肌壁间肌瘤：占60%~70%，肌瘤位于子宫肌壁间，周围均被肌层包围。

（2）浆膜下肌瘤：约占20%，肌瘤向子宫浆膜面生长，并突出于子宫表面，肌瘤表面仅由子宫浆膜覆盖。若瘤体继续向浆膜面生长，仅有一蒂与子宫相连，称为带蒂浆膜下肌瘤，营养由蒂部血管供应。若血供不足，肌瘤可变性坏死。如蒂扭转断裂，肌瘤脱落形成游离性肌瘤。如肌瘤位于宫体侧壁向宫旁生长突出于子宫阔韧带两叶之间称为阔韧带肌瘤。

（3）黏膜下肌瘤：占10%~15%。肌瘤向宫腔方向生长，突出于宫腔，仅为黏膜层覆盖。根据肌瘤体积在肌壁内的比例，亚型分为0型（带蒂的黏膜下肌瘤，肌瘤完全位于宫腔内未向肌层扩展），1型（黏膜下无蒂肌瘤，向肌层扩展<50%），2型（黏膜下无蒂肌瘤，侵占肌层部分≥50%）。黏膜下肌瘤易形成蒂，在宫腔内生长犹如异物，常引起子宫收缩，肌瘤可被挤出宫颈外口而突入阴道。

3. 其他分类

子宫肌瘤常为多个，以上各类肌瘤可单独发生亦可同时发生。两个或两个部位以上肌瘤发生在同一子宫者，称为多发性子宫肌瘤。

三、病理

1. 巨检

肌瘤为实质性球形包块，表面光滑，质地较子宫肌层硬，压迫周围肌壁纤维形成假包膜，肌瘤与假包膜间有一层疏松网状间隙，故易剥出。血管由外穿入假包膜供给肌瘤营养，肌瘤越大，血管越粗，假包膜中的血管呈放射状排列。肌瘤长大或多个相融合时呈不规则形状。肌瘤切面呈灰白色，可见漩涡状或编织状结构。肌瘤颜色和硬度与纤维组织多少有关。

2. 镜检

肌瘤主要由梭形平滑肌细胞和不等量纤维结缔组织构成。肌细胞大小均匀，排列成漩涡状或栅状，核为杆状。

3. 特殊类型的子宫肌瘤以病理检查来诊断

与非特殊类型子宫肌瘤的区别，在于核分裂象和细胞异型程度。特殊类型的子宫肌瘤在病理组织学上，均属于良性肿瘤。

（1）富于细胞性平滑肌瘤：肿瘤中有丰富的平滑肌细胞，排列紧密，细胞大小及形态尚一致，仅个别细胞有异形，每 10 个高倍视野偶见 1~4 个分裂象。

（2）奇怪型平滑肌瘤：肿瘤以圆形或多边形细胞为主，胞质嗜酸性，核周呈透亮空隙。其特征为细胞多形性，核异型甚至出现巨核细胞。但无分裂象可见。临床呈良性表现。

（3）血管平滑肌瘤：平滑肌瘤中血管丰富，瘤细胞围绕血管排列，与血管平滑肌紧密相连。肌瘤也可向脉管内生长，促使脉管的平滑肌组织增生后突向管腔，该类型子宫肌瘤可以累及静脉、淋巴管，甚至心脏和肺血管。肿瘤切面色泽较红。

（4）腹腔弥漫型平滑肌瘤病：平滑肌瘤弥漫分布于腹膜、大网膜、肠系膜、直肠子宫凹陷及盆腹腔器官表面。大体上较难与腹膜转移癌和胃肠道间质肿瘤相鉴别，但 HE 染色可发现增生的梭形细胞排列成漩涡状，波形蛋白、ER 和 PR 表达可阳性。

（5）上皮样平滑肌瘤：平滑肌瘤以圆形或多边形细胞组成，常排列成上皮样索或巢状。肌瘤呈黄色或灰色。应注意其边缘部分是否有肌层浸润，若有浸润应视为恶性。

（6）神经纤维样平滑肌瘤：肿瘤细胞核呈栅栏状排列，似神经纤维瘤。

（7）脂肪平滑肌瘤：镜下见平滑肌细胞与脂肪细胞形成的小叶互相掺杂在一起。

四、肌瘤变性

肌瘤变性是肌瘤失去原有的典型结构，常见的特性如下。

1. 玻璃样变

又称透明变性，最常见。肌瘤剖面漩涡状结构消失，为均匀透明样物质所取代。镜下见病变区肌细胞消失，为均匀透明无结构区。

2. 囊性变

继发于玻璃样变，肌细胞坏死液化即可发生囊性变，此时子宫肌瘤变软，很难与妊娠子宫或卵巢囊肿区别。肌瘤内出现大小不等的囊腔，其间有结缔组织相隔，数个囊腔也可融合成大囊腔，腔内含清亮无色液体，也可凝固成胶冻状。镜下见囊腔为玻璃样变的肌瘤组织构成，内壁无上皮覆盖。

3. 红色变性

多见于妊娠或产褥期，为肌瘤的一种特殊类型坏死，发生机制不清，可能与肌瘤内小血管退行性变引起血栓及溶血，血红蛋白渗入肌瘤内有关。患者可有剧烈腹痛伴恶心、呕吐、发热，白细胞计数升高，检查发现肌瘤迅速增大、压痛。肌瘤剖面为暗红色，如半熟的牛肉，有腥臭味，质软漩涡状结构消失。镜检见组织高度水肿，假包膜内大静脉及瘤体内小静脉血栓形成，广泛出血伴溶血，肌细胞减少，细胞核常溶解消失，并有较多脂肪小球沉积。

4. 肉瘤样变

肌瘤恶变即为肉瘤变，少见，约为 0.1%，多见于绝经后妇女。肌瘤在短期内迅速长大或伴有不规则出血者应考虑恶变。若绝经后妇女肌瘤增大更应警惕恶性变可能。肌瘤恶变后，组织变软而且脆，切面灰黄色，似生鱼肉状，与周围组织界限不清。镜下见平滑肌细胞增生，排列紊乱，漩涡状结构消失，细胞有异型性。

5. 钙化

多见于蒂部细小血供不足的浆膜下肌瘤以及绝经后妇女的肌瘤。常在脂肪变性后进一步分解成三酰甘油，再与钙盐结合，沉积在肌瘤内。X 线摄片可清楚看到钙化阴影。镜下可见钙化区为层状沉积，呈圆形，有深蓝色微细颗粒。

五、临床表现

1. 症状

多无明显症状，仅在体检时偶然发现。症状与肌瘤部位、大小、有无变性相关。

（1）经量增多及经期延长：多见于大的肌壁间肌瘤及黏膜下肌瘤者，肌瘤使宫腔增大、子宫内膜面积增加，并影响子宫收缩可有经量增多、经期延长等症状。此外，肌瘤可能使肿瘤附近的静脉受挤压，导致子宫内膜静脉丛充血与扩张，从而引起月经过多。黏膜下肌瘤伴坏死感染时，可有不规则阴道流血或血样脓性排液。长期经量增多可导致继发贫血、乏力、心悸等症状。

（2）下腹包块：肌瘤初起时腹部摸不到肿块，当肌瘤逐渐增大使子宫超过3个月妊娠大小较易从腹部触及。肿块居下腹正中部位，实性、可活动、无压痛、生长缓慢。巨大的黏膜下肌瘤脱出阴道外，患者可因外阴脱出肿物来就医。

（3）白带增多：肌壁间肌瘤使宫腔面积增大，内膜腺体分泌增多，并伴有盆腔充血致使白带增多；子宫黏膜下肌瘤一旦感染可有大量脓样白带，如有溃烂、坏死、出血时可有血性或脓血性恶臭的阴道溢液。

（4）压迫症状：子宫前壁下段肌瘤可压迫膀胱引起尿频、尿急，子宫颈肌瘤可引起排尿困难、尿潴留，子宫后壁肌瘤（峡部或后壁）可引起下腹坠胀不适、便秘等症状。阔韧带肌瘤或宫颈巨型肌瘤向侧方发展嵌入盆腔内压迫输尿管使上泌尿路受阻，形成输尿管扩张，甚至发生肾盂积水。

（5）其他：常见下腹坠胀、腰酸背痛，经期加重。黏膜下肌瘤、引起宫腔变形和压迫输卵管的肌瘤可引起不孕或流产。肌瘤红色变性时有急性下腹痛，伴呕吐、发热及肿瘤局部压痛；浆膜下肌瘤蒂扭转可有急性腹痛；子宫黏膜下肌瘤由宫腔向外排出时也可引起腹痛。

2. 体征

与肌瘤大小、位置、数目及有无变性相关。大肌瘤可在下腹部扪及实质性不规则肿块。妇科检查子宫增大，表面不规则单个或多个结节状突起。浆膜下肌瘤可扪及单个实质性球状肿块与子宫有蒂相连。黏膜下肌瘤位于宫腔内者子宫均匀增大；黏膜下肌瘤脱出子宫颈外口，检查即可看到子宫颈口处有肿物，粉红色，表面光滑，宫颈四周边缘清楚。伴感染时可有坏死、出血及脓性分泌物。宫颈肌瘤患者体检时可发现宫颈变形，颈口扁平，后穹隆消失，探针无法进入宫腔。

六、诊断和鉴别诊断

1. 诊断

一般患者会因为不规则阴道出血、不孕等症状就医，根据病史、妇科体检和辅助诊断（包括超声、宫腔镜、磁共振等检查），诊断多无困难。

2. 疾病鉴别

（1）妊娠子宫：应注意肌瘤囊性变与妊娠子宫先兆流产鉴别。妊娠时有停经史，早孕反应，子宫随停经月份增大变软，借助尿或血 hCG 测定、B 超检查可确诊。

（2）卵巢肿瘤：多无月经改变，呈囊性位于子宫一侧。在某些特定的情况下，两者可能难以鉴别。浆膜下肌瘤可能误诊为卵巢实体或部分实体肿瘤，囊性变的浆膜下肌瘤与卵巢囊肿可能在一般临床检查中不易区别。可借助 B 超、磁共振或腹腔镜检查鉴别浆膜下肌瘤、阔韧带肌瘤与卵巢肿瘤，检查时应特别注意肿块与子宫的关系。

（3）子宫腺肌病：局限型子宫腺肌病类似子宫肌壁间肌瘤，质硬，亦可有经量增多、子宫增大等症状、体征。但子宫腺肌病有继发性渐进性痛经史，子宫多呈均匀增大，很少超过 3 个月妊娠大小，有时经前与经后子宫大小可有变化。B 超检查有助于鉴别诊断。有时子宫腺肌病可和子宫肌瘤并存。

（4）子宫内膜息肉：主要表现为月经量多、经期延长及不规则阴道流血等症状，这些症状与子宫黏膜下肌瘤有相似之处，特别是 B 超检查均显示出有宫腔内占位。一般可通过经阴道彩色多普勒超声检查或经阴道宫腔声学造影来进行区别。最为可靠的鉴别子宫内膜息肉及子宫黏膜下肌瘤的方法是进行宫腔镜检查。

（5）排卵障碍相关的异常子宫出血：主要表现为不规则阴道出血，临床症状与子宫肌瘤有相似之处。较大的肌瘤、子宫明显增大，多发性肌瘤、子宫增大不规则，以及浆膜下肌瘤、子宫表面有结节性突出等体征，一般较易与排卵障碍相关的异常子宫出血患者相鉴别。鉴别较困难者为子宫肌瘤小，而出血症状又比较明显的病例，可以通过 B 超、诊断性刮宫或宫腔镜检查对两者进行鉴别诊断。

（6）子宫肉瘤：好发于老年妇女，生长迅速，多有腹痛和不规则阴道流血，侵犯周围组织时出现腰腿痛等压迫症状。B 超及磁共振检查有助于鉴别。

（7）宫颈癌：有不规则阴道流血及白带增多或不正常阴道排液等症状，外生型较易鉴别，内生型宫颈癌则应与宫颈管黏膜下肌瘤鉴别。宫颈黏膜下肌瘤突出宫颈口，并伴有坏死感染时，外观有时很难与宫颈癌区别，但阴道检查可发现前者肿瘤仍较规则，有时可扪及根蒂。可借助于 B 超检查、宫颈细胞学刮片检查、宫颈活组织检查、宫颈管搔刮及分段诊刮等鉴别。

（8）子宫内膜癌：以绝经后阴道流血为主要症状，好发于老年妇女，子宫呈均匀增大或正常，质软。应注意子宫肌瘤合并子宫内膜癌患者。诊刮或宫腔镜有助于鉴别。

（9）其他：卵巢巧克力囊肿、盆腔炎性包块、子宫畸形等可根据病史、体征及 B 超检查鉴别。

七、治疗

治疗应根据患者年龄，生育要求，症状及肌瘤的部位、数目全面考虑。

1. 随访观察

无症状或症状轻微患者，一般无须治疗，特别是近绝经期妇女，绝经后肌瘤多可萎缩或逐渐消失。每 3~6 个月随访 1 次，进行妇科检查和 B 超检查，必要时行彩色多普勒超声检查，检测肌瘤的血流信号。若肌瘤明显增大或出现症状，可考虑进一步治疗。对未妊娠的患者，尤其要重视定期随访，若评估肌瘤可能引起不孕和流产，应及早手术治疗，以免对今后妊娠产生不良影响。

2. 药物治疗

症状轻，近绝经年龄或全身情况不宜手术者或在手术前控制肌瘤的大小以减少手术难度，可给予药物对症治疗。但因为是非根治性治疗，停药后一般肌瘤会重新增大。

（1）促性腺激素释放激素类似物（GnRHa）：采用大剂量连续或长期非脉冲式给药可产

生抑制 FSH 和 LH 分泌作用，降低雌二醇到绝经水平，以缓解症状并抑制肌瘤生长使其萎缩。但停药后又逐渐增大到原来大小。一般应用长效制剂，间隔 4 周皮下注射 1 次。常用药物有亮丙瑞林（每次 3.75 mg）、戈舍瑞林（每次 3.6 mg）。目前临床多用于：①术前辅助治疗 3~6 个月，待控制症状、纠正贫血、肌瘤缩小后手术，降低手术难度，减少术中出血，避免输血；②对近绝经期患者有提前过渡到自然绝经作用；③因子宫肌瘤引起不孕的患者，孕前用药使肌瘤缩小以利自然妊娠。用药 6 个月以上可产生绝经期综合征、骨质疏松等不良反应，故长期用药受限。有学者指出，在 GnRHa 用药 3 个月加用小剂量雌孕激素，即反向添加治疗，能有效减少症状且可减少这种不良反应。

（2）米非司酮：为人工合成的 19-去甲基睾酮衍生物，具有强抗孕酮作用，亦可用于子宫肌瘤治疗。每日 5~10 mg/d 口服，连续服用 3~6 个月，作为术前用药或提前绝经使用。但停药后肌瘤会重新增大，且不宜长期使用，以防其拮抗糖皮质激素的不良反应。

（3）其他药物：在子宫肌瘤患者的经期，可以使用雄激素减少子宫出血量。雄激素可对抗雌激素，使子宫内膜萎缩；也可直接作用于子宫，使肌层和血管平滑肌收缩，从而减少出血量。在近绝经期应用雄激素可提前绝经。常用药物丙酸睾酮 25 mg 肌内注射，每 5 日 1 次，经期 25 mg/d，共 3 次，每月总量不超过 300 mg，可用 3~6 个月；甲睾酮 10 mg/d，舌下含服，连用 3 个月。其他减少子宫出血量的辅助药物还包括子宫收缩剂（缩宫素）和止血药（如妥塞敏、止血敏、立止血等）。

3. 手术治疗

适应证：①月经过多继发贫血；②严重腹痛、性交痛或慢性腹痛、有蒂肌瘤扭转引起的急性腹痛；③有膀胱、直肠压迫症状或肌瘤生长较快疑有恶变者；④保守治疗失败；⑤不孕或反复流产排除其他原因。手术途径可经腹、经阴道或宫腔镜及腹腔镜下手术。

（1）肌瘤切除术：适用于希望保留子宫的患者。多经腹或腹腔镜下切除，黏膜下肌瘤或大部分突向宫腔的肌壁间肌瘤可宫腔镜下切除。宫颈肌瘤和突入阴道的黏膜下肌瘤可经阴道摘除。部分患者在术后会复发，其中约 1/2 患者需要再次手术。肌瘤术后复发的高危因素有患者年龄在 30~40 岁，有 ≥2 个的子宫肌瘤，子宫体积增大>孕 10 周。

（2）子宫切除术：不要求保留生育功能或疑有恶变者，可行子宫切除术，包括全子宫切除和次全子宫切除，多经腹、经阴道或腹腔镜下切除。术前应宫颈细胞学检查排除宫颈恶性病变。围绝经期的子宫肌瘤要注意排除合并子宫内膜癌。必要时可于术中行冰冻切片组织学检查。根据具体情况决定是否保留双侧附件。

（3）子宫动脉栓塞术（UAE）：子宫动脉栓塞术是经皮的微创介入治疗。治疗原理为由于肌瘤组织与正常子宫组织相比生长分裂活跃，耗氧量大，对无氧代谢耐受力差；子宫血供的特殊性导致子宫正常组织有丰富的血管交通网，并且对血栓的溶解能力较肌瘤组织强；通过对子宫肌瘤供血动脉的栓塞，以达到阻断瘤体血供，瘤组织坏死萎缩，使瘤细胞总数减少，从而达到缓解症状的目的。适用于有症状性的肌壁间肌瘤（非带蒂肌瘤），希望保留子宫但传统非手术治疗失败又不耐受手术的患者，肌瘤数目<6 个或无生育要求的患者。手术的绝对禁忌证相对较少，包括有生育要求，未明确性质的盆腔肿块或子宫病变、凝血功能障碍等。该手术不良反应少，常见的并发症有穿刺相关并发症、栓塞后综合征、感染、非靶向栓塞等。但动脉栓塞术后 5 年内的再次干预率较高，达到 28%~32%，再次干预包括再次子宫动脉栓塞、肌瘤切除术或子宫切除术，主要原因是子宫肌瘤供血的不完全阻断。

4. 其他治疗

（1）高强度聚焦超声（HIFU）：是利用超声波聚焦子宫肌瘤病灶，通过超声波产生的热效应、机械效应、空化效应准确消融目标肌瘤。根据治疗监控方式的不同，HIFU 分为磁共振监控的 HIFU（MRgFUS）和超声监控的 HIFU（USgHIFU）两类。有生育要求的肌瘤患者慎用。

（2）射频消融术（RFVTA）：是在 B 超引导下的、利用射频对子宫肌瘤进行消融的门诊无创手术，肌瘤不受大小、位置的限制，体积<1 cm 或位置在肌层深部的肌瘤都可以被消融。禁忌证是有生育要求的患者。临床研究显示，肌壁间肌瘤患者经过治疗后，月经量明显减少；消融术后，3 年内的再次干预治疗率为 11%，临床效果良好。

（3）左炔诺孕酮宫内缓释系统（LNG-IUS）：是一种能稳定释放左炔诺孕酮的 T 型节育环，释放的左炔诺孕酮局部作用于子宫内膜使其萎缩从而减少月经量。因此，在肌瘤较小、合并月经过多的患者中，可考虑宫内 LNG-IUS 的治疗。

八、子宫肌瘤合并妊娠的相关处理

肌瘤合并妊娠占肌瘤患者 0.5%~1%，占妊娠 0.3%~0.5%，肌瘤小又无症状者常被忽略，故实际发病率高于报道。

1. 肌瘤对妊娠的影响

与肌瘤生长部位有关，黏膜下肌瘤可影响受精卵着床导致早期流产；肌壁间肌瘤过大因机械压迫，宫腔变形或内膜供血不足可引起流产。据报道，在不孕症妇女中，以子宫肌瘤作为不孕的独立因素者占 1%~3%，在反复自然流产中占 7%。因此有文献建议有子宫肌瘤的不孕妇女经过 1 年不孕相关治疗后仍未妊娠，行肌瘤剔除术可能会有帮助。

2. 妊娠对肌瘤的影响

子宫肌瘤合并妊娠属于高危妊娠范畴，妊娠期子宫血供丰富，肌瘤在妊娠期及产褥期易发生红色变性，表现为肌瘤迅速长大，剧烈腹痛，发热和白细胞计数升高，通常采用保守治疗能缓解。

3. 肌瘤对分娩的影响

妊娠合并子宫肌瘤多能自然分娩，但胎儿娩出后易因胎盘粘连、附着面大或排出困难及子宫收缩不良导致产后出血，甚至发生产后感染。妊娠后期及分娩时胎位异常、胎盘低置或前置、产道梗阻等难产应行剖宫产术，术中是否同时切除肌瘤，需根据肌瘤大小、部位和患者情况决定。

九、临床特殊情况的思考和建议

1. 妊娠合并子宫肌瘤患者剖宫产同时是否可行肌瘤切除术

足月妊娠时，子宫肌瘤边界清晰，容易分离，而且对催产素敏感性高。Hassiakos 等研究了 141 例因妊娠合并子宫肌瘤实施剖宫产术的患者，其中 47 例在剖宫产同时行肌瘤切除术。与剖宫产术时未行肌瘤切除术的患者相比，剖宫产术同时行肌瘤切除术的患者手术时间和住院天数延长，但两者在术中出血、术后感染等并发症方面的差异无统计学意义。

妊娠合并子宫肌瘤患者在剖宫产同时行子宫肌瘤切除术的意义在于：①避免短期内再次手术，使患者心理上和生理上得到恢复；②肌瘤剔除术后子宫收缩更为协调，有利于子宫修复，对减少术后出血及盆腔感染可能也有一定的作用。但剖宫产术同时行肌瘤切除术需在术前和术中做好充分准备。术前应行 B 超检查，了解肌瘤与胎盘位置以决定是否同时行肌瘤切除术，若切除，需要选择适合的切口及手术方式，并备有充足血源。术中要求手术者技术娴熟，能处理髂内动脉或子宫动脉结扎术或子宫切除术。术中一般先行剖宫产术（除黏膜下肌瘤外）、缝合剖宫产切口，然后再行肌瘤切除术。肌瘤挖除前先在瘤体周围或基底部注射缩宫素，可有效减少手术出血量。对一些粟粒大小肌瘤可应用高频电刀，使其炭化，临床上亦收到良好的效果。

2. 40 岁以上无生育要求的多发性子宫肌瘤患者是否可行子宫肌瘤切除术

对于此类患者，临床上一般采取全子宫或次全子宫切除术。但近年来，越来越多的患者提出了保留子宫的要求。因为子宫不仅是生育的器官，同时也是性器官，甚至有研究表明子宫可能具有一定的分泌功能，有些妇女对于子宫的缺失具有巨大的心理负担。因此，无生育要求的多发性子宫肌瘤患者若对保留子宫有强烈的愿望，可以行子宫肌瘤切除术，但需告知其术后复发的风险，并强调定期随访的重要性。同时，术前可通过阴道用米索前列醇或术中瘤体内注射垂体后叶素、丁哌卡因联合肾上腺素等药物以及放置止血带等方法减少术中出血。

3. 子宫肌瘤激素替代治疗的思考

绝经后使用激素替代疗法的妇女，无论是单用雌激素还是雌、孕激素联合应用均有促进子宫肌瘤生长的作用，但一般不会引起绝经后流血等临床症状。目前认为，绝经期子宫肌瘤妇女使用激素治疗不是绝对禁忌证，但是属于慎用范围。对于有绝经期症状者可以采用激素治疗，使用时注意孕激素用量不宜过大，雌激素和孕激素采用小剂量、个体化治疗，且口服比经皮用药对肌瘤的生长刺激作用为弱。但对绝经期使用激素治疗的子宫肌瘤妇女要强调知情同意和定期检查及随访的重要性，治疗期间应注意观察有无异常阴道流血等临床症状的出现，同时定期行 B 超检查子宫肌瘤大小和子宫内膜厚度。一旦发现子宫肌瘤增大或出现异常阴道流血可停药，并进一步检查异常阴道流血的原因。

4. 子宫肌瘤不孕患者治疗的思考

约有 30% 子宫肌瘤患者表现为不孕，这与肌瘤生长的部位有关。如子宫角部的肌瘤可造成输卵管扭曲、变形，影响精子或受精卵通过，减少受孕机会。黏膜下子宫肌瘤占据宫腔的位置、影响受精卵着床。而较大的肌壁间肌瘤既可改变宫腔的正常形态，又可压迫输卵管。对于这些患者，应考虑行肌瘤切除术。一般肌壁间肌瘤切除术后建议避孕 1 年，黏膜下肌瘤宫腔无损者避孕 6 个月后考虑妊娠。妊娠后加强管理，警惕妊娠中、晚期子宫破裂，适当放宽剖宫产指征。

有关行辅助生育技术前子宫肌瘤不孕者是否先行肌瘤切除术，尚无统一意见。需要综合考虑患者年龄、不孕时间、卵巢储备功能、肌瘤部位和患者的意愿。若肌瘤随访患者，在备孕期间可监测排卵，指导性生活，提高备孕效率；对于有排卵障碍者可使用促排卵药物助孕。目前对于肌瘤小、宫腔未变形，或为浆膜下肌瘤的患者，一般可直接采用 IVF-ET。

5. 腹腔镜下旋切播散的预防

自从 1995 年美国 FDA 正式批准旋切器在腹腔镜中应用以来，腹腔镜下旋切器得到了极大的推广应用。但在 2014 年 4 月 17 日 FDA 发布了一个安全警告"腹腔镜下粉碎在子宫切除术和肌瘤切除术中的应用"，因为目前尚无可靠的方法来预测肌瘤是否为子宫肉瘤，建议临床医生彻底讨论所有患者治疗的益处和风险，并告知患者腹腔镜粉碎术可能造成肌瘤包含意外的癌组织的播散，使预后显著恶化。因此，建议临床使用旋切袋，将瘤体放在袋中进行旋切，取出袋体后，反复冲洗盆腔，以尽可能避免旋切器在粉碎中发生的潜在并发症。

6. 特殊类型子宫肌瘤的治疗

特殊类型子宫肌瘤，如富于细胞性平滑肌瘤、奇异型平滑肌瘤、上皮样平滑肌瘤和弥漫型平滑肌瘤，以个体化治疗为主。手术治疗主要取决于患者年龄、有无生育要求及肌瘤本身特点，按良性子宫肌瘤的手术治疗原则处理，避免过度诊治。有生育要求的患者可以行肌瘤剔除术，无生育要求的患者可行全子宫切除术，其中病灶超过子宫范围的患者，可行全子宫+双附件+子宫外肿瘤切除术。术后要加强长期随访，以便发现复发病例，及时处理。一旦复发，要做扩大范围的手术，必要时放化疗，防止肉瘤样变。其他治疗方法还包括GnRHa、子宫动脉栓塞术和高强度聚焦超声治疗。

（于春明）

第三节　子宫内膜癌

子宫内膜癌是一组来源于子宫内膜的上皮性恶性肿瘤，多来源于子宫内膜腺体上皮。是女性生殖道三大恶性肿瘤之一。子宫内膜癌发生与社会经济水平、饮食环境密切相关，在有的发达国家和地区，其发病率已超过宫颈癌和卵巢癌，成为影响妇女最常见的妇科恶性肿瘤。

一、流行病学特点与高危因素

1. 流行病学特点

子宫内膜癌是世界范围内影响妇女第六位的恶性肿瘤，每年新发病例约 319 600 例。其发病率有明确的地区差异，与地区经济发达程度及生活水平密切相关。从出生到 74 岁妇女累计发病风险在发达国家和发展中国家相差达 3 倍，分别为 1.8% 和 0.6%，而累计死亡率接近，分别为 0.3% 和 0.2%。2022 年我国子宫内膜癌发病率为 11.25/10 万，其发病率低于宫颈癌，居妇女恶性肿瘤的第八位。然而在上海、北京等经济发达城市，子宫内膜癌已经超过宫颈癌，成为发病率最高的妇科恶性肿瘤。

2. 高危与保护因素

子宫内膜癌危险因素是暴露于无孕激素拮抗的持续外源性或内源性雌激素环境。其他危险因素还包括他莫昔芬摄入，肥胖，糖尿病和高血压、高糖饮食、初潮早、不孕等。

子宫内膜癌的保护因素包括妊娠、含孕激素的避孕药剂、吸烟、运动、咖啡因及阿司匹林等。

二、病理

Bokhman 建议将子宫内膜癌分为Ⅰ型和Ⅱ型。Ⅰ型内膜癌为低级别（$G_1 \sim G_2$）内膜样腺癌，可能发生于不典型增生过长，与无拮抗的雌激素刺激有关。Ⅱ型内膜癌包括内膜样腺癌 G_3 以及非内膜样组织学类型恶性肿瘤，多在萎缩子宫内膜基础上发生。

1. 子宫内膜增生过长不伴不典型性增生

WHO 2014 病理分类中将子宫内膜单纯性增生过长和复杂性增生过长合并为子宫内膜增生过长。子宫内膜增生过长镜下病理表现为子宫内膜腺体过度增生伴腺体大小和形状不规则，与增生期内膜相比，腺体/间质比例增加，不伴显著的细胞不典型性。子宫内膜增生过长进展为分化良好的内膜癌的风险为 1%～3%。

2. 子宫内膜不典型性增生，子宫内膜上皮内瘤变（AH/EIN）

子宫内膜增生过长基础上出现细胞不典型性。平均发病年龄 53 岁。25%～40% 子宫内膜不典型性增生患者同时存在子宫内膜癌。1/4～1/3 AH/EIN 患者在诊断后立即进行全子宫切除或诊断后 1 年随访期内诊断为子宫内膜癌。子宫内膜不典型性增生患子宫内膜癌的长期风险增加 14～45 倍。

3. 内膜样癌

常见类型的内膜样癌是腺体肿瘤，呈现腺体样、乳头状或部分实质结构，但缺乏内膜浆液性癌的细胞核特征。内膜样癌占宫体恶性肿瘤的 70%～80%。平均发病年龄 63 岁。病理巨检可见肿瘤形成一个或更多独立的黄褐色结节，也可呈弥漫外生性改变。可有坏死和出血。一部分肿瘤起源于子宫下段。镜下呈典型的腺体样或绒毛腺体结构，腺腔由分层柱状上皮构成，形成拥挤、复杂的分支状结构。构成腺腔的细胞常为柱状，顶端与邻近细胞平齐，构成光滑的腺腔结构。肿瘤细胞细胞质为嗜酸性和颗粒状。除分化差的癌外，细胞核不典型常为轻到中度，核仁不明显。有丝分裂指数高度不一致。

（1）分级：国际妇产科协会（FIGO，1988 年）将内膜样癌根据其结构分为三级。1 级（G_1）实质结构≤5%；2 级（G_2）实质结构 6%～50%；3 级（G_3）实质结构>50%。如肿瘤中超过 50% 出现 G_3 细胞核，提示肿瘤具有侵袭性，应提升一个分级。

（2）内膜样癌伴鳞状分化：10%～25% 内膜样癌存在局灶的鳞状细胞分化，表现为角化珠形成，细胞间桥或实质细胞巢伴丰富的多边形致密嗜酸性胞质以及清晰的细胞膜。

（3）内膜样癌伴分泌性分化：少于 2% 结构典型的内膜样癌包含具有单个大的核下或核上糖原空泡而非嗜酸性胞质的柱状细胞，类似于分泌期子宫内膜腺体。该形态偶见于年轻育龄妇女或接受孕激素治疗的妇女，更常见于未经治疗的绝经后妇女。经典的内膜样癌伴分泌性分化几乎都是分化良好的。

（4）遗传特征：最常见的是 PTEN 基因的突变或失活（>50%），PIK3CA（30%），PIK3R1（20%～43%），ARID1A（低级别肿瘤中 40%），KRAS（20%～26%），TP53（内膜样腺癌 G_3 中 30%）。约 35% 肿瘤显示微卫星不稳定。在散发性肿瘤中，微卫星不稳定最常见的原因是 MLH1 基因启动子高甲基化。

（5）预后和预测因子：FIGO 分期，年龄，组织学级别，肌层浸润深度和淋巴血管累及是最重要的预测淋巴转移及预后因素。淋巴结转移和肌层浸润深度与复发相关。外 1/2 肌层浸润与预后不良显著相关。

4. 黏液性癌

超过 50% 肿瘤由黏液细胞构成的内膜癌。占子宫内膜癌的 1%～9%。肉眼见肿瘤组织较多胶冻或黏液成分。镜下见肿瘤呈现腺体或纤毛腺体结构，内壁衬以形态一致的黏液柱状细胞伴微分层。黏液呈嗜碱性小球或略显灰白的胞浆颗粒，黏液胭胆红和 CEA 染色阳性。鳞状分化常见。细胞核不典型轻到中度，有丝分裂活性低。肌层浸润常局限在浅肌层。约

50%的肿瘤中小片区域肿瘤类似于子宫颈内腺体，可能与子宫颈内肿瘤混淆。可通过免疫组化进行鉴别：雌孕激素受体阳性倾向于内膜来源，如雌孕激素受体阴性伴弥漫性 P16 阳性及 HPV 原位杂交阳性则为宫颈来源。黏液癌中 KRAS 突变常见。这类肿瘤多为分化良好，预后较好。

5. 浆液性癌

子宫浆液性癌又称浆液性腺癌，不再推荐称为子宫乳头状浆液性癌。以复杂的乳头状和（或）腺体结构伴弥漫的显著的核多形性为特点。为典型的 II 型子宫内膜癌，患者中多产、正在抽烟、输卵管结扎术后，乳腺癌病史和（或）他莫昔芬使用史更常见，体型较内膜样腺癌患者为瘦。多见于绝经后老年妇女。因此大体标本见子宫较小，但可因肿瘤而增大，宫腔有时被肿瘤撑大，但大部分肿瘤发生于内膜息肉表面无法肉眼识别。浆液性子宫内膜上皮内癌（SEIC）常发生于息肉或萎缩子宫内膜表面，当其仅局限于上皮时称为 SEIC。应注意SEIC 是癌症，即使没有明确的浸润，但 SECI 仍是癌细胞，也可能发生细胞脱落和广泛的子宫外转移。单纯的浆液性癌的特点为镜下复杂的乳头状结构，有时可看到实质性生长和腺体结构。有大量有丝分裂象。病灶中超过 75%肿瘤细胞 p53 阳性。Ki-67高表达。BRCA1/2 种系突变患者与浆液性癌发生有关。局限于子宫内膜的浆液性癌预后较好。出现宫腔外播散者复发死亡率增加。

6. 透明细胞癌

由胞浆透明或为嗜酸性的多边形或鞋钉状细胞构成，细胞排列成乳头状、囊状或实性结构，至少局部存在高级别核不典型。较少见，占子宫内膜癌的 2%，是 II 型内膜癌中的一种。多产和抽烟患者更常见，糖尿病和肥胖较内膜样腺癌患者少。多发生于萎缩性子宫内膜或息肉。30%~40%透明细胞癌存在 PTEN 和 TP53 体细胞突变。总体生存率相差巨大，从21%~75%，可能因与其他类型肿瘤误判有关。大多数报道 5 年生存率低于 50%。

7. 神经内分泌肿瘤

具有神经内分泌类型的一组肿瘤，包括低级别神经内分泌肿瘤（类癌），高级别神经内分泌癌（小细胞神经内分泌癌）和大细胞神经内分泌癌。这类肿瘤占子宫内膜癌的不到1%，多见于绝经后妇女。小细胞神经内分泌癌平均诊断年龄 60 岁，大细胞神经内分泌癌为55 岁。预后极差，肿瘤局限于内膜息肉者预后可能较好。

8. 混合细胞腺癌

由两种或多种不同病理类型的子宫内膜癌构成，其中至少一种为 II 型内膜癌。其生物学行为与级别最高的组成成分有关，只要肿瘤中有超过 5%的浆液性成分即导致不良预后。

9. 未分化和去分化癌

子宫内膜未分化癌为恶性上皮性肿瘤不伴细胞分化。去分化癌由未分化癌和 FIGO 1 级或 2 级内膜样腺癌构成。可能与林奇综合征有关。肿瘤具有高度侵袭性，复发和死亡率为55%~95%。

三、转移途径

子宫内膜癌的转移途径以直接蔓延和淋巴转移为主，晚期可出现血行转移。

1. 直接蔓延

病灶初期沿子宫内膜蔓延生长，向上可经宫角累及输卵管，向下经宫颈管至阴道。向肌层浸润可穿透整个肌层累及子宫浆膜面。肿瘤可经输卵管或经肌层→子宫浆膜面向腹腔内播散，种植于卵巢、直肠子宫陷凹、肠曲和大网膜等表面，形成盆腹腔的广泛种植和转移。

2. 淋巴转移

淋巴转移是子宫内膜癌重要的转移途径之一，引流内膜的主要淋巴干包括骨盆漏斗韧带、宫旁、骶前，分别引流入髂内、髂外、髂总、骶前和腹主动脉旁淋巴结。子宫内膜癌转移途径与肿瘤病灶所在部位有关。位于宫底部肿瘤常沿骨盆漏斗韧带转移，子宫下段和累及宫颈的病灶淋巴转移途径与宫颈癌相似，可累及宫旁、闭孔、髂内、髂外及髂总淋巴结。子宫后壁癌灶可沿宫骶韧带转移至直肠淋巴结。研究显示，临床Ⅰ期和Ⅱ期内膜癌淋巴结转移率为11%，附件和腹膜转移率分别为5%和4%（$n = 1\ 109$）。虽然解剖和前哨淋巴结研究均提示内膜癌可经骨盆漏斗韧带直接转移至腹主动脉旁淋巴结，但这种情况并不常见。

3. 血行转移

少见，晚期可经血行转移至肺、肝、骨等处。

四、临床表现

异常子宫出血是子宫内膜癌典型的临床表现，围绝经期及绝经后妇女异常子宫出血尤应引起重视，及时进行内膜癌筛查。

1. 异常子宫出血

子宫内膜癌患者75%~90%存在异常子宫出血。绝经后出血患者中3%~20%存在子宫内膜癌。既往月经规律，近6个月内出现经间期出血，月经周期缩短或延长（<21日或>35日），出血量增多，出血时间延长（>7日）等情况均应进行内膜癌筛查。

2. 阴道排液

可为血性、浆液性分泌物，合并感染时出现脓性分泌物。

3. 下腹疼痛

可因肿瘤合并感染或晚期肿瘤浸润周围组织或压迫神经出现下腹部疼痛及腰骶部疼痛。晚期可出现贫血、消瘦及恶病质等症状。

4. 子宫颈脱落细胞学检查异常

宫颈脱落细胞学检查发现腺癌或非典型腺体细胞时应通过子宫内膜活检及颈管内活检进一步检查。

5. 影像学检查偶然发现

部分患者因其他原因进行超声、CT或MRI检查时发现子宫内膜增厚或占位，即使患者无其他症状体征，也应对子宫内膜进行进一步评估。

6. 手术切除子宫病理检查发现

患者因其他疾病或子宫内膜增生过长接受全子宫切除术，术后病理检查发现子宫内膜癌。诊断性刮宫发现子宫内膜不典型性增生患者25%~40%在切除子宫后发现同时存在子宫内膜癌。对这部分患者应进一步评估内膜癌子宫外转移的可能性。

五、评估及诊断

对疑有子宫内膜病变患者应通过体格检查、实验室检查、影像学检查及子宫内膜活检进行评估。基于子宫内膜活检或全子宫切除病理检查作出组织学诊断。

1. 体格检查

首先应明确出血或阴道排液来源，排除其他原因导致的出血或排液。应评估子宫的大小、活动性，以及子宫屈度以助内膜活检操作。子宫内膜癌或增生过长患者子宫可正常大小或增大。癌灶浸润周围组织时，子宫可增大固定或宫旁扪及不规则结节状物。应触诊锁骨下淋巴结了解有无远处转移。

2. 实验室检查

育龄异常子宫出血患者首先应进行尿妊娠试验或血清人绒毛膜促性腺激素（hCG）检测，排除妊娠可能。大量出血患者还应行血常规及凝血功能检测。肿瘤标志物 CA125 检测有助于判断病情和随访治疗效果。

3. 影像学检查

（1）超声检查：对疑有子宫内膜病变患者，超声检查是一线影像学检查方式。超声检查可用于评估子宫和附件器质性病变，并协助筛选需行宫腔镜检查的病例。

1）绝经后妇女：无任何症状绝经后妇女子宫内膜厚度小于 4 mm 时内膜癌发生概率低。超声提示任何内膜局灶性病灶不论内膜厚度均需进行内膜活检。绝经后出血患者超声检查子宫内膜厚度≤4 mm 时判断为非恶性病变的敏感度为 94.8%（95%CI 86.1%~98.2%），特异度 46.7%（95%CI 38.3%~55.2%），但如对症治疗后症状持续存在，应行内膜活检。绝经后内膜≤3 mm 伴单纯积液可进行随访。内膜≥4 mm 伴积液者应行内膜取样活检。需注意 5%~20% 内膜癌患者无阴道出血症状。子宫内膜厚度 6~10 mm，无症状且无宫腔积液，排除高危因素后可行内膜活检或严密随访。子宫内膜厚度≥11 mm 者内膜癌风险 6.7%，应行内膜取样。仅盆腔疼痛不伴其他异常不是内膜评估的指征。

2）绝经前妇女：应在月经刚干净时进行超声评估（出血周期的第 4~6 日进行），一般子宫内膜厚度（双层）增殖期 4~8 mm；分泌期 8~14 mm。当超声提示子宫内膜结构异常或患者合并异常子宫出血对症治疗无效时，均应进行内膜活检。异常子宫出血症状持续存在时，即使超声检查未见内膜异常也应进行内膜活检。但需注意单独子宫内膜厚度不能作为内膜活检的指征，需综合考虑宫颈细胞学腺体异常/内膜细胞，雌激素过多/不排卵，内膜癌高危因素，内膜增厚等因素。

（2）生理盐水灌注超声检查（宫腔超声造影）：非一线评估方法，可用于发现经阴道超声或盲法活检易漏诊的宫腔微小病灶。生理盐水灌注超声和经阴道超声对发现内膜息肉的敏感度分别为 93% 和 75%，特异度分别为 94% 和 76%。盲法活检联合生理盐水灌注超声检查可诊断大多数异常子宫出血女性的原因，而不需更侵入性的操作，如宫腔镜。但应注意该法造成肿瘤腹腔内播散的可能。生理盐水灌注超声适用于活检后诊断仍不明确或存在诊断性刮宫和宫腔镜检查相对禁忌证者。

（3）磁共振成像（MRI）：盆、腹腔磁共振增强扫描可用于评估子宫内膜癌肌层及宫颈浸润、子宫外累及、后腹膜淋巴结转移情况。磁共振和二维超声判断子宫内膜癌肌层浸润的准确度分别为 84%（95%CI 75%~90%）和 75%（95%CI 65%~82%）；用于判断内膜癌宫颈浸润的准确度分别为 85%（95%CI 76%~91%）和 80%（95%CI 71%~87%）。但应注意诊断性刮宫后短期内行超声或 MRI 影像学检查可能因诊断性刮宫导致的子宫内膜基底层损伤，影像学检查见子宫内膜结合带不完整而误判为子宫内膜癌肌层浸润。应通过宫腔镜定位活检等方式予以鉴别。

4. 子宫内膜活检

子宫内膜活检的方式包括子宫内膜吸取活检，诊断性刮宫和宫腔镜下子宫内膜取样。其中内膜吸取活检是一线筛查手段。

（1）子宫内膜吸取活检：采用直径 3 mm 负压吸引管伸入宫腔吸取子宫内膜进行病理检查。也可采用 Pipelle 管。不需或仅需轻度扩张宫颈管，不需或仅需局部麻醉，门诊可完成，具有价格便宜，操作时间短，为 5~15 秒，子宫穿孔风险降低，有宫内节育器时也可进行活检等优势。可取样 5%~15% 面积的内膜，内膜病变大于 50% 者进行内膜取样最为可靠，90% 患者可获得充分样本。取样满意程度与取样医生的技术熟练度有关。绝经后子宫内膜及宫颈萎缩妇女取样较困难，局灶性病变影响取样充分性。一项对 7 914 名妇女的荟萃分析比较了内膜取样和诊断性刮宫/宫腔镜/全子宫切除术对内膜癌诊断的效果，与后者相比，内膜取样用于绝经后妇女内膜癌诊断的敏感度为 99.6%，绝经前为 91%，不典型性增生为 81%；内膜取样用于内膜癌诊断特异度为 98%~100%。

少于 5% 患者内膜取样样本不足。如内膜吸取样本不足，患者为绝经后不再出血，超声内膜≤4 mm，可暂时随访；超声显示内膜厚或持续出血或围绝经期或绝经后出血者应行诊刮±宫腔镜。吸取病理诊断为良性（萎缩，增殖期或分泌期，不同步，内膜炎），但对症治疗后出血或症状持续存在或高度怀疑内膜癌时应进一步评估。进一步评估方法包括再次吸取取样活检；宫腔镜+诊断性刮宫；经阴道超声检查术。

（2）诊断性刮宫：用于诊断的指征如下。①患者无法耐受子宫内膜吸取活检（如由于疼痛或焦虑），需要在全身麻醉下接受手术。②内膜吸取活检无诊断意义，而患者为内膜癌高危人群。③内膜吸取活检为良性病变，但患者异常阴道出血持续存在。④内膜吸取活检为子宫内膜增生过长，需排除更严重病变。⑤内膜吸取活检获取组织不够。⑥宫颈狭窄无法完成内膜吸取活检。

（3）宫腔镜：宫腔镜的优势在于可在直视下对子宫内膜进行定位活检或可疑病灶切除。应对所有病变和随机背景内膜活检。不应仅行宫腔镜检查而不同时行内膜活检。研究显示，单独宫腔镜检查会漏诊 10/29（34.5%）内膜癌（$n = 1\ 286$）。治疗性宫腔镜应仅用于子宫内膜癌风险低，以及宫腔镜下病变切除价值明确的女性（即绝经前大量出血但希望保留生育能力的女性）。对于疑诊癌症的患者应进行诊断性操作，随后进行根治性治疗。有研究者评估了 672 例术前行宫腔镜检查及 1 300 例未行宫腔镜检查子宫内膜癌患者情况，术后病理显示两组 Ⅲ 期及以上患者比例分别为 7.1% 和 6.5%（$P = 0.38$），死亡率分别为 13.2% 和 15.2%（$P = 0.25$），其中因生殖道恶性肿瘤死亡患者比例分别为 46.1% 和 42.1%（$P = 0.53$），差异均无统计学意义。提示宫腔镜导致子宫内膜癌扩散促进疾病进展风险不大。

六、鉴别诊断

异常出血为子宫内膜癌最主要的临床表现，首先应与宫腔以外的其他部位所致异常出血进行鉴别。应通过体格检查排除其他原因如直肠、尿道、阴道或宫颈病变所致异常出血。宫颈脱落细胞学检查有助于鉴别宫颈病变所致异常出血。检查发现异常鳞状细胞，应行阴道镜宫颈活检排除宫颈鳞癌可能。宫颈脱落细胞学检查为腺癌或不典型性腺上皮时，应行颈管搔刮或宫腔镜鉴别宫颈或内膜病变。其次应与任何造成异常子宫出血的疾病进行鉴别。子宫内膜息肉应通过病理检查鉴别。子宫腺肌瘤、子宫肌瘤在排除内膜病变前提下通过影像学检查或病理鉴别。凝血功能障碍、排卵障碍所致异常子宫出血在排除内膜病变基础上通过凝血功能检测、排卵监测、生殖内分泌激素评估进行鉴别。

七、治疗

子宫内膜癌治疗参照 NCCN 指南及 FIGO 指南。以手术、放疗、化疗和内分泌治疗为主要治疗方法。根据患者病理类型、病变范围、一般情况、年龄、生育要求等因素进行综合评估，制订个体化治疗方案。

1. 手术

（1）手术方式：开腹、腹腔镜、机器人手术均可实施。

（2）探查：进腹后立即结扎或闭合输卵管避免肿瘤受压力影响经输卵管扩散。进行盆腹腔冲洗细胞学检查。仔细探查触摸包括腹腔内脏器、大网膜、肝、直肠子宫陷凹，附件表面，寻找可能的转移灶。仔细探查和触摸可疑或增大的盆腔和腹主动脉旁淋巴结。

（3）标准手术步骤包括：筋膜外全子宫双侧输卵管卵巢切除。对于宫颈间质累及病例 NCCN（2016 年）指南建议行广泛全子宫双附件切除术，但 FIGO 肿瘤报告（2015 年）认为切缘阴性的单纯全子宫切除加盆腔淋巴结清扫已足够。

（4）淋巴清扫：尽管分期手术需要进行淋巴清扫，但是否行盆腔和腹主动脉旁淋巴清扫仍存在争议。低危患者（内膜样腺癌 I 期，$G_1 \sim G_2$，病灶局限于内膜层或浅肌层浸润）可行淋巴活检。研究显示，低危患者淋巴结转移率为 2.4%。高危患者仍应行完整的淋巴清扫。手术分期通常需要切除髂内、髂外、髂总及闭孔淋巴结。对于高危患者（如怀疑腹主动脉或髂总淋巴结转移，存在附件转移、盆腔淋巴结转移、深肌层浸润、组织学为高级别、浆液性癌、透明细胞癌或癌肉瘤）还应行腹主动脉旁肠系膜下动脉下区域和肾静脉下区域清扫。前哨淋巴结活检可用于肿瘤明显局限于子宫，影像学检查无子宫外转移证据的病例，高危组织学类型（浆液性癌、透明细胞癌和癌肉瘤患者）慎用该技术。

（5）浆液性癌、透明细胞癌或癌肉瘤者应行大网膜活检。

2. 放疗

低危患者（内膜样腺癌 I 期，$G_1 \sim G_2$，病灶局限于内膜层或浅肌层浸润）或仅有一个危险因素的患者不需放疗。中、高危因素（至少两个危险因素：年龄 >60 岁，深肌层浸润，G_3，浆液性或透明细胞癌，癌肉瘤，脉管累及）应行放疗。阴道近距离照射是较盆腔外照射更好的选择，前者可有效控制阴道复发且不影响生活质量。高危患者（3 个或更多危险因素，II 和 III 期）辅助化疗加或不加放疗的作用正在研究中。盆腔外照射或阴道近距离照射可降低中、高危患者复发率（中危患者复发率降低 22%，其中 15% 为局部复发），但不改善患者的总体生存率。

3. 系统治疗

用于复发、转移或高危患者。

（1）化疗：在患者能够耐受的情况下，尽量使用多药联合化疗。

1）多药联合化疗方案：包括卡铂+紫杉醇、卡铂+多西紫杉醇、顺铂+多柔比星、异环磷酰胺+紫杉醇（癌肉瘤为 1 级证据）、顺铂+多柔比星+紫杉醇、顺铂+异环磷酰胺（用于癌肉瘤）。针对癌肉瘤选用紫杉醇+异环磷酰胺（1 级证据），紫杉醇 135 mg/m² 第 1 日+异环磷酰胺 1.6 g/m² 第 1~3 日静脉输注，6~8 个疗程。

2）单药化疗方案：包括顺铂、拓扑替康、卡铂、贝伐单抗、多柔比星、西罗莫司、脂质体阿霉素、多西紫杉醇（2B 类证据）、紫杉醇、异环磷酰胺（用于癌肉瘤）。

（2）放化疗联用方案：TP（紫杉醇+卡铂）化疗 1～2 次后，DDP 静脉输注，维持 1～2 小时，第 1 日和第 22 日，盆腔外照射每周 5 日，共 6 周。同步放化疗 3 周后，再化疗 2～4 次。

（3）激素治疗：包括甲地孕酮/他莫昔芬交替使用、孕激素制剂、芳香化酶抑制剂、他莫昔芬。对六项随机对照试验的荟萃分析结果显示辅助孕激素治疗对患者预后无改善。

4. 子宫内膜癌的综合个体化治疗

（1）子宫内膜样腺癌的处理。

1）手术：病灶局限于子宫体、能耐受手术者，行全子宫双输卵管卵巢切除加手术分期。子宫内膜样腺癌 G_1～G_2，病灶局限于内膜或浅肌层浸润，癌灶直径小于 2 cm 者可考虑不做盆腔淋巴结切除术。但如术前影像学或术中触摸提示有可疑或增大的盆腔和（或）腹主动脉旁淋巴结均需切除。

术前如果怀疑有宫颈间质累及，应做宫颈活检或 MRI，如果为阴性，行全子宫双输卵管卵巢切除加手术分期。如病理提示间质累及或大块病灶累及，NCCN（2016 年）建议行广泛全子宫切除+双附件切除+手术分期；或放疗（75～80 Gy A 点/宫旁剂量），6 周后筋膜外全子宫+双附件切除+手术分期。如宫颈已累及不适合一期手术，予肿瘤靶向放疗和（或）化疗，治疗后如可手术予手术治疗。

怀疑子宫外有转移病变：术前应用 CT/MRI，CA125 评估，采用手术、放疗、化疗的综合治疗。如果是腹腔内累及（如腹腔积液，大网膜、淋巴结、附件包块，腹膜包块），行全子宫切除+双附件切除+手术分期，尽可能做满意的瘤体减灭术，可考虑术前化疗。无法切除的子宫外盆腔内病变（阴道、宫旁转移、膀胱或直肠病变）：行盆腔放疗+阴道近距离放疗、化疗、手术综合治疗。腹腔外转移、肝转移，予化疗和（或）放疗和（或）激素治疗，可考虑姑息性全子宫+双附件切除。

2）完全手术病理分期后处理：根据手术病理分期及是否具有高危因素制定术后辅助治疗方案。高危因素包括病理为高级别、浆液性癌、透明细胞癌或癌肉瘤，深肌层浸润，年龄>60 岁，淋巴血管累及，肿瘤直径大于宫腔一半（或直径大于 2 cm），子宫下段受累。

ⅠAG_1 无高危因素：观察。

ⅠA G_1 有高危因素，ⅠAG_2～G_3 和ⅠB G_1～G_2 无高危因素：观察或阴道近距离放疗。

ⅠA G_2～G_3 和ⅠB G_1～G_2 有高危因素：观察或阴道近距离放疗和（或）盆腔外照射。

ⅠB G_3 无高危因素：阴道近距离放疗和（或）盆腔外照射或观察。

ⅠB G_3 有高危因素：盆腔外照射和（或）阴道近距离放疗和（或）化疗（支持化疗的证据：2B）。

ⅡG_1～G_2：阴道近距离放疗和（或）盆腔外照射，对于无高危因素的ⅡG_1～G_2，广泛手术后切缘没有累及者，观察或单纯阴道近距离放疗是可以接受的选择。

ⅡG_3：盆腔外照射和（或）阴道近距离放疗和（或）化疗（支持化疗的证据：2B）。

ⅢA：化疗和（或）放疗或肿瘤靶向放疗和（或）化疗或盆腔外照射和（或）阴道近距离放疗。

ⅢB～C：化疗和（或）肿瘤靶向放疗。

Ⅳ：肿瘤细胞减灭术后无残留或仅有腹腔内显微镜下残留灶者予化疗和（或）放疗。

3）不完全手术分期：ⅠA G₁~G₂，浅肌层浸润，无淋巴血管转移，病灶直径<2 cm 者，定期随访。其余病例行分期手术或影像学检查。如影像学检查无阳性发现，按手术病理分期Ⅰ期或Ⅱ期处理；如影像学检查阳性或可疑，应予以再次分期手术或病理检查明确转移者，按相应手术病理分期进行辅助治疗。

（2）子宫内膜浆液性癌、透明细胞癌或癌肉瘤的处理：手术分期同卵巢癌，尽可能行满意的瘤体减灭术。ⅠA 观察或化疗和（或）阴道近距离放疗或肿瘤靶向放疗。其余病例行化疗和（或）肿瘤靶向放疗。

（3）复发或转移性子宫内膜癌的治疗：子宫内膜癌的复发率约 20%，其中 70% 的复发局限于盆腔，30% 为远处转移。

局部复发无远处转移，复发部位无放疗史者，或复发部位仅有腔内照射史者，放疗加腔内照射或手术探查病灶切除加术中放疗。术中探查如肿瘤局限于阴道，阴道外累及但盆腔淋巴结无转移，予以肿瘤靶向放疗和（或）阴道近距离放疗和（或）化疗；如阴道外累及伴腹主动脉旁淋巴结或髂总淋巴结转移，行肿瘤靶向放疗和（或）化疗；有上腹部或腹膜显微镜下累及者，予以化疗和（或）肿瘤靶向放疗；上腹部大块病灶残留者处理同播散性转移。复发部位有外照射史者行手术探查病灶切除和（或）术中放疗或激素治疗或化疗。

孤立性转移者考虑手术切除和（或）放疗或消融治疗，可考虑激素治疗或化疗。

播散性转移者肿瘤为低级别或无症状或 ER/PR 阳性者酌情激素治疗，其余予以化疗或姑息放疗。

5. 子宫内膜增生过长、早期子宫内膜癌及子宫内膜不典型性增生保留生育功能治疗。

（1）子宫内膜增生过长治疗：不伴不典型的增生过长患者进展为子宫内膜癌的风险低（1%~3%）。治疗的目标是防止少数女性进展为癌症和控制异常子宫出血。

可供选择的治疗方案如下。

1）安宫黄体酮［醋酸甲羟孕酮（MPA）］周期用药方案：月经周期第 10~12 日起，MPA 10 mg/d，口服，共 12~14 日。孕激素后半周期疗法每月至少用药 12 日。在一项纳入 376 例不同程度的子宫内膜增生过长女性的病例系列研究中，女性每月接受孕激素治疗 7 日、10 日或 13 日，并持续 3~6 个月，获得完全逆转的患者分别有 81%、98% 和 100%。

2）MPA 连续治疗方案：10 mg/d，口服，持续 3~6 个月。与周期性用药方案相比，连续给药方案较为简便，但疗效不如后半周期治疗，在治疗期间可能出现点滴阴道出血，患者依从性较差。

3）左炔诺孕酮宫内缓释系统（LNG-IUS）：使用这种孕激素释放系统对于要求使用该避孕方式的女性尤其有用。子宫内膜活检可在宫内节育器在适当位置的情况下进行。一项包含 24 项观察性研究（共纳入 1 001 例女性）的系统评价发现使用 LNG-IUS 治疗，相比于口服孕激素类，对复杂性和不典型增生都具有明显较高的逆转率。

4）雌激素—孕激素联合口服避孕药：这种选择适用于需要使用这种避孕方式和（或）不能耐受孕激素类治疗的女性。临床实践显示，对于围绝经期雌激素水平较低、单纯服用孕激素不能诱发撤退性出血的患者，也可考虑采用含少量雌激素的口服避孕药物治疗。

5）微粒化黄体酮（100~200 mg）阴道用药：在一项研究中，在月经周期第 10~25 日使用该药物，共 3~6 个月，91% 不伴不典型的子宫内膜增生过长逆转为正常子宫内膜，治疗后 6 个月的复发率为 6%。

6）诱导排卵：使育龄期女性黄体形成，从而使子宫内膜暴露于孕激素环境。对于希望妊娠的不伴不典型的子宫内膜增生女性可能是一个不错的选择。但需注意，可能由于内膜病变尚未治愈而导致不易妊娠或流产。另外，对于近期无生育要求的妇女，过度诱导排卵可能导致卵巢功能耗竭。因此，医生在决定启动诱导排卵前应进行慎重评估。

治疗期间随访：应采用子宫内膜取样进行随访。建议每 3~6 个月进行 1 次超声检查及子宫内膜取样评估治疗效果。如果治疗 3 个月后没有逆转为正常子宫内膜，可以增加孕激素剂量或可采用联合全身性激素和 LNG-IUS。如果进展为不典型增生或子宫内膜癌，应给予恰当治疗。

（2）早期子宫内膜癌及子宫内膜不典型性增生保留生育功能治疗：有 29% 的子宫内膜不典型增生患者会进展为子宫内膜癌。若没有生育要求，全子宫切除术是患子宫内膜不典型增生过长和早期子宫内膜癌的首选治疗方法。保留生育功能治疗仅适用于经严格选择的有强烈保留生育功能愿望的患者。

1）适应证：诊断性刮宫病理诊断为子宫内膜不典型性增生或内膜样腺癌 G_1，并经病理专家会诊；影像学检查（最好为 MRI）证实病灶局限于子宫内膜，无肌层浸润、附件累及或远处转移证据；无药物治疗或妊娠禁忌证，有良好的依从性，并充分告知保留生育功能治疗并非标准治疗方案。

2）禁忌证：合并严重内科疾病者，肝肾功能严重受损者，合并其他类型的子宫内膜癌或其他生殖系统恶性肿瘤者，合并乳腺癌或其他不能应用孕激素的激素依赖性肿瘤患者，深静脉血栓、脑卒中、心肌梗死高风险者，年龄大于 35 岁吸烟者。

（3）药物治疗。

1）醋酸甲地孕酮（MA）：初始剂量为 160 mg，每日 1 次，口服及胃肠外给药途径均有效。治疗期最少 3 个月，根据治疗效果延长给药时间，一般不超过 1 年，根据治疗效果给药剂量可增加至 320 mg，每日 1 次。

2）MPA：200~1 800 mg，口服，每日 1 次，一般初始剂量为 500 mg，每日 1 次。

3）LNG-IUS：对 1 001 例病例观察性研究显示 LNG-IUS 对子宫内膜复杂增生转化率为 92%，不典型性增生为 90%。

治疗期间应每 3 个月进行 1 次内膜活检评估治疗效果。如治疗过程中病情进展或治疗 9~12 个月仍无改善，认为治疗无效，应切除子宫或改用其他治疗方案。如内膜逆转应尽早行辅助生育治疗，完成生育者或随访内膜活检发现病情进展者应行全子宫双输卵管卵巢切除加手术分期。

一项 Meta 分析研究 45 项研究共 391 例病例，其中 72% 为子宫内膜样腺癌 1 级，74% 采用醋酸甲羟孕酮或醋酸甲地孕酮治疗，完全反应率为 78%，中位反应时间为 6 个月。自然怀孕率为 36%。复发率为 25%，中位复发时间为 24 个月。

八、随访

治疗后定期随访，75%~95% 复发在术后 2~3 年内。术后 2~3 年内每 3 个月随访 1 次，3 年后每 6 个月 1 次，5 年后每年 1 次。随访内容主要为妇科检查及盆腔超声检查，可随访 CA125，必要时行 CT 及 MRI 检查。应给予患者有关性生活卫生、阴道扩张、阴道润滑剂等的健康教育。疑有遗传性疾病或明显内膜癌或结肠癌家族史者应行遗传咨询。

九、预防

大部分子宫内膜癌起因于长期无孕激素保护的雌激素刺激，以异常子宫出血为常见临床表现。因此，出现临床症状及时就诊，给予孕激素保证内膜规则剥脱出血是预防内膜癌发生的主要策略。

十、术后激素治疗

切除子宫的子宫内膜癌 Ⅰ 期和 Ⅱ 期患者给予雌激素治疗的随机对照试验显示，随访35.7 个月后雌激素组和安慰剂组肿瘤复发和新生肿瘤比例无差异。NCCN（2016 年）建议对肿瘤复发低危患者可以在向患者充分告知，并排除激素应用禁忌证（吸烟、乳腺癌病史、脑卒中病史等）后予以雌激素治疗。如患者接受辅助治疗，应在辅助治疗结束后 6～12 个月启动激素治疗。选择性雌激素受体拮抗剂可能是激素治疗更好的选择。

十一、遗传咨询

林奇综合征也称遗传性非息肉病性结直肠癌（HNPCC）是一种常染色体显性遗传疾病，由某个 DNA 错配修复基因（MSH2，MLH1，MSH6，PMS2）发生遗传突变，导致微卫星不稳定，DNA 修复障碍所致。林奇综合征占所有内膜癌的 2%～5%，但林奇综合征妇女一生患内膜癌的风险高达 27%～71%，发生结肠癌和卵巢癌的风险分别为 80% 和 3%～14%，而一般人群发生内膜癌风险仅为 3%。建议对所有子宫内膜癌患者进行林奇综合征评估，包括分子肿瘤学检查［微卫星不稳定检测和（或）免疫组织化学检测］和（或）家族史评估，对提示林奇综合征者应进行遗传咨询。对已完成生育的林奇综合征女性，建议行预防性全子宫切除。对绝经前女性，同时行双侧输卵管卵巢切除。因结直肠癌手术者建议同时行预防性全子宫和（或）双附件切除。对无症状的林奇综合征妇女，应从 30～35 岁开始每年进行内膜活检和超声检查，每半年测定 CA125 筛查内膜癌和卵巢癌，或从家族成员首次确诊任一林奇综合征相关癌症的最早年龄的 5～10 年前开始进行筛查。绝经前林奇综合征妇女可使用口服避孕药预防内膜癌发生。

十二、早期子宫内膜癌保留生育功能治疗后辅助生育相关问题

子宫内膜癌和不典型性增生保留生育功能治疗成功后应立即启动辅助生育治疗。需明确该类患者自然妊娠率低，等待过程中有内膜病变复发风险，应积极进行辅助生育治疗。辅助生殖治疗后的活产率远高于自然妊娠。

开始辅助生育治疗前应根据患者年龄、身高、体重等一般状况，不孕年限，卵巢储备功能，是否有自发排卵，男方精液质量以及经济状况，家庭支持等进行多因素分析。

对于小于 35 岁，双侧输卵管通畅，有自发性排卵，男方精液检查正常的患者，建议自然周期卵泡监测，指导同房 2～3 个周期，如果未妊娠改做体外受精—胚胎移植（IVF-ET）治疗。对于小于 35 岁，双侧输卵管通畅，稀发排卵，男方精液检查正常的患者，建议促排卵，卵泡监测，指导同房 2～3 个周期，如果未妊娠改做 IVF-ET 治疗。对于 35 岁以上、输卵管不通畅和（或）男方少精弱精症的患者，建议直接做 IVF-ET 治疗。

关于促排卵药物的选择，建议来曲唑作为一线促排卵药物。来曲唑是第三代非甾体类芳香化酶抑制剂，通过特异性地抑制芳香化酶，阻断雄烯二酮及睾酮向雌激素的转化，从而抑制雌激素的生物合成。来曲唑半衰期短，通过外周和中枢两方面发挥促排卵作用；能够提高卵巢反应不良患者对促排卵药物的敏感性，促排卵效果好；通过非受体机制发挥作用，无直接抗雌激素作用，对宫颈黏液、子宫内膜和性激素水平影响小；对胎儿无明显致畸作用。

内膜病变患者保留生育功能治疗成功后的IVF-ET策略，理想的促排卵方案应该是缩短卵巢刺激的时间，降低卵巢刺激期间的体内雌激素水平，尽可能少的刺激周期数。建议卵泡期孕激素状态下的促排卵+全胚冷冻+冷冻胚胎复苏移植。卵泡期促排卵过程中加用孕激素，其主要作用于下丘脑的孕激素受体，不干扰垂体促性腺激素释放激素（GnRH）受体的功能，能够有效抑制早发性黄体生成素峰，适用于合并子宫内膜病变的IVF患者，同时由于不抑制卵巢功能，适用于卵巢储备低下者。对于卵巢低反应的患者，也可以采用自然周期+黄体期两次取卵，可以有效增加获卵率，进而提高有效胚胎率和妊娠率。在冷冻胚胎复苏移植之前，需要常规进行再次宫腔镜检查评估子宫腔和子宫内膜状况，等待病理报告提示无异常时方可进行内膜准备和胚胎移植。

十三、临床特殊情况的思考和建议

随着生活和饮食习惯的改变，年轻患者中子宫内膜癌和子宫内膜不典型性增生患者日益增加，对这类患者保留生育功能治疗也日益成为临床关注的问题。需注意，很多此类患者同时合并代谢综合征、糖尿病，部分患者还可能因肥胖、脂肪肝合并肝功能损伤。因此，在启动药物治疗前应对患者进行全面充分评估，对高血压、糖尿病等血栓高危人群，可选用LNG-IUS、GnRHa等血栓风险较小的药物，如采用大剂量孕激素治疗，需采用阿司匹林等药物预防血栓形成。LNG-IUS、GnRHa同样适用于肝功能不良患者。治疗过程中应对患者凝血功能、肝功能等进行监测，同时给予减重和控制饮食、锻炼的指导。

（李 倩）

第五章

妊娠滋养细胞疾病

妊娠滋养细胞疾病（GTD）是一组来源于胎盘滋养细胞的增生性疾病。根据世界卫生组织（WHO）女性生殖器官肿瘤分类（2014年版），GTD在组织学上分为：①妊娠滋养细胞肿瘤（GTN），包括绒毛膜癌（简称绒癌）、胎盘部位滋养细胞肿瘤（PSTT）和上皮样滋养细胞肿瘤（ETT）；②葡萄胎妊娠，包括完全性葡萄胎、部分性葡萄胎和侵蚀性葡萄胎；③非肿瘤病变，包括超常胎盘床，胎盘部位结节和斑块；④异常（非葡萄胎）绒毛病变。虽然WHO新分类将侵蚀性葡萄胎归为交界性或不确定行为肿瘤，但侵蚀性葡萄胎在临床上可表现为侵袭、转移等恶性肿瘤特征。国际妇产科联盟（FIGO）妇科肿瘤委员会癌症报告（2015年）仍将侵蚀性葡萄胎和绒癌在临床上归为一类，合称为妊娠滋养细胞肿瘤，并进一步根据病变范围再分为两类：一类是病变局限于子宫者，为无转移妊娠滋养细胞肿瘤；另一类是病变扩散至子宫以外部位者，为转移性滋养细胞肿瘤。侵蚀性葡萄胎和绒癌的临床表现、诊断和处理原则基本相似，但与胎盘部位滋养细胞肿瘤和上皮样滋养细胞肿瘤有明显不同。非肿瘤病变和异常（非葡萄胎）绒毛病变仅为形态学改变，通常临床上无须处理。

第一节　妊娠滋养细胞的发育与分化

卵子受精后，形成受精卵。受精卵在输卵管壶腹部向宫腔方向运行过程中，吸收来自输卵管液的营养，并开始有丝分裂，这种分裂称为卵裂。至受精后72小时左右，受精卵分裂成含有16个细胞的实性细胞团，因形如桑葚，称为桑葚胚。受精后3~4日，桑葚胚进入宫腔，并继续卵裂，细胞团中央出现囊腔，其中充满细胞液。受精卵也分为两部分：一部分在内，称为内细胞团，以后发育成胚胎；另一部分在外周，这时的受精卵称为囊胚或胚泡。囊胚的外周细胞为胚外层细胞，分裂较快，呈单层细胞排列，成为囊胚的壁，称为滋养层。

囊胚在受精后5~6日开始植入子宫内膜，称为着床。在囊胚着床过程中，滋养层细胞迅速分裂，囊胚最外层与子宫内膜接触的一层扁平细胞演变为细胞滋养细胞（CT）。细胞滋养细胞为单个核细胞，形态呈立方形，细胞膜界线清楚。在受精后7~8天，着床部位的细胞滋养细胞又分化出合体滋养细胞（ST），以后这种细胞相互融合失去细胞膜而形成多核细胞。由于这时候的细胞滋养细胞和合体滋养细胞出现于绒毛形成以前，故称为绒毛前滋养细胞。

合体滋养细胞位于细胞滋养细胞与子宫蜕膜之间，在细胞相互融合形成多核的细胞团后，细胞团内逐渐出现空泡。随后，细胞团内空泡又扩展、融合，与子宫内膜相接并侵入内膜成许多大小不一的腔隙。位于腔隙之间的合体滋养细胞排列成柱状结构，称为合体滋养细胞柱，为绒毛的雏形。在受精后约12日，细胞滋养细胞侵入合体滋养细胞柱内，形成初级绒毛。受精后约2周，胚外中胚层长入合体滋养细胞柱内，初级绒毛演变成次级绒毛，合体滋养细胞柱之间的腔隙也演变成绒毛间隙。之后，绒毛内的间充质演化为结缔组织和毛细血管，形成三级绒毛，此时胎儿胎盘循环建立。同时，细胞滋养细胞不断增生、扩展与合体滋养细胞共同形成绒毛干。绒毛形成后，绒毛的结构分为两个部分，内层为间质，外层为滋养层。外层又可分为内层的细胞滋养细胞和外层的合体滋养细胞。位于绒毛表面的滋养细胞称为绒毛滋养细胞（VT），而位于其他部位的滋养细胞称为绒毛外滋养细胞（EVT）。多数绒毛浸于绒毛间隙，成游离状态，以完成胎儿和母亲之间的气体和物质交换，称为游离绒毛；少数位于胎盘床部位的绒毛外滋养细胞侵入子宫底蜕膜，并与之融合，起固定胎盘的作用，称为锚定绒毛或固定绒毛。

细胞滋养细胞为滋养干细胞，具有增殖活性的分化能力。合体滋养细胞为分化成熟的细胞，能合成各种妊娠相关的激素，并在胎儿和母亲间物质交换中起重要作用。随着妊娠的进展，细胞滋养细胞的增殖活性逐渐减弱，合体滋养细胞的数量相对增加。细胞滋养细胞的分化形式有两种：位于绒毛表面的细胞滋养细胞直接分化为合体滋养细胞；位于绒毛外的细胞滋养细胞则分化为中间型滋养细胞。

当绒毛间质与血管发育时，形成三级绒毛。但这一过程并不扩展到三级绒毛外的蜕膜端，这些绒毛的蜕膜端除外层有一菲薄且不连续的合体滋养细胞覆盖外，主要是细胞滋养细胞，这些细胞构成细胞滋养细胞柱。细胞滋养细胞柱属于绒毛外细胞滋养细胞（EVCT），又称绒毛外滋养细胞（EVT），不会发育成绒毛或绒毛干。在妊娠第13日或第14日，绒毛干以外的细胞滋养细胞柱穿破合体细胞，并向两侧扩展，形成蘑菇状的柱顶，邻近者彼此融合，形成细胞滋养细胞壳，围绕整个受精卵。细胞滋养细胞壳也与细胞滋养细胞柱一样，属于绒毛外细胞滋养细胞。绒毛外滋养细胞的超微结构较绒毛细胞滋养细胞复杂，与绒毛合体滋养细胞近似，介于细胞滋养细胞与合体滋养细胞之间，故称中间型滋养细胞（IT）。

中间型滋养细胞可分为三种细胞亚群。①绒毛型中间型滋养细胞：位于细胞滋养细胞柱中的中间型滋养细胞，随着远离绒毛，其增殖活性逐渐下降。为单个核细胞，体积较合体滋养细胞大，呈多角形，细胞质透明或嗜伊红。②种植部位中间型滋养细胞：在与子宫内膜相接触的细胞滋养细胞柱的底部，中间型滋养细胞侵入蜕膜、子宫肌层，浸润并替代种植于螺旋动脉，从而建立母—胎循环，这类中间型滋养细胞被称为种植部位中间型滋养细胞，细胞呈多形性，失去增殖能力，但有浸润性生长行为。③绒毛膜型中间型滋养细胞：从滋养细胞柱来的中间型滋养细胞，它固定于胎盘的基底板，既能在胎盘部位浸润子宫内膜并侵犯螺旋动脉，又形成滋养细胞壳，发育成叶状绒毛膜和平滑绒毛膜。

正常妊娠时，滋养细胞在胚胎着床和胎儿发育中起重要作用。但当其增生和侵袭超过一定限度时，可形成各种妊娠滋养细胞疾病。其中，葡萄胎与绒毛滋养细胞有关，绒癌与绒毛前滋养细胞异常有关，胎盘部位滋养细胞肿瘤与绒毛外滋养细胞有关，自种植部位中间型滋养细胞发生。

（郭丽娜）

第二节　葡萄胎

葡萄胎是妊娠后胎盘绒毛滋养细胞增生、间质水肿，而形成大小不一的水泡，水泡间以蒂相连成串，形如葡萄而命名之，也称水泡状胎块（HM）。葡萄胎可分为完全性葡萄胎（CHM）和部分性葡萄胎（PHM）两类。

一、病因

葡萄胎发生的确切原因尚未完全清楚，但已取得一些重要进展。

1. 完全性葡萄胎（CHM）

（1）流行病学：调查显示，亚洲和拉丁美洲国家的发生率较高，如韩国和印度尼西亚约 400 次妊娠 1 次，而北美和欧洲国家发生率较低，如美国约 1 500 次妊娠仅 1 次。根据我国 23 个省市自治区的调查，平均每 1 000 次妊娠 0.78 次，其中浙江省最高为 1.39 次，山西省最低为 0.29 次。即使同一族种居住在不同地域，其葡萄胎的发生率也不相同，如居住在北非和东方国家的犹太人后裔的发生率是居住在西方国家的 2 倍，提示造成葡萄胎发生地域差异的原因除种族外，尚有多方面的因素。

（2）营养学说：营养状况与社会经济因素是可能的高危因素之一。饮食中缺乏维生素 A 及其前体胡萝卜素和动物脂肪者发生葡萄胎的概率显著升高。

（3）年龄及前次妊娠史：年龄是另一高危因素，大于 35 岁和大于 40 岁的妇女妊娠时葡萄胎的发生率分别是年轻妇女的 2 倍和 7.5 倍。相反小于 20 岁妇女的葡萄胎发生率也显著升高，其原因可能与该两个年龄段容易发生异常受精有关。前次妊娠有葡萄胎史也是高危因素，有过 1 次和 2 次葡萄胎妊娠者，再次葡萄胎的发生率分别为 1% 和 15%~20%。既往自然流产史和不孕史也被认为可增加葡萄胎的发生。

（4）遗传学因素：细胞遗传学研究表明，完全性葡萄胎的染色体核型为二倍体。根据基因来源可分为两组染色体均来源于父系的完全性葡萄胎及两组染色体分别来自父亲和母亲的双亲来源的完全性葡萄胎。AnCHM 中 90% 为 46，XX，由一个细胞核基因物质缺失或失活的空卵与单倍体精子（23，X）受精，经自身复制为二倍体（46，XX），另有 10% 核型为 46，XY，系由一个空卵分别和两个单倍体精子（23，X 和 23，Y）同时受精而成。AnCHM 的染色体基因均为父系，但其线粒体 DNA 仍为母系来源。研究表明，胚胎的正常发育需要基因组印迹正常。基因组印迹指哺乳动物和人类的某些基因位点，其父源性和母源性等位基因呈现不同程度的表达，即在一方的单等位基因表达时，另一方沉默。显然，父母双亲染色体的共同参与才能确保基因组印迹的正常调控。但在 AnCHM 时，由于缺乏母系染色体参与调控，则引起印迹紊乱。目前为止，已被研究报道与葡萄胎有关的印迹基因有 p57^{KIP2}、PHLDA2、IGF2、H19、CTNNA3、ASCL2/HASH2 等（Fisher RA，2002）。BiCHM 系另一种独特类型，约占完全性葡萄胎的 20%，常与家族性复发性葡萄胎相关。研究发现，该类葡萄胎的发生与母亲染色体 19q13.3~13.4 片段上 NLRP7 基因突变有关，NLRP 突变可造成父源印迹基因表达缺失，从而表现为完全性葡萄胎。

（5）其他：地理环境、气候、温度、病毒感染及免疫等，在葡萄胎发病中也起作用。

2. 部分性葡萄胎（PHM）

传统认为，部分性葡萄胎的发生率远低于完全性葡萄胎，但近年资料表明，部分性葡萄胎和完全性葡萄胎的比例基本接近或者更高，如日本和英国的报道分别为 0.78 和 1.13，其原因可能与完全性葡萄胎发病率的下降和对部分性葡萄胎诊断准确性的提高有关，许多伴有三倍体的早期流产其实为部分性葡萄胎。有关部分性葡萄胎高危因素的流行病学调查资料较少，一项病例对照研究显示，与部分性葡萄胎发病有关的高危因素有不规则月经、前次活胎妊娠均为男性和口服避孕药大于 4 年等，但与饮食因素无关。

细胞遗传学研究表明，部分性葡萄胎其核型 90% 以上为三倍体，如果胎儿同时存在，其核型一般也为三倍体。最常见的核型是 69，XXY，其余为 69，XXX 或 69，XYY，为一看似正常的单倍体卵子和两个单倍体精子受精，或由一看似正常单倍体卵子（精子）和一个减数分裂缺陷的双倍体精子（卵子）受精而成，所以一套多余的染色体多来自父方。已经证明，不管是完全性还是部分性葡萄胎，多余的父源基因物质是造成滋养细胞增生的主要原因。另外尚有极少数部分性葡萄胎的核型为四倍体，但其形成机制还不清楚。

二、病理

1. 完全性葡萄胎

大体检查水泡状物形如串串葡萄，直径自数毫米至数厘米，其间有纤细的纤维素相连，常混有血块蜕膜碎片。水泡状物占满整个宫腔，虽经仔细检查仍不能发现胎儿及其附属物或胎儿痕迹。镜下见绒毛体积增大，轮廓规则，滋养细胞增生，间质水肿和间质内胎源性血管消失。

2. 部分性葡萄胎

仅部分绒毛变为水泡，常合并胚胎或胎儿组织，胎儿多已死亡，合并足月儿极少，且常伴发育迟缓或多发性畸形。镜下可见部分绒毛水肿，轮廓不规则，滋养细胞增生程度较轻，且常限于合体滋养细胞，间质内可见胎源性血管及其中的有核红细胞。此外，还可见胚胎和胎膜的组织结构。

完全性和部分性葡萄胎的病理特征鉴别要点见表 5-1。

表 5-1 完全性和部分性葡萄胎的病理特征鉴别要点

病理特征	完全性葡萄胎	部分性葡萄胎
胎儿组织	缺乏	存在
绒毛水肿	弥漫	局限，大小和程度不一
滋养细胞增生	弥漫，轻至重度	局限，轻至中度增生
羊膜、胎儿红细胞	缺乏	存在

三、临床表现

1. 完全性葡萄胎

近几十年来，由于超声诊断及血 hCG 的检测，完全性葡萄胎的临床表现发生了变化，停经后阴道流血仍然是最常见的临床表现，90% 的患者可有阴道流血。而其他症状如子宫异常增大、妊娠剧吐、子痫前期、甲状腺功能亢进、呼吸困难等却已少见，但若出现，支持诊断。完全性葡萄胎的典型症状如下。

（1）停经后阴道流血：为最常见的症状。停经时间 8~12 周开始有不规则阴道流血，量多少不定，时有时无，反复发作，逐渐增多。若葡萄胎组织从蜕膜剥离，母体大血管破裂，可造成大出血，导致休克，甚至死亡。葡萄胎组织有时可自行排出，但排出之前和排出时常伴有大量流血。葡萄胎反复阴道流血如不及时治疗，可导致贫血和继发感染。

（2）子宫异常增大、变软：有半数以上葡萄胎患者的子宫大于停经月份，质地变软，并伴有血清 hCG 水平异常升高。其原因为葡萄胎迅速增长及宫腔内积血所致。由于大部分葡萄胎在妊娠早期得以诊断，子宫异常增大已较少见。另有少数子宫大小小于停经月份，其原因可能与水泡退行性变、停止发展有关。

（3）腹痛：因葡萄胎增长迅速和子宫过度快速扩张所致，表现为阵发性下腹痛，一般不剧烈，能忍受，常发生于阴道流血之前。若发生卵巢黄素囊肿扭转或破裂，可出现急腹痛。

（4）妊娠呕吐：多发生于子宫异常增大和 hCG 水平异常升高者，出现时间一般较正常妊娠早，症状严重，且持续时间长。发生严重呕吐且未及时纠正时可导致水电解质平衡紊乱。

（5）妊娠期高血压疾病征象：多发生于子宫异常增大者，出现时间较正常妊娠早，可在妊娠 24 周前出现高血压、水肿和蛋白尿，而且症状严重，容易发展为子痫前期，但子痫罕见。

（6）卵巢黄素化囊肿：由于大量 hCG 刺激卵巢卵泡内膜细胞发生黄素化而形成囊肿，称卵巢黄素化囊肿。常为双侧性，但也可单侧，大小不等，最小仅在光镜下可见，最大直径可在 20 cm 以上。囊肿表面光滑，活动度好，切面为多房，囊肿壁薄，囊液清亮或琥珀色。光镜下见囊壁为内衬 2~3 层黄素化卵泡膜细胞。黄素化囊肿一般无症状。由于子宫异常增大，在葡萄胎排空前一般较难通过妇科检查发现，多由 B 超检查作出诊断。黄素化囊肿常在水泡状胎块清除后 2~4 个月自行消退。

（7）甲状腺功能亢进征象：约 7% 的患者可出现轻度甲状腺功能亢进表现，如心动过速、皮肤潮湿和震颤，但突眼少见。

2. 部分性葡萄胎

可有完全性葡萄胎的大多数症状，但一般程度较轻。子宫大小与停经月份多数相符或小于停经月份，一般无腹痛，妊娠呕吐也较轻，常无妊娠期高血压疾病征象，一般不伴卵巢黄素化囊肿。有时部分性葡萄胎在临床上表现不全流产或过期流产，仅在对流产组织进行病理检查时才发现。有时部分性葡萄胎也和完全性葡萄胎较难鉴别，需刮宫后经组织学、遗传学检查和 P57^{KIP2} 免疫组化染色方能确诊。

完全性和部分性葡萄胎的临床特征鉴别要点见表 5-2。

表 5-2　完全性和部分性葡萄胎的临床特征鉴别要点

临床特征	完全性葡萄胎	部分性葡萄胎
诊断	葡萄胎妊娠	易误诊为流产
子宫大小	50%大于停经月份	小于停经月份
黄素化囊肿	15%~25%	少
并发症	<25%	少
GTN 发生率	6%~32%	<5%

四、自然转归

了解葡萄胎排空后 hCG 的消退规律对预测其自然转归非常重要。在正常情况下，葡萄胎排空后，血清 hCG 稳定下降，首次降至正常的平均时间大约为 9 周，最长不超过 14 周。若葡萄胎排空后 hCG 持续异常要考虑妊娠滋养细胞肿瘤。完全性葡萄胎发生子宫局部侵犯和（或）远处转移的概率约为 15% 和 4%。研究发现，出现局部侵犯和（或）远处转移的危险性增高约 10 倍的高危因素有：①hCG>100 000 U/L；②子宫明显大于相应孕周；③卵巢黄素化囊肿直径>6 cm。另外，年龄>40 岁者发生局部侵犯和（或）远处转移的危险性达 37%，>50 岁者高达 56%。重复葡萄胎局部侵犯和（或）远处转移的发生率增加 3~4 倍。因此，有学者认为年龄>40 岁和重复葡萄胎也应视为高危因素。

部分性葡萄胎发生子宫局部侵犯的概率约为 4%，一般不发生转移。与完全性葡萄胎不同，部分性葡萄胎缺乏明显的临床或病理高危因素。发生为妊娠滋养细胞肿瘤的部分性葡萄胎绝大多数也为三倍体。

五、诊断

停经后不规则阴道流血是较早出现的症状，要考虑葡萄胎可能。若有子宫大于停经月份、严重妊娠呕吐、子痫前期，双侧卵巢囊肿及甲亢征象等，则支持诊断。若在阴道排出物中见到葡萄样水泡组织，诊断基本成立。常选择下列辅助检查以进一步明确诊断。

1. 超声检查

超声检查是诊断葡萄胎常用的辅助检查方法，最好采用经阴道彩色多普勒超声检查。完全性葡萄胎的典型超声影像学表现为子宫明显大于相应孕周，无妊娠囊或胎心搏动，宫腔内充满不均质密集状或短条状回声，呈"落雪状"，若水泡较大而形成大小不等的回声区，则呈"蜂窝状"。子宫壁薄，但回声连续，无局灶性透声区。常可测到两侧或一侧卵巢囊肿，多房，囊壁薄，内见部分纤细分隔。彩色多普勒超声检查可见子宫动脉血流丰富，但子宫肌层内无血流或仅稀疏"星点状"血流信号。但早期葡萄胎妊娠可不出现典型的"落雪状"超声图像，无胎儿回声、胎盘囊性改变、妊娠囊变形提示葡萄胎可能。

部分性葡萄胎宫腔内可见由水泡状胎块所引起的超声图像改变及胎儿或羊膜腔，胎儿常合并畸形。

2. 血清人绒毛膜促性腺激素（hCG）测定

正常妊娠时，在受精卵着床后数日便形成滋养细胞并开始分泌 hCG。随孕周增加，血清 hCG 滴度逐渐升高，在妊娠 8~10 周达高峰，持续 1~2 周后血清 hCG 滴度逐渐下降。但葡萄胎时，滋养细胞高度增生，产生大量 hCG，血清中 hCG 滴度通常高于相应孕周的正常妊娠值，而且在停经 8~10 周以后，随着子宫增大仍继续持续上升，利用这种差别可作为辅助诊断。但也有少数葡萄胎，尤其是部分性葡萄胎因绒毛退行性变，hCG 升高不明显。常用的 hCG 测定方法是放射免疫测定和酶联免疫吸附试验。因 hCG 由 α 和 β 两条多肽链组成，其生物免疫学特征主要由 β 链决定，而 α 链与 LH、FSH、TSH 的 α 链结构相似。为避免抗 hCG 抗体，与其他多肽激素发生交叉反应，临床上也用抗 hCG β 链单克隆抗体检测。葡萄胎时血 hCG 多在 200 000 U/L 以上，最高可达 2 400 000 U/L，且持续不降。但在正常妊娠血 hCG 处于峰值时较难鉴别，可根据动态变化或结合超声检查作出诊断。

近年发现，hCG 分子在体内经各种代谢途径生成各种 hCG 结构变异体，除规则 hCG 外，还有其他 hCG 结构变异体，包括高糖基化 hCG（hCG-H）、缺刻 hCG、游离 α 亚单位、游离 β 亚单位和 β 亚单位核心片段等。在正常妊娠时血液中的主要分子为规则 hCG，尿中为 β 核心片段，而葡萄胎及滋养细胞肿瘤则产生更多的 hCG 结构变异体，尤其 hCG-H。因此同时测定血液和尿中规则 hCG 及其结构变异体，有助于葡萄胎及滋养细胞肿瘤的诊断和鉴别诊断。

3. 组织学诊断

组织学诊断是葡萄胎的确诊方法，所以葡萄胎每次刮宫的刮出物必须送组织学检查。

完全性葡萄胎组织学特征为：①可确认的胚胎或胎儿组织缺失；②绒毛水肿；③弥漫性滋养细胞增生；④种植部位滋养细胞呈弥漫和显著的异型性。

部分性葡萄胎的组织学特征为：①有胚胎或胎儿组织或细胞存在的证据，如胎儿血管或有核红细胞；②局限性滋养细胞增生；③绒毛大小及其水肿程度明显不一；④绒毛呈显著的扇贝样轮廓、间质内可见明显的滋养细胞包涵体；⑤种植部位滋养细胞呈局限和轻度的异型性。

4. 细胞遗传学诊断

染色体核型检查有助于完全性和部分性葡萄胎的鉴别诊断。完全性葡萄胎的染色体核型为二倍体，部分性葡萄胎为三倍体。

5. 母源表达印迹基因检测

部分性葡萄胎拥有双亲染色体，所以表达父源印迹、母源表达的印迹基因（如 $P57^{KIP2}$），而完全性葡萄胎无母源染色体，故不表达该类基因，因此检测母源表达印迹基因可区别完全性和部分性葡萄胎。

六、鉴别诊断

1. 流产

葡萄胎病史与先兆流产相似，容易相混淆。先兆流产有停经、阴道流血及腹痛等症状，妊娠试验阳性，B 超见胎囊及胎心搏动。葡萄胎时 hCG 水平持续高值，B 超显示葡萄胎特点。难免流产有时与部分性葡萄胎较难鉴别，即使印迹基因 $P57^{KIP2}$ 检测也不能鉴别，需要刮宫后标本进行仔细的组织学检查。

2. 剖宫产术后子宫瘢痕妊娠

这是剖宫产术后的一种并发症，胚囊着床于子宫瘢痕部位，表现为停经后阴道流血，容易与葡萄胎相混淆，B 超检查有助于鉴别。

3. 双胎妊娠

子宫大于相应孕周的正常单胎妊娠，hCG 水平也略高于正常，容易与葡萄胎相混淆，但双胎妊娠无阴道流血，B 超检查可以确诊。

七、治疗

1. 清宫

葡萄胎一经确诊，应及时清宫。但清宫前首先应仔细做全身检查，注意有无休克、子痫前期、甲状腺功能亢进、水电解质紊乱及贫血等。必要时先对症处理，稳定病情。清宫应由有经验医生操作。一般选用吸刮术，其具有手术时间短、出血少、不易发生子宫穿孔等优点，比较安全。因为葡萄胎子宫大而软，清宫出血较多，也易穿孔，所以清宫应在手术室内进行，在输液、备血准备下，充分扩张宫颈管，选用大号吸管吸引。待葡萄胎组织大部分吸出、子宫明显缩小后，改用刮匙轻柔刮宫。为减少出血和预防子宫穿孔，可在术中应用缩宫素静脉滴注（10 U 加入 5% 葡萄糖注射液 500 mL 中，可根据情况适当调整滴速），但缩宫素可能把滋养细胞压入子宫壁血窦，导致肺栓塞和转移，所以一般在充分扩张宫颈管和开始吸宫后使用缩宫素。若第一次刮宫后有持续性出血或术中感到一次刮净有困难时，可于 1 周后行第二次刮宫。

在清宫过程中，有极少数患者因子宫异常增大、缩宫素使用不当或操作不规范等原因，造成大量滋养细胞进入子宫血窦，并随血流进入肺动脉，发生肺栓塞，出现急性呼吸窘迫，甚至急性右心衰竭。及时给予心血管及呼吸功能支持治疗，一般在 72 小时内恢复。为安全起见，建议子宫大于妊娠 16 周的葡萄胎患者应转送至有治疗妊娠滋养细胞疾病经验的医院进行清宫。

因为组织学诊断是葡萄胎最重要和最终的诊断，所以需要强调葡萄胎每次刮宫的刮出物，必须送组织学检查。取材应注意选择近宫壁种植部位新鲜无坏死的组织送检。

2. 卵巢黄素化囊肿的处理

因囊肿在葡萄胎清宫后会自行消退，一般无须处理。若发生腹痛、怀疑有扭转可能，可先予观察，如腹痛不缓解，可在超声引导下或腹腔镜下囊肿抽液。如扭转时间过久，已发生变性坏死，则宜将患侧附件切除。

3. 预防性化疗

不推荐常规预防性化疗，因为常规应用会使约 80% 的葡萄胎患者接受不必要的化疗。有前瞻性随机对照研究显示，对高危葡萄胎患者给予预防性化疗可使妊娠滋养细胞肿瘤的发生从 50% 下降至 10%~15%，因此预防性化疗仅适用于随访困难和有高危因素的完全性葡萄胎患者，但也并非为常规。化疗方案选择建议采用氨甲蝶呤、氟尿嘧啶或放线菌素-D 等单一药物，hCG 正常后停止化疗。实施预防性化疗时机尽可能选择在葡萄胎清宫前 2~3 日或清宫时。预防性化疗不能完全防止葡萄胎恶变，所以化疗后仍需定期随访。部分性葡萄胎不作预防性化疗。

4. 子宫切除术

子宫切除术已很少用于治疗葡萄胎。若同时存在其他切除子宫的指征，可考虑行全子宫切除术，绝经前妇女应保留卵巢。对于子宫大小小于妊娠 14 周者，可直接切除子宫。与刮宫相比，子宫切除术虽能使葡萄胎恶变的机会从 20% 减少到 3.5%，但单纯子宫切除只能去除葡萄胎侵入子宫肌层局部的危险，而不能预防子宫外转移的发生，术后仍应随访和监测血 hCG。

八、随访

葡萄胎患者作为高危人群，其随访有重要意义。通过定期随访，可早期发现妊娠滋养细胞肿瘤并及时处理。随访应包括以下内容。

1. hCG 定量测定

第一次测定应在清宫后 24 小时内，以后每周 1 次，直至连续 3 次阴性，然后每个月 1 次持续半年，然后每 2 个月 1 次共 6 个月，自第一次阴性后共计 1 年。

2. 症状、体征

每次随访时除必须 hCG 测定外，应注意月经是否规则，有无异常阴道流血，有无咳嗽、咯血及其转移灶症状，并进行妇科检查，可选择一定间隔定期或必要时做 B 超、胸部 X 线或 CT 检查。

葡萄胎随访期间应可靠避孕，由于葡萄胎后滋养细胞肿瘤极少发生于 hCG 自然阴性以后，故葡萄胎后 6 个月如果 hCG 已降至阴性者可以妊娠。即使发生随访不足 6 个月的意外妊娠，只要 hCG 已阴性，也不需考虑终止妊娠。再次葡萄胎的发生率在一次葡萄胎妊娠后为 0.6%~2%，但在连续葡萄胎后更高，所以对于葡萄胎后的再次妊娠，应在早孕期间做 B 超和 hCG 测定，以明确是否正常妊娠。分娩后也需 hCG 随访直至阴性。

避孕方法首选避孕套，也可选用口服避孕药，一般不选用宫内节育器，以免子宫穿孔或混淆子宫出血的原因。

九、临床特殊情况的思考和建议

1. 清宫的次数

葡萄胎一经确诊，应尽早清除宫腔内容物，但临床对清宫次数的认识在不断深入。曾经把第二次清宫列为常规措施，甚至行 3 次或以上清宫，但多次清宫并不能减少恶变的机会，也无法从清宫的病理标本进行良或恶性的诊断及鉴别诊断，且无法预测恶变。如果在子宫内膜创面开始修复时再次刮宫，会使新生内膜受到破坏，增加感染机会，多次刮宫及感染还可导致宫壁损伤，甚至宫腔粘连。有学者认为，清宫次数多有可能破坏子宫防御机制，增加恶变的机会。因此，葡萄胎清宫次数不宜过多，第二次清宫不应列为常规。FIGO 癌症报告（2015 年）指出，只在清宫后有持续性阴道流血者才考虑二次清宫。对于血清 hCG 下降不明显甚至升高，但 B 超提示宫腔残留者，则应除外。

2. 预防性化疗

曾对预防性化疗的实施有较大争议，但目前已趋于一致，即不推荐常规使用。但若实施预防性化疗，有特定的时间概念，即在葡萄胎清宫前、清宫当日或清宫次日进行，超过上述时间的化疗不应称为预防性化疗。若超过上述时间又高度可疑或易发展为妊娠滋养细胞肿瘤者，而临床及客观检查尚不足以诊断为妊娠滋养细胞肿瘤，此时所用的化疗应称为"选择性化疗"。化疗并不能彻底预防恶变，而且会造成一种安全的假象，从而使患者随访的依从性下降，必须强调即使行了预防性化疗仍然需定期随访。

3. 随访时间

葡萄胎清宫后随访是预防滋养细胞肿瘤最有效的方法。但患者对随访的依从性通常不高。一项 400 例葡萄胎的研究报道，33% 未完成随访，而其中最常见的原因是离治疗中心的距离。缩短随访时间不仅可提高患者的依从性，而且可提前再次妊娠的时间。研究表明，葡萄胎后滋养细胞肿瘤极少发生于 hCG 自然阴性以后，故葡萄胎清宫后的随访时间已缩短至6 个月，hCG 正常即允许妊娠。即使发生随访不足 6 个月的意外妊娠，只要 hCG 已阴性，也不需考虑终止妊娠。

4. 家族性复发性葡萄胎

家族性复发性葡萄胎（FRM）是指一个家族中有两个或两个以上成员反复发生两次或两次以上葡萄胎，这种家族中受影响的妇女往往极少甚至没有正常的妊娠。

（1）临床特点：FRM 患者再次发生葡萄胎的概率比一般葡萄胎患者高得多，一般非家族性葡萄胎患者再次发生葡萄胎的概率为 0.7%~1.8%，而从已知的家系可看出，

FRM 患者常发生 3 次以上甚至多达 9 次的葡萄胎，并且常继发持续性滋养细胞疾病（PTD），故认为 FRM 患者的复发率及恶变率均高于没有家族史的葡萄胎患者。当一个葡萄胎妇女的近亲也有葡萄胎病史时，就应该考虑可能是 FRM，若是发生≥2 次 CHM，没有正常妊娠，有或无流产史或 PHM 史，并且核型分析是双亲来源的两倍体，则强烈提示为 FRM。

（2）发病机制：FRM 是一种单基因常染色体隐性遗传病。NETDC 在 1965～2001 年治疗的患者中 34 例有至少两次葡萄胎，10 例为重复 PHM，14 例为重复 CHM，4 例初次 PHM 后CHM，6 例初次 CHM 后 PHM，表明散发重复性葡萄胎患者在随后妊娠中发生 PHM 或 CHM的机会均增加，并且其中 6 例患者和至少两个不同的性伙伴发生葡萄胎，1 例分别和 3 个性伴侣发生葡萄胎，提示 FRM 病因并非葡萄胎组织中的基因缺陷，而是母亲体内的某些与卵子正常印迹建立和维持相关的基因发生缺陷，从而使卵子中的母系基因印迹无法建立和维持。关于 FRM 的研究表明，所有的葡萄胎组织均为双亲来源的完全性葡萄胎（BiCHM），故认为 FRM 均为 BiCHM。已经证实 BiCHM 的发生与母亲染色体 19q13.3～13.4 片段上 NLRP7 基因突变有关，NLRP 突变可造成父源印迹基因表达缺失。但是需要更多研究明确是否所有BiCHM 都表现为 FRM。

（3）预防：Reubinof 等认为，通过胞浆内精子注射的方法，即先采用单精子注射，从技术上排除了双雄受精，能预防双雄三体的 PHM 和双精子受精导致的 AnCHM，再在植入前进行基因诊断，选择男性胚胎，可以预防单精子受精后自身复制导致的AnCHM。Fisher 等报道一妇女发生 3 次 BiCHM，其中两次葡萄胎为女性基因型，一次葡萄胎为男性基因型，说明当 CHM 为双亲来源时，基因在受精前就已决定，因此，目前预防葡萄胎的方法仅适用于复发性 PHM 及 AnCHM 者，而对 BiCHM 者并不可行，但可通过接受赠卵预防。

5. 完全性葡萄胎合并正常妊娠

较为罕见，发生率为 1/（22 000～100 000 次妊娠）。一般在超声检查时发现，但通常需要染色体核型检查以排除部分性葡萄胎。尽管完全性葡萄胎合并正常妊娠发生自然流产的风险较高，但约 40% 可妊娠至活胎分娩而不明显增加妊娠滋养细胞肿瘤的风险。因此，若无并发症、遗传学和超声检查无异常发现，允许继续妊娠至胎儿可以存活。

（郭丽娜）

第三节 妊娠滋养细胞肿瘤

妊娠滋养细胞肿瘤 60% 继发于葡萄胎，30% 继发于流产，10% 继发于足月妊娠或异位妊娠。继发于葡萄胎排空后半年以内的妊娠滋养细胞肿瘤的组织学诊断多数为侵蚀性葡萄胎，而 1 年以上者多数为绒癌，0.5～1 年者绒癌和侵蚀性葡萄胎均有可能，但一般来说时间间隔越长，绒癌可能性越大。继发于流产、足月妊娠及异位妊娠后者，组织学诊断则应为绒癌。侵蚀性葡萄胎恶性程度一般不高，大多数仅造成局部侵犯，仅 4% 的患者并发远处转移，预后较好。绒癌恶性程度极高，在化疗药物问世以前，其死亡率高达 90% 以上。现由于诊断技术的进展及化疗的发展，绒癌患者的预后已得到极大的改善。

一、病理

侵蚀性葡萄胎的大体检查可见子宫肌壁内有大小不等、深浅不一的水泡状组织，宫腔内可有原发病灶，也可以没有原发病灶。当侵蚀病灶接近子宫浆膜层时，子宫表面可见紫蓝色结节。侵蚀较深时可穿透子宫浆膜层或阔韧带。镜下可见侵入肌层的水泡状组织的形态与葡萄胎相似，可见绒毛结构及滋养细胞增生和分化不良。但绒毛结构也可退化，仅见绒毛阴影。

绝大多数绒癌原发于子宫，但也有极少数可原发于输卵管、宫颈、子宫阔韧带等部位。肿瘤常位于子宫肌层内，也可突向宫腔或穿破浆膜，单个或多个，大小在 0.5~5 cm，但无固定形态，与周围组织分界清，质地软而脆，海绵样，暗红色，伴出血坏死。镜下特点为肿瘤细胞由细胞滋养细胞、合体滋养细胞及中间型滋养细胞组成，滋养细胞不形成绒毛或水泡状结构，成片高度增生，排列紊乱，并广泛侵入子宫肌层并破坏血管，造成出血坏死。肿瘤中不含间质和自身血管，瘤细胞靠侵蚀母体血管而获取营养物质。

二、临床表现

1. 无转移妊娠滋养细胞肿瘤

大多数继发于葡萄胎后，仅少数继发于流产或足月产后。

（1）阴道流血：在葡萄胎排空、流产或足月产后，有持续的不规则阴道流血，量多少不定。也可表现为一段时间的正常月经后再停经，然后又出现阴道流血。长期阴道流血者可继发贫血。

（2）子宫复旧不全或不均匀性增大：常在葡萄胎排空后 4~6 周子宫未恢复到正常大小，质地偏软。也可因受肌层内病灶部位和大小的影响，表现出子宫不均匀性增大。

（3）卵巢黄素化囊肿：由于 hCG 的持续作用，在葡萄胎排空、流产或足月产后，两侧或一侧卵巢黄素化囊肿可持续存在。

（4）腹痛：一般无腹痛，但当子宫病灶穿破浆膜层时可引起急性腹痛及其他腹腔内出血症状。若子宫病灶坏死继发感染也可引起腹痛及脓性白带。黄素化囊肿发生扭转或破裂时也可出现急性腹痛。

（5）假孕症状：由肿瘤分泌的 hCG 及雌、孕激素的作用，表现为乳房增大，乳头及乳晕着色，甚至有初乳样分泌，外阴、阴道、宫颈着色，质地变软。

2. 转移性妊娠滋养细胞肿瘤

大多为绒癌，尤其是继发于非葡萄胎妊娠后绒癌。肿瘤主要经血行播散，转移发生早而且广泛。最常见的转移部位是肺，其次是阴道、盆腔、肝和脑等。由于滋养细胞的生长特点之一是破坏血管，所以各转移部位症状的共同特点是局部出血。

转移性妊娠滋养细胞肿瘤可以同时出现原发灶和继发灶症状，但也有不少患者原发灶消失而转移灶发展，仅表现为转移灶症状，若不注意常会误诊。

（1）肺转移：当转移灶较小时可无任何症状，仅靠 X 线胸片或 CT 作出诊断。当病灶较大或病变广泛时患者表现为胸痛、咳嗽、咯血及呼吸困难。这些症状常呈急性发作，但也可呈慢性持续状态达数月之久。在少数情况下，可因肺动脉滋养细胞瘤栓形成，造成急性肺梗死，出现肺动脉高压和急性肺功能衰竭。

（2）阴道转移：转移灶常位于阴道前壁，呈紫蓝色结节，破溃时引起不规则阴道流血，甚至大出血。一般认为系宫旁静脉逆行性转移所致。

（3）肝转移：为不良预后因素之一，多同时伴有肺转移，表现上腹部或肝区疼痛，若病灶穿破肝包膜可出现腹腔内出血，导致死亡。

（4）脑转移：预后凶险，为主要的致死原因，一般同时伴有肺转移和（或）阴道转移。脑转移的形成可分为3个时期：首先为瘤栓期，初期并无症状，仅由 CT 或 MRI 诊断，进一步表现为一过性脑缺血症状如猝然跌倒、暂时性失语、失明等；继而发展为脑瘤期，即瘤组织增生侵入脑组织形成脑瘤，出现头痛、喷射样呕吐、偏瘫、抽搐直至昏迷；最后进入脑疝期，因脑瘤增大及周围组织出血、水肿，造成颅内压进一步升高，脑疝形成，压迫生命中枢，最终死亡。

（5）其他转移：包括脾、肾、膀胱、消化道、骨等，其症状视转移部位而异。

三、诊断

1. 临床诊断

根据葡萄胎排空后或流产、足月分娩、异位妊娠后出现阴道流血和（或）转移灶及其相应症状和体征，应考虑妊娠滋养细胞肿瘤可能，结合 hCG 测定等检查，妊娠滋养细胞肿瘤的临床诊断可以确立。

（1）血清 hCG 测定：对于葡萄胎后妊娠滋养细胞肿瘤，hCG 水平是主要诊断依据，如有可能可以有影像学证据，但不是必要的。凡符合下列标准中的任何一项且排除妊娠物残留或妊娠即可诊断为妊娠滋养细胞肿瘤：

1）升高的血 hCG 测定 4 次呈平台状态（10%），并持续 3 周或更长时间，即 1 日、7 日、14 日、21 日。

2）血 hCG 测定连续上升（>10%）达 3 次，并至少持续 2 周或更长时间，即 1 日、7 日、14 日。

3）血 hCG 水平持续异常达 6 个月或更长。

对非葡萄胎后妊娠滋养细胞肿瘤，以 hCG 水平为单一诊断依据存在不足，需结合临床表现综合考虑。当流产、足月产、异位妊娠后，出现异常阴道流血或腹腔、肺、脑等脏器出血，或肺部症状、神经系统症状等时，应考虑滋养细胞肿瘤可能，及时进行血 hCG 检测。

当 hCG 低水平升高（<200 mU/mL）时，应注意排除 hCG 试验假阳性，也称幻影 hCG（phantom hCG）。有条件的医疗单位可采用下列方法鉴别 hCG 假阳性：①尿液 hCG 试验，若血 hCG>50 mU/mL，而尿液阴性，可考虑假阳性；②血清稀释试验，若血清稀释倍数与检测值之间无线性关系，则可能为异源性抗体干扰；③应用异源性抗体阻断剂，在 hCG 检测进行前，使用阻断剂预处理待测定血清，若结果为阴性，判断为异源性抗体导致的假阳性；④不同实验室、不同实验方法重复测定；⑤测定 hCG 结构变异体，包括 hCG-H、hCG 游离 β 亚单位及其代谢产物 β 亚单位核心片段等。

（2）胸部 X 线检查：是诊断肺转移的重要检查方法，并被用于预后评分中的肺转移灶的计数。肺转移的最初 X 线征象为肺纹理增粗，以后发展为片状或小结节阴影，典型表现为棉球状或团块状阴影。转移灶以右侧肺及中下部较为多见。

（3）CT 和磁共振成像（MRI）：CT 对发现肺部较小病灶有较高的诊断价值。在胸片阴性而改用肺 CT 检查时，常可发现肺微小转移。对胸部 X 线阴性者应常规做肺 CT 检查以排除肺转移。对胸片或肺 CT 阳性者应常规做脑、肝 CT 或 MRI，以排除脑、肝转移。

（4）超声检查：在声像图上，子宫可正常大小或不同程度增大，肌层内可见高回声团块，边界清但无包膜；或肌层内有回声不均区域或团块，边界不清且无包膜；也可表现为整个子宫呈弥漫性增高回声，内部伴不规则低回声或无回声。彩色多普勒超声主要显示丰富的血流信号和低阻力型血流频谱。

2. 组织学诊断

侵蚀性葡萄胎的镜下表现为保留绒毛结构的葡萄胎组织侵入子宫肌层和（或）血管；而绒癌的镜下表现为肿瘤细胞呈弥漫性、大片状侵入子宫肌层并伴出血、坏死，但不形成绒毛结构，常有淋巴血管浸润。凡在子宫肌层内或子宫外转移灶组织中若见到绒毛或退化的绒毛阴影，则诊断为侵蚀性葡萄胎；若仅见成片滋养细胞浸润及坏死出血，未见绒毛结构者，则诊断为绒癌。若原发灶和转移灶诊断不一致，只要在任一组织切片中见有绒毛结构，均诊断为侵蚀性葡萄胎。为避免出血风险，转移灶的活检既不是必需的也不被推荐。

滋养细胞肿瘤可仅根据临床作出诊断，影像学证据和组织学证据对于诊断并不是必需的。影像学证据支持诊断。若有组织获得，应作出组织学诊断并以组织学诊断为准。

四、临床分期

我国宋鸿钊教授根据妊娠滋养细胞肿瘤的发展过程，于 1962 年即提出了解剖学临床分期法，并于 1985 年由 WHO 推荐给 FIGO，经修改后于 1992 年被 FIGO 正式采用，该分期基本反映了疾病的发展规律和预后。1976 年 Bagshawe 提出了主要与肿瘤负荷有关的预后评价指标，随后 WHO 对 Bagshawe 的评分标准进行修改，于 1983 年提出了一个改良预后评分系统。并根据累加总分将患者归为低、中、高危 3 组，依次指导化疗方案的选择及进行预后判断。但由于 FIGO 分期与 WHO 预后评分系统在临床实际应用过程中存在一定程度的脱节，临床医生常不能有机地将其结合起来，故国际滋养细胞肿瘤学会于 1998 年提出了新的妊娠滋养细胞肿瘤分期与预后评分修改意见，并提交 FIGO 讨论，FIGO 于 2000 年审定并通过了新的分期，该分期由解剖学分期和预后评分两部分组成（表5-3、表5-4），解剖学分期基本框架仍按宋鸿钊教授提出的标准，分为 Ⅰ、Ⅱ、Ⅲ、Ⅳ期，但删除了原有的 a、b、c 亚期。修改后的评分标准与原 WHO 评分系统的区别为：ABO 血型作为危险因素被去掉，肝转移的评分由原来的 2 分上升至 4 分，删除了原来 WHO 评分系统中的中危评分，总评分≤6 分者为低危患者，≥7 分者为高危患者。例如，一患者为妊娠滋养细胞肿瘤肺转移，预后评分为 5 分，此患者的诊断应为妊娠滋养细胞肿瘤（Ⅲ：5）。2000 年的 FIGO 分期客观地反映了妊娠滋养细胞肿瘤患者的实际情况，在疾病诊断的同时更加简明地指出了患者除分期之外的病情轻重及预后危险因素，更有利于患者治疗方案的选择及对预后的评估。

表5-3 妊娠滋养细胞肿瘤解剖学分期（FIGO，2000年）

期别	定义
Ⅰ期	病变局限于子宫
Ⅱ期	病变扩散，但仍局限于生殖器官（附件、阴道、子宫阔韧带）
Ⅲ期	病变转移至肺，有或无生殖系统病变
Ⅳ期	病变转移至脑、肝、肠、肾等其他器官

表5-4 妊娠滋养细胞肿瘤FIGO预后评分标准（2000年）

项目	0	1	2	4
年龄（岁）	<40	≥40	—	—
前次妊娠	葡萄胎	流产	足月产	—
距前次妊娠时间（月）	<4	4~6	7~12	>12
治疗前血hCG（U/L）	≤10^3	>10^3，且<10^4	>10^4，且<10^5	>10^5
最大肿瘤大小（包括子宫）	—	≥3，且<5 cm	≥5 cm	
转移部位	肺	脾、肾	胃肠道	肝、脑
转移病灶数目	—	1~4	5~8	>8
先前失败化疗	—	—	单药	两种或两种以上药物

注 临床分期标准说明，①总分≤6分者为低危，≥7分者为高危；②诊断书写，例如一患者为肺转移，预后评分为5分，则该患者的诊断描述为"妊娠滋养细胞肿瘤（Ⅲ：5）"；③解剖学分期中的肺转移根据X线胸片或肺CT检查，评分系统中的肺部病灶数目以X线胸片计数；④肝转移根据超声或CT检查，脑转移根据CT或MRI检查。

2015年FIGO癌症报告在高危滋养细胞肿瘤中又分出超高危滋养细胞肿瘤，后者持指预后评分≥12分及对一线联合化疗反应差的肝、脑或广泛转移的高危病例，预后差。

五、治疗

在滋养细胞肿瘤诊断成立后，必须在治疗前对患者做全面评估。评估内容包括：①评估肿瘤的病程进展和病变范围，确定GTN的临床分期和预后评分，为治疗方案的制订提供依据；②评估一般状况及重要脏器功能状况，以估计患者对制订的治疗方案的耐受力。

（一）用于治疗前评估的手段和方法

1. 必要的检查手段和方法

①仔细询问病情。②全面体格检查（包括妇科检查），尤其注意阴道转移灶。③血、尿常规检查。④心电图检查。⑤肝肾功能。⑥血清hCG测定：必须测其最高值。⑦盆腔超声：注意测量子宫原发病灶和盆腔转移灶的大小和数目。⑧胸部X线摄片：应为常规检查，阴性者再行肺CT检查。对肺转移或阴道转移者或绒癌患者应选择颅脑及上腹部CT或MRI，以除外肝、脑转移。肝功能检查异常者也应选择腹部超声或CT检查以除外肝转移。

2. 可选择的检查手段和方法

①血和脑脊液hCG测定有助于脑转移诊断，其比值在20以下时有脑转移可能，但因为血hCG变化快于脑脊液，所以不能单凭一次测定作出判断。②存在消化道出血症状时应选择消化道内镜检查或动脉造影。③存在血尿症状时应选择IVP和膀胱镜检查。④盆腔、肝

等部位动脉造影有助于子宫原发病灶和相关部位转移病灶的诊断。⑤腹腔镜检查有助于子宫病灶及盆、腹腔转移病灶的诊断。

（二）治疗方法

治疗原则为采用以化疗为主、手术和放疗为辅的综合治疗。在制订治疗方案之前，必须在明确临床诊断的基础上，根据病史、体征及各项辅助检查的结果，作出正确的临床分期，治疗方案的选择应根据 FIGO 分期与评分、年龄、对生育的要求和经济情况综合考虑，实施分层或个体化治疗。

1. 化疗

可用于妊娠滋养细胞肿瘤化疗的药物很多，目前常用的一线化疗药物有氨甲蝶呤（MTX）、氟尿嘧啶（5-FU）、放线菌素 D（Act-D）或国产放线菌素 D（KSM）、环磷酰胺（CTX）、长春新碱（VCR）、依托泊苷（VP-16）等。

化疗方案的选择目前国内外已基本一致，低危患者选择单一药物化疗，而高危患者选择联合化疗。

（1）单一药物化疗：低危患者（通常包括Ⅰ期和评分≤6 分的Ⅱ～Ⅲ期病例）可首选单一药物化疗，常用的一线单一化疗药物有 MTX、5-FU 和 Act-D。来自 Cochrane 的综述资料，Act-D 的疗效可能优于 MTX（RR 0.64，CI 0.54～0.76）。当对一线药物有反应但 hCG水平不能降至正常或出现不良反应阻止化疗的正常实施时，应更换另一单一药物。当对一线单一药物无反应（如 hCG 水平上升或出现新的转移灶）或对两种单药化疗 hCG 不能降至正常时，应给予联合化疗。目前常用的单药化疗药物及用法见表 5-5。

表 5-5　推荐常用单药化疗药物及其用法

药物	剂量、给药途径、疗程日数	疗程间隔*
MTX	0.4 mg/（kg·d），肌内注射，连续 5 日	2 周
MTX	50 mg/m²，肌内注射	1 周
MTX+四氢叶酸（CF）	MTX1 mg/（kg·d），肌内注射，第 1、第 3、第 5、第 7 日；（F）0.1 mg/（kg·d），肌内注射，第 2、第 4、第 6、第 8 日，24 小时后用	2 周
MTX+Act-D	MTX250 mg，静脉滴注，维持 12 小时；Act-D10～12 μg/（kg·d），静脉滴注，连续 5 日	2 周
氟尿嘧啶	28～30 mg/（kg·d）静脉滴注，连续 8～10 日	2 周

注　*，疗程间隔一般指上一疗程化疗的第 1 日到下一疗程化疗的第 1 日之间的间隔时间。这里特指上一疗程化疗结束至下一疗程化疗开始的间隔时间。

（2）联合化疗：适用于高危病例（通常为≥7 分Ⅱ～Ⅲ期和Ⅳ期），首选的方案是EMA-CO方案。EMA-CO 方案初次治疗高危转移妊娠滋养细胞肿瘤的完全缓解率及远期生存率均在80%以上。该方案耐受性较好，最常见的不良反应为骨髓抑制，其次为肝肾毒性。由于粒细胞集落刺激因子（G-CSF）骨髓支持和预防性抗吐治疗的应用，EMA-CO 方案的计划化疗剂量强度已能得到保证。EMA-CO 方案的远期不良反应是可诱发骨髓细胞样白血病、黑色素瘤、结肠癌和乳癌等，其中继发白血病的发生率高达 1.5%。宋鸿钊教授首创的氟尿嘧啶为主的联合化疗方案对高危病例也有较好的疗效。此外，也有采用 BEP、EP 等铂类为主的方案（表5-6）。

表5-6　联合化疗方案及用法

方案	剂量、给药途径、疗程日数	疗程间隔*
氟尿嘧啶+KSM		3 周
	5-FU 26~28 mg/（kg·d），静脉滴注 8 日	
	KSM 6 μg/（kg·d），静脉滴注 8 日	
EMA-CO		2 周
第一部分　EMA		
第 1 日	VP16 100 mg/m²，静脉滴注	
	Act-D 0.5 mg，静脉注射	
	MTX 100 mg/m²，静脉注射	
	MTX 200 mg/m²，静脉滴注 12 小时	
第 2 日	VP16 100 mg/m²，静脉滴注	
	Act-D 0.5 mg，静脉注射	
	四氢叶酸（CF）15 mg，肌内注射（从静脉注射 MTX 开始算起 24 小时给药，每 12 小时 1 次，共 2 次）	
第 3 日	四氢叶酸 15 mg，肌内注射，每 12 小时 1 次，共 2 次	
第 4~7 日	休息（无化疗）	
第二部分　CO		
第 8 日	VCR 1.0 mg/m²，静脉注射	
	CTX 600 mg/m²，静脉滴注	

注　*，疗程间程指上一疗程化疗结束至下一疗程化疗开始的间隔时间。

（3）疗效评估：在每一疗程结束后，应每周一次测定血清 hCG，结合妇科检查、超声、胸片、CT 等检查。在每疗程化疗结束至 18 日内，血清 hCG 下降至少 1 个对数称为有效。

（4）不良反应防治：化疗主要的不良反应为骨髓抑制，其次为消化道反应、肝肾功能损害及脱发等。

1）骨髓抑制：是最常见的一种。主要表现为外周血白细胞和血小板计数减少，对红细胞影响较少。在上述规定剂量和用法下，骨髓抑制在停药后均可自然恢复，且有一定规律性。在用药期间细胞计数虽有下降，但常在正常界线以上，但用完 10 日后即迅速下降。严重的白细胞可达 1×10⁹/L 左右，血小板可达 20×10⁹/L 左右。但几日后即迅速上升，以致恢复正常。白细胞减少本身对患者无严重危害，但如白细胞缺乏则可引起感染。血小板减少则引起自发性出血。

2）消化道反应：最常见的为恶心、呕吐，多数在用药后 2~3 日开始，5~6 日后达高峰，停药后即逐步好转。一般不影响继续治疗。但如呕吐过多，则可因大量损失胃酸而引起代谢性碱中毒和钠、钾和钙的丢失，出现低钠血症、低钾血症或低钙血症症状，患者可有腹胀、乏力、精神淡漠、手足搐搦或痉挛等。除呕吐外，也常见有消化道溃疡，以口腔溃疡为最明显，多数是在用药后 7~8 日出现。抗代谢药物常见于口腔黏膜，放线菌素 D 常见于舌根或舌边。严重的均可延至咽部、食管，甚至肛门。一般于停药后均能自然消失。除影响进食和造成痛苦外，很少有不良后患。但由于此时白细胞和血小板下降，细菌很易侵入机体而发生感染。5-FU 除上述反应外，还常见腹痛和腹泻。一般用药 8~9 日开始，停药后即好转，但如处理不当，并发伪膜性肠炎，后果十分严重。

3）药物中毒性肝炎：主要表现为用药后血转氨酶值升高，偶见黄疸。一般在停药后可恢复，但未恢复时即不能继续化疗，而等待恢复时肿瘤可以发展，影响治疗效果。

4）肾功能损害：MTX 和顺铂等药物对肾均有一定的毒性，肾功能正常者才能应用。

5）皮疹和脱发：皮疹最常见于应用 MTX 后，严重者可引起剥脱性皮炎。脱发最常见于应用 KSM。1 个疗程往往即为全秃，但停药后均可恢复生长。

为预防并发症的发生，用药前需先检查肝、肾和骨髓功能及血、尿常规，正常才可开始用药。用药时应注意血象变化，宜隔日检测白细胞和血小板计数，必要时每日检测。如发现血象低于正常线即应停药，待血象恢复后再继续用药。疗程完成后仍要检查血象至恢复正常为止。如血象下降过低或停药后不及时回升，应及时使用粒细胞集落刺激因子（G-CSF），G-CSF 不与化疗同时使用，距离化疗至少 24 小时。如患者出现发热，应及时给予有效抗生素。有出血倾向者可给止血药物以及升血小板药物。呕吐严重者引起脱水、电解质紊乱或酸碱平衡失调时，可补给 5%~10% 葡萄糖盐水。缺钾时应加氯化钾。因缺钙而发生抽搐时可静脉缓慢注射 10% 葡萄糖酸钙 10 mL（注射时需十分缓慢）。为防口腔溃疡发生感染，用药前即应注意加强口腔卫生，常用清洁水漱口。已有溃疡时要加强护理，每天用生理盐水清洗口腔 2~3 次。用氟尿嘧啶发生腹泻时要注意并发伪膜性肠炎。一般氟尿嘧啶药物大便次数不超过 4 次，大便不成形。但如见有腹泻应立即停药，严密观察。如大便次数逐步增多，即勤做大便涂片检查（每半小时 1 次），如涂片经革兰染色出现革兰阴性杆菌（大肠埃希菌）迅速减少，而革兰阳性球菌（成堆）或阴性菌增加，即应认为有伪膜性肠炎可能，宜及时给予有效抗生素（如万古霉素、盐酸去甲万古霉素及口服甲硝唑）。

（5）停药指征：hCG 阴性后，低危患者继续 2~3 个疗程的化疗，高危患者继续至少 3 个疗程化疗。

也有国外学者提出对低危患者，可根据 hCG 下降速度决定是否给予第二个疗程化疗，其指征是第一疗程化疗结束后，hCG 连续 3 周不下降或上升，或 18 日内下降不足 1 个对数。

2. 手术治疗

主要作为辅助治疗：对控制大出血等各种并发症、消除耐药病灶、减少肿瘤负荷和缩短化疗疗程等方面有一定作用，在一些特定的情况下应用。

（1）子宫切除术：主要适用于病灶穿孔出血，低危无转移且无生育要求的患者，以及耐药患者。

妊娠滋养细胞肿瘤具有极强的亲血管性，因而子宫肌层病灶含有丰富的肿瘤血管，并常累及宫旁血管丛。如肿瘤实体破裂，易发生大出血而难以控制，因而需要进行急诊子宫切除。化疗作为妊娠滋养细胞肿瘤主要的治疗手段，其不良反应也是很明显的，因此，对于低危无转移且无生育要求的患者，为缩短化疗疗程，减少化疗的不良反应，可选择切除子宫，子宫切除能明显降低化疗药物的总剂量。对于已经发生耐药的妊娠滋养细胞肿瘤患者，如果耐药病灶局限于子宫，而其他部位转移灶明显吸收，可行子宫切除术，以改善治疗效果，提高缓解率。

（2）肺切除术：肺转移是妊娠滋养细胞肿瘤最常见的转移部位。绝大多数患者经化疗药物治疗后效果较好。对少数局限性肺部耐药病变、hCG 水平接近正常者可考虑肺叶切除。为防止术中扩散，需于手术前后应用化疗。

（3）其他手术：腹部手术适用于肝、胃肠道、肾、脾转移所致的大出血，开颅手术适用于颅内出血所致的颅内压升高或孤立的耐药病灶。

3. 介入治疗

介入治疗指在医学影像设备指导下，结合临床治疗学原理，通过导管等器材对疾病进行诊断治疗的一系列技术，其中动脉栓塞以及动脉灌注化疗对耐药性妊娠滋养细胞肿瘤的治疗中具有一定的应用价值。

（1）动脉栓塞：动脉栓塞在妊娠滋养细胞肿瘤治疗中主要用于控制肿瘤破裂出血，阻断肿瘤血运，导致肿瘤坏死，栓塞剂含有抗癌物质，起缓释药物的作用。动脉栓塞治疗用于控制妊娠滋养细胞肿瘤大出血常取得较好效果；Garner 等通过选择性子宫动脉栓塞成功地治疗了妊娠滋养细胞肿瘤所致的子宫大出血，同时保留了生育功能并成功地获得足月妊娠。动脉栓塞治疗操作时间短、创伤小，在局部麻醉下行股动脉穿刺，通过动脉造影可快速找到出血部位并准确地予以栓塞以阻断该处血供，达到及时止血目的。

（2）动脉灌注化疗：可提高抗癌药物疗效，降低全身不良反应。原因：①药物直接进入肿瘤供血动脉，局部浓度高，作用集中；②避免药物首先经肝、肾等组织而被破坏、排泄；③减少了药物与血浆蛋白结合而失效的概率。目前，动脉灌注化疗多采用 Seldinger 技术穿刺股动脉，依靠动脉造影，插管至肿瘤供血动脉，再进行灌注化疗。采用超选择性动脉插管持续灌注合并全身静脉用药治疗绒癌耐药患者有较满意的疗效。

4. 放疗

目前应用较少，主要用于肝、脑转移和肺部耐药病灶的治疗。

5. 超高危滋养细胞肿瘤的治疗

以综合治疗为主。可直接选择 EP-EMA 等二线方案，但这类患者一开始采用强烈化疗可能引起出血、败血症，甚至器官衰竭，可在标准化疗前先采用低剂量强度化疗，如 VP 100 mg/m² 和顺铂 20 mg/m²，每周 1 次共 1~3 周，病情缓解后，转为标准化疗。综合治疗措施包括脑部手术、栓塞介入、全身化疗+鞘内注射 MTX。

六、随访

治疗结束后应严密随访，第 1 次在出院后 3 个月，以后每 6 个月 1 次至 3 年，以后每年 1 次共 5 年。随访内容同葡萄胎。随访期间应严格避孕，一般于化疗停止≥12 个月才可妊娠。

七、临床特殊情况的思考和建议

1. 血清 hCG 及其主要相关分子结构在 GTN 中的变化以及临床意义

hCG 是一种糖蛋白激素，由 α 和 β 两个亚基组成。其中 α 亚基与 FSH、LH、TSH 等相同，而 β 亚基决定了 hCG 的生物学和免疫学特性。hCG 具有多种分子存在形式，包括规则 hCG、高糖基化 hCG、游离 β 亚单位、缺刻 hCG、β-亚单位 C 末端多肽缺失的 hCG、尿 β-核心片段等。

目前实验室检测 hCG 主要采用免疫测定法，测定的 hCG 即总 β-hCG 包括所有含 β 亚单位的 hCG，如完整的天然 hCG、游离 β-hCG、β 核心片段等。hCG 是临床诊断 GTN 最主要的生物标记物，是 GTN 治疗前评估及预后评分的重要参考指标之一。通过动态监测总 hCG 浓度，有助于临床疗效监测和预后判断。

高糖基化 hCG 是由侵蚀性的细胞滋养细胞分泌的，在侵蚀性葡萄胎和绒癌中，以高糖基化 hCG 为主要存在形式，而在葡萄胎中，则以规则 hCG 为主。因此，高糖基化 hCG 标志着细胞滋养细胞或侵蚀性细胞的存在。高糖基化 hCG/总 hCG 比值可敏感地指示病变的活动状态，高糖基化 hCG 缺失（<1%）提示为静止期滋养细胞疾病，该比值超过 40% 时预示着侵蚀性葡萄胎、绒癌的发生和发展，介于两者之间则为缓慢增长或低度侵袭性 GTN。故而，有学者认为，高糖基化 hCG 对于鉴别侵蚀性滋养细胞疾病和非侵蚀性滋养细胞疾病、胎盘部位滋养细胞肿瘤（PSTT）和绒癌有着重要意义。

研究表明游离 β-hCG 水平增高，即使总 hCG 在正常范围，往往也提示有病理情况。在正常妊娠时，85% 标本的游离 β-hCG/hCG 小于 1.0%，葡萄胎时游离 β-hCG/hCG 的比值增高，而滋养细胞肿瘤时此比值最高，Cole LA 等将 β-hCG/hCG 比值>5% 作为诊断恶性变的指标。在绒癌的随访过程中，如能同时联合检测游离 β-hCG，将比单独检测 hCG 能更早发现疾病的复发。

2. hCG 测定假阳性

主要发生在疑有妊娠或异位妊娠、葡萄胎妊娠或 GTN 的妇女中。在过去的 20 年中，Cole 等共发现了 71 例假阳性 hCG 患者，hCG 平均值为（102±152）U/L（范围 6.1～900 U/L）。在这些患者中，影像学检查未发现明显病灶。其中 47 例患者接受了化疗，9 例患者接受了手术但最后病理标本中没有发现肿瘤病灶，5 例患者由于有葡萄胎或 GTN 病史而进行 hCG 的监测。但最终的结果证实这些患者均是由于 hCG 假阳性的结论而造成的误诊，所有的治疗都是不必要的。

根据美国 hCG 鉴定服务中心的建议，目前鉴别假阳性的标准包括：①用多种免疫测定法测出的血清 hCG 值有 5 倍以上的差异；②在相应的尿液标本中检测不到 hCG 或 hCG 相关分子的免疫活性，由于引起假阳性的干扰物质仅仅存在于血清中，因此采用尿 hCG 测定可以鉴别血清 hCG 测定的准确性；③检测出通常不出现在血清中的 hCG 相关分子如高糖化 hCG、β-核心片段等；④使用某种异嗜性抗体阻断剂可减少或防止假阳性的出现；⑤hCG 浓度的下降与血清稀释倍数不平行。

绝大多数的假阳性结果是由于血清中异嗜性抗体的存在。它是一种抗其他人类抗体或类人类抗体的二价人类抗体。它能跨越物种，与 hCG 测定试验中所用的动物抗体相结合，与 hCG 竞争抗体，从而出现持续假阳性的结果。异嗜性抗体阻断剂可以很好地减少或防止这种假阳性的出现。

但也有学者发现，在许多假阳性病例中，经过化疗或手术治疗后，血清 hCG 水平会出现暂时性的下降，这可能会进一步误导医生作出错误的诊断和治疗。现在认为，这种现象的出现可能是由于免疫系统一过性的削弱、异嗜性抗原的减少而导致的假阳性结果表面上的下降。

3. 持续性低水平 hCG 升高

发生持续性低水平 hCG 升高的原因主要分为假性低水平 hCG 升高（hCG 假阳性）及真性低水平 hCG 升高，后者又分为垂体来源、静止期滋养细胞肿瘤及无法解释的 hCG 升高三类。关于 hCG 假阳性问题已如前所述。真性持续性低水平 hCG 升高有如下特点：①持续长时间的低水平 hCG 升高，通常为 200 U/L 以下，维持 3 个月甚至 10 年；②无临床征象和影像学证据确定肿瘤存在；③对化疗无反应或反应轻微。若 hCG 水平很低或为闭经或围绝经期妇女，应考虑是否为垂体来源，如给予高剂量雌激素的口服避孕药 3 周后血清 hCG 下降，即可明确诊断。静止期滋养细胞疾病可能来源于前次妊娠遗留的零星的正常的滋养细胞或滋养细胞肿瘤化疗后残留的滋养细胞，也可能来源于滋养叶组织或滋养细胞疾病。美国 hCG 鉴定服务中心研究的 93 例静止期滋养细胞疾病中有 20 例（22%）发展为侵袭性疾病，这部分患者大多有滋养细胞肿瘤病史。除上述情形外，尚有少部分无法解释的 hCG 升高，根据美国 hCG 鉴定服务中心的经验，在年龄大于 40 岁的妇女中，血 hCG 水平在 32 U/L 以内可视为正常。

截至 2005 年，美国 hCG 鉴定服务中心共收集到 170 例持续性低水平 hCG 患者。其中 71 例为假阳性 hCG，69 例为静止期 GTD，17 例为垂体来源的 hCG，13 例为有活性的恶性肿瘤，包括绒癌、胎盘部位滋养细胞肿瘤或非滋养细胞恶性肿瘤。

对于持续性低水平 hCG 升高诊断首先要排除假阳性及垂体来源的真性持续性低水平 hCG 升高，对于静止期滋养细胞疾病或无法解释的 hCG 升高者，大多数学者不主张对这些患者进行化疗或者子宫切除术等积极的治疗，但应严密随访。随访过程中如出现 hCG 上升或出现病灶者应按妊娠滋养细胞肿瘤原则给予治疗。有研究表明，滋养细胞肿瘤即使延迟 6 个月再开始化疗也不影响预后，故适当的等待是安全的，从而减少过度治疗。

4. 子宫切除术

只用于一些特定的条件下，使用得当对控制疾病并发症、处理耐药等方面均具有非常重要的地位。

（1）手术适用范围：①子宫病灶穿孔腹腔内出血或子宫大出血者；②无生育要求的低危无转移患者；③对局限于子宫的耐药病灶，可根据对生育的要求与否而行子宫全切除术或保留子宫的子宫病灶剔除术。

Pisal 等曾对 12 例 GTN 患者因难以控制的阴道大出血或严重的腹腔内出血而进行了急诊子宫全切除术，成功地保住了患者生命，故手术为控制 GTN 大出血的主要治疗手段之一是不容置疑的。向阳等报道对无生育要求的低危无转移 GTN 患者采用化疗联合子宫切除的治疗方案，结果既缩短治疗时间、减少了化疗疗程数，还减少了复发的风险。而对于低危有转移的患者，切除子宫的意义尚有很大争议。Suzuka 等认为，对于转移性低危 GTN 患者，子宫切除无助于减少化疗药物总剂量。对于这部分患者，更多的学者倾向于给予多疗程化疗后，如发生耐药并且病灶局限于子宫，建议行子宫切除术。

（2）手术时机的选择：对于低危无转移的 GTN 患者，手术可作为首选治疗，并在术中给予一次性的辅助性化疗。但 Suzuka 等认为，手术应选择在第一个化疗疗程结束后的 2 周内。术前少数几个疗程的化疗，可减少子宫充血情况及肿瘤的供血，既可以减少手术的风险，彻底清除病灶，也减少了手术时肿瘤细胞扩散的可能。对于复发及耐药的患者，如手术指征明确，需及时手术治疗。

（3）手术方式：对于 GTN 的手术方式的选择，首选为全子宫切除。年轻患者可予保留双侧卵巢，对于年轻有生育要求的局限性的子宫耐药病灶，可考虑行子宫病灶切除术。

（4）术中注意点：GTN 患者子宫血管明显增加，子宫动脉直径可达 1 cm 以上，子宫静脉丛明显扩张，特别是当肿瘤累及宫旁时，止血困难，甚至可能发生严重大出血。在这种情况下，最好将阔韧带打开，暴露出输尿管，并将输尿管分离到髂总动脉分叉水平，在髂内动脉周围放置有弹性的血管吊带，当出现严重出血时暂时结扎髂内动脉，并将髂内动脉分离到子宫动脉起始处，必要时结扎子宫动脉或髂内动脉，对子宫静脉可以用血管夹进行结扎，另外，尽量避免挤压子宫，以减少滋养细胞肿瘤组织栓塞的可能。对于大出血血流动力学不稳定的患者，最好由有经验的医师进行手术。

5. 多脏器转移及危重病例的处理

（1）广泛肺转移致呼吸衰竭：GTN 肺转移临床症状多样，广泛肺转移患者因换气和通气功能障碍可发生呼吸衰竭。①选择化疗方案：多数学者认为，可选用剂量强度适中的化疗方案，待肿瘤负荷明显下降、呼吸状况明显改善后再改用剂量强度较大的多药联合化疗方案，以尽量避免加重呼吸衰竭。②呼吸支持：对出现低氧血症或呼吸衰竭的患者，及时正确地应用呼吸支持是治疗成败的关键，包括鼻导管间断给氧、面罩持续高流量给氧以及呼吸机正压给氧。③预防、处理肺部感染：广泛肺转移若伴有呼吸功能障碍，加上化疗导致肺部肿瘤出血坏死加重，极易合并肺部感染。感染不仅常见，而且往往致命，一旦化疗中发生感染，应早期诊断并合理使用抗生素。

（2）脑转移：GTN 合并脑转移并不罕见，其发生率为 3%～28%，由于滋养细胞的亲血管特点，脑转移患者常发生颅内出血、硬膜下出血，甚至脑疝，并常以此为首发症状，也是患者主要死亡原因之一。治疗方法如下。

1）对症支持治疗：主要在控制症状，延长患者生命，使化学药物有机会发挥充分作用。治疗包括：降低颅内压，减轻症状，可以每 4～6 小时给甘露醇 1 次（20% 甘露醇 250 mL 静脉快速滴注，半小时滴完），持续 2～3 日；使用镇静止痛剂以控制反复抽搐和剧烈头痛等症状；控制液体摄入量，以免液体过多，增加颅压，每日液体量宜限制在 2 500 mL 之内并忌用含钠的药物；防止并发症如咬伤舌头、跌伤、吸入性肺炎及褥疮等，急性期应有专人护理。

2）全身化疗：一般采用静脉联合化疗，由于脑转移绝大部分继发于肺转移，也常合并肝、脾等其他脏器转移。为此，在治疗脑转移的同时，必须兼顾治疗其他转移。只有肺和其他转移也同时被控制，则脑转移治疗效果才能令人满意。

3）鞘内给药：一般用 MTX。为防止颅内压过高，防止腰椎穿刺时发生脑疝。穿刺时需注意以下几点：穿刺前给予甘露醇等脱水剂以降低颅压；穿刺时宜用细针，并要求一次成功，以免针眼过大或多次穿孔、术后脑积液外渗引起脑疝；穿刺时不宜抽取过多脑脊液作常规检查，以免引起脑疝。

4）开颅手术：是挽救濒临脑疝形成患者生命的最后手段，通过开颅减压及肿瘤切除，可避免脑疝形成，从而为脑转移患者通过化疗达到治愈赢得了时间。对于孤立的耐药而持续存在的脑转移病灶可通过手术切除。

5）全脑放疗：目前国外比较推荐在全身化疗的同时给予全脑放疗。全脑放疗有止血和杀瘤细胞双重作用，可预防急性颅内出血和早期死亡。有学者采用 EMA-CO 全身化疗联合 2 200 cGy 全脑放疗治疗 21 例脑转移患者，其脑转移病灶 5 年控制率高达 91%。

6. 后续生育问题

大多数 GTN 患者年轻尚未生育，因此，都期望后续有正常的妊娠结局。综合 9 个研究中心的研究结果，GTN 化疗后，死产的概率比普通人群似乎有所增加。Woolas 等学者报告，化疗方案不论是 MTX 单药或联合化疗，与妊娠率及妊娠结局无相关性。在 GTV 随访中，如患者尚未完成规定的随访时间即意外妊娠，血清 hCG 再次出现升高，需行超声检查来鉴别妊娠或疾病复发。Matsui 等报道，在 GTN 停止化疗后 6 个月内妊娠，发生畸形、自然流产及死产以及重复性葡萄胎的风险增加。而停药后 1 年以上妊娠者其不良妊娠结局跟普通人群相似。因此，建议对有生育要求的 GTN 患者在化疗结束后避孕 1 年方可妊娠。

（李明军）

第六章

流　产

第一节　自然流产

一、定义

我国将妊娠不足 28 周、胎儿体重不足 1 000 g 而自行终止者，称为自然流产。随着医学的发展进步，流产的时限问题至今仍存在争议，不同国家和地区对流产限定的妊娠时期有所不同，有国家将自然流产的时限定为 25 周，甚至是 20 周，这是由于在发达国家，孕龄超过 20 周，体重超过 500 g 的新生儿，通过有效的救治仍可获得存活的机会，但目前我国仍然根据国内的实际情况，将流产的时限定为 28 周。临床上将妊娠 12 周前终止者，称为早期流产，妊娠 12 周至不足 28 周终止者，称为晚期流产。

二、流行病学

自然流产是育龄期妇女的常见疾病之一。但由于诊断标准的不一致，故要精确统计自然流产的发生率十分困难，综合不同地区、不同阶层及不同年龄的统计结果，自然流产的发生率为 15% ~ 40%，而其中 80% 以上为发生在妊娠 12 周前的早期流产。近年采用 β-hCG 放射免疫法于月经周期的后半期对已婚妇女进行检测，发现有 30% ~ 40% 的受精卵在着床后月经前发生流产，临床表现仅为月经稍延迟、经量稍增多，这即是生化妊娠或隐形流产。因此，自然流产的实际发病率可能会高于上述报道。

三、病因

在既往临床实践中，对自然流产物进行绒毛染色体分析时发现半数以上存在染色体核型异常，因此，将自然流产视为异常胚胎自然淘汰的一种临床现象，但是随着围产医学及生殖免疫科学的发展，学者们逐渐发现自然流产的病因十分复杂，除了遗传因素之外，还包括解剖因素、内分泌因素、感染因素、环境因素及母体的全身性疾病等，目前由免疫功能异常及血栓前状态导致的流产也日渐引起国内外专家学者的关注。另外，不同的致病原因导致的自然流产，其发生时限也有所不同，早期流产多为染色体异常、内分泌异常、生殖免疫紊乱、感染及血栓前状态等所致；晚期流产且胚胎停止发育者，多见于血栓前状态、感染等；晚期流产但胚胎组织新鲜者，多数是由于子宫畸形、宫颈功能不全等解剖因素所致。由于导致自然流产与复发性流产的病因基本一致，具体阐述详见本章第二节复发性流产相关章节。

四、病理

流产的过程为一个妊娠物逐渐与子宫剥离直至排出子宫的过程，对妊娠物的检查有助于了解流产的原因。

1. 妊娠 8 周前流产病理

在妊娠 8 周以前的流产标本常是一个完整的蜕膜管型，囊胚包埋于蜕膜内，切开管型后仔细检查囊胚部，有时胚囊中仅见少量羊水而不见胚胎，如囊胚部发育不明显者，应做病理显微镜下检查，可与异位妊娠的蜕膜管型作鉴别诊断。一般囊胚种植部较厚，伴有少量陈旧性出血、胚胎发育异常在早期流产可分为两类：一类是全胚发育异常，即生长结构障碍，包括无胚胎、结节状胚、圆柱状胚及发育阻滞胚；另一类是特殊发育障碍，常见者包括神经管缺陷和肢体发育缺陷等。

2. 妊娠 8 周后流产病理

（1）肉眼标本所见：妊娠 8 周以后的流产标本可因出血多少及胎儿死亡后滞留子宫腔内时间的长短不同而有不同的变化，排出后的妊娠物大体上可以分为血肿样或肉样胎块、结节性胎块以及微囊型胎盘 3 种。

1）血肿样或肉样胎块：妊娠物周围包以血块，羊膜囊被压缩，其中充满血块。

2）结节性胎块：绒毛膜下形成结节状血块向羊膜腔突出，羊膜面仍保持光滑，切面可见绒毛膜下有大小不等的血栓，褐色或深红色结节状物。

3）微囊型胎盘：常见于染色体有三倍体异常者，其绒毛水肿，呈水泡状改变，胎盘切面成微囊型，微囊直径为 3~12 mm，可见肉眼观察正常的绒毛混杂相间。文献报道，妊娠物染色体有三倍体异常者其胎盘约 50% 有此变化。

（2）妊娠晚期流产胎盘病理：晚期流产胎盘常可见梗死、胎盘后血肿、胎膜绿染及部分水泡状胎块变化。

自然流产胎盘组织，根据显微镜下变化可分为 5 类。

1）绒毛形态正常，与孕龄相符，在自然流产胎盘中占 40%~50%。

2）绒毛形态正常，但绒毛或干绒毛血管硬化及闭锁、纤维蛋白样坏死、绒毛增多、合体结节增多。以上变化，目前多数学者都认为系胎儿死亡后表现，在自然流产胎盘中占 20%~30%。

3）绒毛水泡样变：表现为绒毛水肿，血管稀少或无血管，若不合并滋养细胞增生，则为绒毛退行性变表现，染色体检查为二倍体；若合并局部轻度或中度滋养细胞增长，染色体检查多为三倍体。

4）绒毛发育不良：绒毛生长受到抑制、绒毛小、血管形成差、绒毛间质细胞幼稚，滋养细胞发育不良；此类胎盘仅见于染色体为非整倍体的胎盘。

5）炎症性改变：为晚期流产中常见的变化，胎盘外观虽为正常表现，但有绒毛膜羊膜炎、绒毛板炎及脐带炎，此为上行性感染表现，若有绒毛炎，则可能有血行性感染。

（3）妊娠晚期流产胎儿及脐带变化：晚期流产的胎儿变化可见以下几种病理状态，压缩胎儿、纸样胎儿及浸软胎儿。其脐带病变则有脐带扭曲、脐带缠绕，这些可能是死后变化，而脐带中血管狭窄有血栓形成及单脐动脉则是真正的病变，可能是胎儿的直接死因，其他如脐带打结、过短、过长、脱垂等均少见。

五、分类

根据自然流产发展的不同阶段，可以将其分为以下几种临床类型。

1. 先兆流产

先兆流产指妊娠 28 周前出现阴道流血，阴道流血量较少，多为暗红色，也可为鲜红色或血性白带，可持续数日或数周。继而可出现阵发性痛下腹或腰骶部不适。盆腔检查宫颈口未开，胎膜完整，妊娠物未排出，子宫大小与妊娠周数相符。20%～25%的孕妇在早期妊娠时可能出现以上症状。倘若超声检查已见胎心搏动，则流产风险会明显下降，但仍有半数出现先兆流产的患者最终流产。

2. 难免流产

难免流产指先兆流产进一步发展，流产不可避免。阴道流血量增多，阵发性下腹痛加剧，或出现阴道流液（胎膜破裂）。妇科检查宫颈口已扩张，有时可见胚胎组织或胎囊堵塞于宫颈内口，子宫大小与停经周数基本相符或略小。

3. 不全流产

难免流产继续发展，部分妊娠物排出宫腔，且部分残留于宫腔内或嵌顿子宫颈口处，或胎儿排出后胎盘滞留宫腔或嵌顿于宫颈口，影响子宫收缩，导致大量出血，甚至发生休克。妇科检查见宫颈口已经扩张，宫颈口有妊娠物堵塞及持续性血液流出，子宫小于停经周数。

4. 完全流产

完全流产指妊娠物已经完全从宫腔排出，阴道流血明显减少并逐渐停止，腹痛渐消失。妇科检查宫口已经关闭，子宫大小接近正常。

5. 临床上尚有几种特殊流产

（1）稽留流产：又称过期流产，指胚胎或胎儿已经死亡但仍滞留宫腔内未能及时自然排出者。其死亡具体周数难以确定，亦并无特殊临床意义。典型表现为早孕反应消失，有先兆流产症状或无任何症状，子宫不再增大反而缩小，若已到中期妊娠，孕妇腹部不见增大，胎动消失。妇科检查宫颈口未开，子宫较停经周数小，质地不软，未闻及胎心。死亡的妊娠物在宫腔内滞留过久，可使母体发生严重的凝血功能障碍，与早期妊娠相比，胎儿死亡前已达中期妊娠者更易出现此种情况。发生稽留流产的原因尚不明确，有研究显示持续而大量的使用孕激素治疗先兆流产可能是导致稽留流产的原因之一。

（2）复发性流产：指与同一性伴侣连续发生 3 次或 3 次以上自然流产。其特点是每次流产多发生于同一妊娠月份，其临床经过与一般流产相同。

（3）流产合并感染：流产过程中，如果阴道流血时间过长，或有胚胎组织残留于宫腔内，有可能引起宫腔感染，严重感染时可波及盆腔、腹腔甚至全身，从而并发盆腔炎、腹膜炎、败血症及感染性休克。

六、诊断

临床上诊断流产根据病史、临床表现加适当的辅助检查即可确诊，但是自然流产的病因及相关因素十分复杂，而且不同原因导致的流产，尤其是早期流产在临床表现上缺乏特异性，因此难以仅凭借临床症状和体征对其病因作出准确的推测，并且较多患者同时存在多种致病因素，如若检查项目不全面，未能及时给予适当的综合治疗，致使遗漏了对某些相关因素的处理，将可能导致保胎失败。但由于自然流产病因复杂，进行全面筛查时涉及的检查项目繁多，如若对所有患者均进行全套检查，不仅耗费时间，而且费用昂贵，所以在临床实践中，可以以自然流产发生时的孕周及胚胎或胎儿的状况作为判断依据适当缩小筛查范围，从而选择适当且必要的检查项目。

一般而言，晚期流产且胚胎组织新鲜或胎儿有生机则考虑主要是由解剖因素导致，需明确是否存在宫腔粘连、子宫纵隔等生殖器畸形及宫颈功能不全，对于晚期流产且胚胎已经停止发育，或者胎死宫内患者的筛查则主要侧重于血栓前状态、病原体感染及脐带羊水状况等；对于早期流产者则必须进行全面规范的检查。由于考虑到早期自然流产者有超过半数存在绒毛染色体异常的情况，属于自然淘汰，倘若对仅有一次自然流产史的患者即进行全面的病因学筛查有悖于卫生经济学原则，故可以暂时不予特殊处理。但对于有 2 次及以上自然流产史的患者，以及年龄较大已接近围绝经期或受孕困难，且强烈要求检查者，则可给予全面的相关检查。

1. 遗传学检查

通过对夫妇双方外周血染色体及胚胎染色体进行核型分析。此外，还可通过分子遗传学检查对少数单基因遗传病作出诊断，如苯丙酮尿症等。

2. 感染因素

包括弓形虫、巨细胞病毒、风疹病毒、沙眼衣原体、人支原体和解脲支原体等的检查。

3. 内分泌功能检查

（1）hCG：一般妊娠后 8~9 日即可在母血中检测出 hCG，随着妊娠进展，hCG 水平逐渐升高，早孕期 hCG 倍增时间为 48 小时左右，于妊娠 8~10 周达到高峰。因此，妊娠早期可通过连续测定血 hCG 水平了解胎儿情况，血清 β-hCG 值低或呈下降趋势，则提示可能发生流产；如每 48 小时血清 β-hCG 值升高不足 65%，提示妊娠预后不良，因此值得注意的是，单次血或尿 hCG 的阳性并不能提示胚胎或胎儿的存活。

（2）孕激素：妊娠后血清孕激素水平持续升高，妊娠 7 周为（76.4±23.7）nmol/L，妊娠 8 周为（89.2±24.6）nmol/L，妊娠 9~12 周为（18.6±40.6）nmol/L，妊娠 13~16 周为（142.0±4.0）nmol/L。孕激素水平低于 31.2 nmol/L 可提示胚胎已经死亡，临床上检测孕酮水平低可能由于胚胎自身发育异常导致。

（3）催乳素（PRL）：是由腺垂体分泌的一种多肽蛋白激素，在维持正常黄体功能中发挥重要作用，PRL 过高或过低均可导致黄体功能不全，PRL 正常值 4~20 ng/mL。

（4）甲状腺功能和血糖：检测 TSH、游离 T_4，必要时行甲状腺抗体的测定；行空腹血糖、胰岛素的测定，以便了解有无糖尿病。

4. 解剖因素检查

通过妇科检查及 B 超、宫腔镜、子宫输卵管碘油造影及腹腔镜等检查，明确是否存在子宫发育畸形及子宫形态或结构异常，并排除子宫器质性疾病。

5. 免疫因素检查

免疫因素检查包括保护性抗体（封闭抗体）、自身抗体及淋巴细胞的检查（见本章第二节复发性流产）。

6. 血栓前状态的检查

常用检测项目有凝血常规四项，包括 TT、APTT、PT 及 Fg；血栓前状态分子标志物，包括凝血酶原片段（F1+2）、血栓调节蛋白（TM）、凝血酶—抗凝血酶复合物（TAT）、抗凝血酶-Ⅲ（AT-Ⅲ）等。

七、治疗

自然流产应根据其具体临床情况进行相应的处理。

1. 以流产次数为依据进行处理

有研究发现，随着流产次数的增加，胚胎染色体异常的检出率逐渐降低，这可以理解为随着流产复发次数的增加，其中属于自然淘汰的情况相应减少，此时则需综合考虑导致流产的各种病因，全面分析后作出判断。因此，对于发生流产次数不同的患者在临床处理上存在差异。对于初次妊娠出现先兆流产或仅有 1 次的流产史的患者，可认为此次妊娠失败多是由于胚胎异常自然淘汰所致，无须勉强保胎或给予特殊检查。但对于复发性流产患者则必须对各种可能的病因进行全面排查，并根据病因进行针对性治疗。

2. 以病因为依据进行处理

（1）免疫紊乱：对于免疫性流产患者，应通过细致而全面的检查了解其免疫紊乱的类型，给以针对性治疗。例如，对于封闭抗体产生不足的同种免疫紊乱患者可用淋巴细胞注射主动免疫治疗，以刺激封闭抗体的产生；对于抗磷脂抗体（APA）阳性的患者则应采用必要的抗凝、抗血小板处理；对于存在组织非特异性抗体的患者，如抗核抗体阳性、抗 dsDNA 阳性者可应用小剂量强的松，必要时可酌情使用其他种类的免疫抑制剂类药物；对于自然杀伤细胞（NK 细胞）数量增加或活性升高者给予大剂量静脉注射免疫球蛋白（IVIG）后可使 NK 细胞水平和活性下降，从而取得较好的妊娠结局；抗精子抗体阳性的妇女，需采用避孕套避孕 3~6 个月，防止新的抗精子抗体产生，使原有的抗体滴度下降。但需要注意的是，部分患者可能存在多种免疫异常因素，应采取综合治疗。详见复发性流产免疫治疗相关内容。

（2）血栓前状态：血栓前状态者的主要治疗方法是低分子量肝素（LMWH）单独用药或联合应用阿司匹林。用药时间可从早孕期开始，在治疗过程中如监测胎儿发育良好，孕妇凝血—纤溶指标检测项目恢复正常即可停药。

（3）染色体异常：染色体异常导致的流产目前尚无有效的治疗方法，需根据夫妇双方染色体异常的类型分别处理。对于罗伯逊同源易位携带者则应避孕或绝育，以免反复流产或分娩畸形儿；常染色体平衡易位及罗伯逊非同源易位携带者，有可能分娩正常核型及携带者婴儿，应于妊娠早期取绒毛或妊娠中期取羊水脱落细胞进行产前遗传学诊断和咨询。

（4）其他：由于子宫肌瘤、子宫畸形、宫腔粘连、子宫纵隔等解剖异常因素造成自然流产者，主张在孕前予以手术纠正，通常选用创伤小、恢复快、对生育能力改善效果好的腹腔镜或宫腔镜手术，疑有宫颈功能不全者应在妊娠期（一般 12~14 周）行预防性宫颈环扎术；对存在内分泌异常者，应针对基础疾病进行积极治疗，如糖尿病患者应积极控制血糖水平，对黄体功能不足者可通过氯米芬诱导排卵，黄体期给予 hCG 和黄体酮增强黄体功能；存在生殖道感染的流产患者，应在准确检测出感染因素的基础上加以针对性治疗，如支原体、衣原体感染的治疗首选大环内酯类药物。

3. 以临床类型为依据进行处理

（1）先兆流产：对于初次妊娠先兆流产者，多考虑自然淘汰所致，无须进行过于积极的治疗，勉强保胎，但既往有自然流产病史的患者出现先兆流产时，则必须在严密监测的同时给予恰当而有效的治疗措施。相关处理如下。①卧床休息、严禁性生活，给患者营造一个有利于心情稳定，解除紧张气氛的环境，对曾有流产史的患者，应给予更多的精神支持。②补充足够的营养物质，适当补充维生素 E、复合维生素、叶酸，必要时可使用对胎儿无害的镇静药物。③对孕激素水平低者可以进行孕激素治疗，黄体酮 10~20 mg，每日或隔日肌内注射 1 次；也可用黄体酮阴道制剂阴道内使用；口服黄体酮类药物也可应用。对 hCG 水平低或上升情况欠佳者，可每日补充 hCG 1 000~2 000 U。④对于有阴道流血的患者可给予止血药物，但使用药物止血的疗效仍有待商榷。⑤必要时可应用适当的宫缩抑制剂。⑥严密监测 hCG 水平，定期复查 B 超，以便明确保胎措施是否有效；同时进行病因学方面的筛查，以便针对病因进行治疗。

（2）难免流产：难免流产一旦确诊，应及时进行清宫术，尽早使妊娠物完全排出子宫。妊娠物吸出、刮出或排出后，要认真检查是否完整，并送病理学检查。清宫前，要检查 ABO 血型、Rh 血型、血常规、凝血功能等，若阴道流血多，应做好配血、输血准备，必要时输血或补液。对 Rh 血型阴性者，要及时注射 Rh 血型（抗 D）免疫球蛋白。清宫术后可酌情给予抗生素预防感染、子宫收缩剂加强宫缩，同时检测 hCG，明确其是否已经转阴，必要时还可复查 B 超。

（3）不全流产：应及时进行清宫术，尽早清除宫腔内残留妊娠组织。术中可予宫缩剂，如催产素 10 U 以加强子宫收缩。需认真检查排出或清出的妊娠物是否完整，并送病理学检查。必要时可适当使用抗生素预防感染，以减少子宫内膜炎、盆腔感染等，术后需要检测 hCG 水平，必要时通过超声检查了解宫腔是否有妊娠物残留。

（4）完全流产：仔细检查胚胎排出物，如无感染症状，可不予特殊处理。排出的组织物应送病理学检查。另需注意子宫收缩情况。

（5）稽留流产：确诊稽留流产后，应尽早终止妊娠。术前需详细检查凝血功能，并作好配血、输血准备。对凝血功能异常者，应酌情输新鲜血、新鲜冰冻血浆、血小板、纤维蛋白原等，必要时可用肝素，待纠正凝血功能后再行清宫。若子宫小于妊娠 12 周，可直接行清宫术，对稽留流产时间长者，因有组织机化和与子宫粘连可能，故手术时慎防子宫穿孔和出血，倘若一次清宫不能刮净妊娠物，可 5~7 日后再次刮宫。晚期稽留流产者，子宫较大，估计吸宫或刮宫困难时，可用催产素 5~10 U 加入 5%葡萄糖注射液 500 mL 中静脉滴注引产，也可使用前列腺素、依沙吖啶等方法引产，使胎儿、胎盘排出。胎儿死亡时间长者，妊娠物易与宫腔粘连，使清宫或引产困难，可预先给予雌激素 3~5 日，如每日 2 次口服炔雌醇 1 mg，或每日 3 次口服或肌内注射己烯雌酚 5 mg 等，以提高子宫对催产素的敏感性。

八、监测

有自然流产史者妊娠后，除了给予保胎治疗外，还要进行严密的监测。

1. 生化指标

包括定期检测 β-hCG、雌激素和孕激素等，自然流产患者血清 β-hCG 常持续低水平和（或）倍增不良甚至下降；雌激素和孕酮等监测指标若持续低水平或下降亦提示胚胎发育不良。

2. 超声监测

妊娠早期 B 超监测胎心搏动情况也对流产有一定预测价值，妊娠 5 周超声检查未见原始胎心搏动者发生流产的概率约是 29%，妊娠 8 周时 B 超仍无胎心搏动或孕囊较正常为小，则预示流产可能性极大。

（刘美龄）

第二节　复发性流产

一、定义

复发性自然流产（RSA）是指与同一性伴侣连续遭受 3 次或 3 次以上在妊娠 20 周前的胎儿（体重≤500 g）丢失者，国内仍把 3 次或 3 次以上在妊娠 28 周之前的胎儿丢失称为习惯性流产。

二、流行病学

复发性流产是育龄期妇女的常见病之一。3 次或 3 次以上的流产患者约占生育期妇女的 1%～2%。此外，该疾病的复发风险随着流产次数的增加而上升，即流产次数越多，复发率亦越高。但也有学者认为发生 2 次连续自然流产后再次发生流产的概率与发生 3 次者相似，均约为 30%。即使发生过 6 次自然流产，仍有接近 50% 概率可以成功妊娠。

三、病因

复发性流产的病因十分复杂，包括遗传因素、解剖异常、内分泌异常、感染因素、免疫紊乱和血栓前状态等。但除此之外，仍有接近半数的患者病因不明，临床上称为原因不明复发性流产（URSA）。现将已知可导致复发性流产的各种病因阐述如下。

（一）遗传因素

1. 胚胎染色体异常

染色体异常是自然流产最常见的原因。根据国内外文献报道，在早期自然流产中有 50%～60% 的妊娠物存在染色体异常的情况，而且根据 Warbulcon 等的总结可见，流产发生越早，其胚胎染色体异常的概率越高。染色体异常包括数量异常和结构异常两大类。

（1）数量异常：常见以下 4 种。①单体异常，多 1 条或 2 条染色体，总数达 47 条或 48 条染色体，在数量异常中染色体三体居第一位，约占 52%。除 1 号染色体三体未见报道外，其他各种三体均有发现，其中以 13、16、18、21 和 22 号染色体最为常见。母亲年龄增加，该类异常的发生率亦增加。②单体 X（45X），是仅次于三体的较常见染色体异常，如能存活，足月分娩以后即形成特纳综合征。③三倍体，常与胎盘的水泡样变性共存，不完全水泡状胎块的胎儿可发育成三倍体或第 16 号染色体的三体，流产较早，少数存活稍长亦伴有多发畸形但未见活婴。④四倍体，活婴极少，绝大多数极早期即流产。

（2）结构异常：利用分带技术，可以发现易位、缺失等染色体异常，嵌合体、染色体倒置和重叠亦有报道。染色体结构异常通常不会引起流产。一些婴儿携带染色体平衡易位，可能表型完全正常。

对流产物形态的观察十分重要，但应注意即使胚胎或胎儿外观形态正常，其中仍有20%存在染色体异常，如45X等。与非整倍体流产相比，染色体整倍体异常发生流产的时间相对较晚。例如，75%的非整倍体流产发生在妊娠8周前，而整倍体异常的流产多发生在近妊娠13周时。

从流行病学角度出发，自然流产的发生率随着妇女年龄的增加而升高，因此有学者认为，胚胎染色体异常可能与孕妇年龄相关。但是目前已有研究表明，除21-三体外，其余三体与母亲年龄均无明显的相关性。

2. 夫妇染色体异常

夫妇染色体异常是引起复发性流产的原因之一。自1962年Schmid报道习惯性流产与夫妇染色体异常有关后，遗传因素与复发性流产的关系即引起高度关注。但近期研究认为，反复自然流产2次和3次者，其染色体异常的检出率相似，甚至出现流产次数多者检出率反而降低的趋势。常见的异常包括易位、嵌合体、缺失或到位，其中以平衡易位携带者最为多见。平衡易位携带者与正常人所生育的子代可从亲代接受一条易位染色体，造成某个易位阶段的重复或缺失，导致自然流产。

我国范先阁等对210对复发性流产夫妇应用外周血培养G显带技术做染色体核型分析，发现染色体异常21例，其中平衡易位携带者17例，在17例中非同源染色体相互易位11例，罗伯逊平衡易位6例。Franssen等对247对携带一种平衡易位的夫妇进行研究表明，将近有85%的夫妇至少生育了一个正常的新生儿。复发性流产夫妇的染色体异常可发生于男方或女方，据多数文献报道，女性多于男性。如果平衡易位携带者为男性，那么生育染色体不平衡的胎儿风险率相对较女性携带者要低，因为男性携带者有选择性受精的情况，即男性正常精子比异常精子优先受精。男性产生的精子数量多，异常精子多被排斥，从而较少引起流产。而女性卵子数量有限，没有选择的机会，所以反复流产患者的染色体异常多发生在女方，男性较少。对男性携带者来说，妻子再次生育，胎儿染色体正常的机会较高。

此外，近年有学者研究发现，原因不明复发性流产妇女高度偏性（>90%）X染色体失活现象明显升高，达12%~18%，正常妇女仅为4.7%。目前，通过常规的分子遗传学技术仍然难以发现染色体的微缺失和微小结构异常，故不排除这些异常也与自然流产有一定的相关性。

（二）解剖异常

子宫解剖异常导致的复发性流产占12%~15%。其导致的复发性流产的特点为：基本为晚期流产（发生于妊娠13周后）或早产；流产史胚胎组织新鲜，除非在妊娠前予以手术纠正，或宫颈功能不全者在孕期行宫颈环扎术，否则大多数妇女有流产复发。

1. 宫颈功能不全

宫颈功能不全指由于先天性或后天性宫颈内口形态、结构和功能异常而引起的非分娩状态下宫颈病理性扩张和松弛，不能维持妊娠至足月的现象。临床表现为在没有宫缩的情况下，无痛性的宫颈扩张和（或）缩短导致羊膜囊脱出、胎膜破裂、晚期流产或早产，可反复发生，且多发生于妊娠的同一月份。据Rand等报道，其发生率为0.1%~2%，在妊娠16~28周复发性流产中占15%左右。其原因包括先天性宫颈发育不良和宫颈后天性损伤。其中先天性病因主要包括先天性宫颈发育不良、米勒管发育异常、孕妇在胎儿期的雌激素暴露等。据文献报道，约有 1/3 的宫颈功能不全是由先天性因素导致；后天性病因主要是为宫颈机械性损伤导致宫颈括约肌功能的完整性受损，产伤造成的宫颈管损伤最为重要，尤其是中期妊娠引产引起宫颈组织的损伤最为常见。此外，宫颈功能不全可继发于手术造成的宫颈损伤，如宫颈锥切术，但是锥切术后是否引起宫颈功能不全，与术后颈管的长短有关，另LEEP 术也增加宫颈功能不全的发生率。

2. 先天性子宫发育异常

易导致复发性流产的先天性子宫畸形包括双子宫、双角子宫和鞍状子宫、单角子宫及纵隔子宫，其中纵隔子宫可以分为完全性纵隔和不完全性纵隔两类。值得注意的是，先天性子宫畸形的患者常合并有宫颈功能不全。该类患者妊娠流产率在所有子宫发育异常者中最高，可达 26%~94%，这可能是由于受精卵子在纵隔区着床，但该部位的内膜及血管发育不良，不利于受精卵的发育而易致流产，但经宫腔镜手术切除纵隔后，流产率显著下降至 8.2%。

3. 子宫病变

可导致子宫畸形常见的子宫病变包括子宫肌瘤、子宫内膜异位症、宫腔粘连等，其中又以子宫肌瘤最为多见。由于在妊娠早期宫腔形态发生改变，不利于受精卵的着床和生长发育，自然流产发生率是非肌瘤孕妇的 2~3 倍，可达 20%~30%。Vercammen 等通过回顾性研究认为，子宫内膜异位症与习惯性流产物明显关系，对于子宫内膜异位症的药物或手术治疗也并没有有效降低自然流产的发生率；宫腔粘连可使子宫腔的容积缩小，干扰正常的胎盘形成而导致流产，当缺乏适当治疗时自然流产率可达 40%。

（三）内分泌异常

正常妊娠的内分泌调节十分复杂，受精卵的种植及妊娠的维持依赖于发育完好的子宫内膜、正常的雌激素和孕激素水平以及子宫内膜激素受体的含量、特异性和亲和力等。美国妇产科医师学会研究认为，复发性流产与各种内分泌紊乱之间的关系还不确切，但 Arredondo 和 Noble 则报道，有 8%~12% 的复发性流产是由内分泌因素导致的。

1. 黄体功能不足

黄体功能不足又称黄体功能不全、黄体不健、短期黄体，它是卵巢黄体分泌孕酮不足而产生的临床症候群，其表现为排卵期出血、不孕症、妊娠后易流产，在复发性流产妇女中黄体功能不全可高达 23%~67%。黄体中期孕酮峰值低于 9 ng/mL，或子宫内膜活检与月经时间同步差 2 日以上即可诊断为黄体功能不足。受精卵在子宫内膜着床后，滋养细胞开始分泌hCG，hCG 的作用之一就是刺激卵巢黄体继续发育成为妊娠黄体，产生大量孕酮，并且将血中的胆固醇或孕烯醇酮转化成为孕酮。孕酮可降低子宫平滑肌的兴奋性及其对缩宫素的敏感性，抑制子宫收缩，有利于胚胎及胎儿在宫内的生长发育。因此，妊娠早期黄体功能不足，若未能及时补充外源性孕激素，极易导致流产。另有一种情况称为假性黄体功能不全或不协调黄体期综合征，是由于子宫内膜组织 ER、PR 含量降低，使激素不能发挥效应，子宫内膜发育迟缓或腺体间质发育分离影响了胚胎着床。

2. 多囊卵巢综合征（PCOS）

PCOS 导致流产风险增加的机制包括 LH 水平升高和高胰岛素血症直接影响卵巢功能，其中高胰岛素血症在流产中可能发挥更大的作用。2002 年在 Glueck 等和 Jakubowicz 等的研究中发现，于妊娠前和妊娠期应用二甲双胍治疗可降低流产率，妊娠期持续使用二甲双胍对降低妊娠期胰岛素依赖性糖尿病的发生和胎儿发育生长受限具有显著作用。此外，多囊卵巢综合征患者雄激素升高亦会导致卵子和子宫内膜的异常，影响胚胎着床而造成流产。

3. 糖尿病

在胰岛素依赖性糖尿病妇女中自然流产率和胎儿先天性畸形率均增加，风险程度与妊娠早期代谢控制程度有关。有报道显示，复发性流产妇女体内胰岛素抵抗增加，有效控制血糖能够显著降低流产率。Mills 等进行的前瞻性研究表明，糖尿病妇女妊娠早期（21 日内），血糖控制良好者流产的发生率与非糖尿病组无差异，但血糖控制欠佳者的自然流产率显著升高，可达 15%~30%。此外，妊娠早期高血糖是造成胚胎畸形的危险因素之一。

4. 甲状腺功能异常

虽有研究指出，甲状腺自身抗体异常与自然流产率升高有关，但其在复发性流产中的作用尚缺乏证据。2000 年，Rushworth 等在对 870 名复发性流产的女性进行研究发现，有自身免疫性甲状腺抗体的妇女与没有抗体的妇女活产率无明显差别。因此，目前尚不能明确甲状腺疾病是否能导致复发性流产的发生。

5. 高催乳素血症

催乳素水平升高也会抑制黄体功能，使黄体期缩短，孕酮分泌不足，同时影响子宫局部的 PRL 水平，干扰胚胎的发育导致流产。

（四）感染

随着病原体 PCR 技术在临床诊断中的广泛应用，感染因素在复发性流产病因中的作用开始逐渐被重视。常见筛查的病原体有衣原体、支原体、弓形虫、单纯疱疹病毒、风疹病毒、巨细胞病毒和人微小病毒 B_{19} 等。但是也有国外学者认为，感染因素可能仅仅与偶发性的自然流产相关，由于第一次感染后母体抗体的产生，使其导致复发性流产的可能性较小。目前已有国内外学者对特定病原体的感染与流产的关系进行研究。尚无证据表明，人类感染李斯特菌和沙眼衣原体可导致流产。妊娠早期感染单纯疱疹病毒也不会增加流产风险。而弓形虫感染是否导致流产的观点仍无法达成一致。至于其他类型的感染是否增加流产风险目前也存在争议。例如，Quinnn 等通过血清学研究证实人型支原体和解脲支原体增加流产风险。而与此相反，Temmennan 发现生殖道支原体感染与自然流产无关。同时，他们也发现梅毒、HIV-1 和阴道 B 型链球菌感染都与流产不相关。van Benthem 报道，孕妇 HIV 感染前后的流产率相同。Oakeshott 等报道细菌性阴道病与早期流产无关，但与晚期流产存在关联。

（五）免疫因素

近年随着分子生物学技术的飞速发展，以及对人类微观免疫系统认识的不断深入，特别是母—胎界面免疫耐受机制的构建，使得研究者得以从分子角度理解自然流产的机制。这部分研究几乎涉及经典及现代免疫学理论的各个方面，所获得的结果也存在不稳定、互相矛盾、甚至不可重复等问题，但鉴于妊娠本身就是一个特殊免疫机制调节的结果，自然流产以及复发性流产的发生也必然与免疫紊乱息息相关。

根据免疫类型，目前将与免疫紊乱有关的 RSA 分为自身免疫型和同种免疫型两大类。自身免疫型 RSA 主要与抗磷脂综合征（APS）、系统性红斑狼疮（SLE）及干燥综合征等自身免疫疾病和自身抗体有关，林其德等对 3 000 余例 RSA 患者进行病因筛查，自身免疫异常占到 12.15%；同种免疫型 RSA 则主要与妊娠免疫耐受失衡相关，不明原因 RSA 多属于此类。

根据不同因素导致流产所表现的免疫病理变化不同可以将免疫性流产归纳为以下 5 种情况。①表现为封闭抗体产生不足的同种免疫紊乱，其病理变化特点为滋养细胞浅着床、血管重铸障碍、滋养细胞的合体层形成不足以及在种植部位有针对滋养细胞的免疫攻击征象。②抗磷脂抗体形成，引起胎盘微循环血栓，其胎盘的病理变化为蜕膜血管炎、蜕膜血管栓塞。③组织非特异性抗体例如抗核抗体、抗 DNA 抗体的形成，损害胎儿和胎盘 DNA，引起胎盘炎症，表现为绒毛炎、绒毛间质炎和蜕膜炎。④组织特异性抗体，例如抗精子抗体、抗子宫内膜抗体、抗甲状腺抗体和抗孕激素抗体等的形成，损害胚胎和滋养细胞，胎盘的变化表现出存在 APLA 和抗 DNA 抗体的特点。⑤NK 细胞〔CD56$^+$和（或）CD19$^+$〕数量增加或活性升高，其中前者损害蜕膜细胞和滋养细胞，后者破坏滋养细胞产生的激素如雌激素、孕激素和 hCG。病理变化主要是蜕膜炎症坏死、纤维蛋白沉着和纤维蛋白样物质形成及滋养细胞形态学异常。

（六）血栓前状态

血栓前状态是凝血因子浓度升高，或凝血抑制物浓度降低而产生的血液易凝状态，尚未达到生成血栓的程度，或者已形成的少量血栓正处于溶解状态。血栓前状态包括先天性和获得性两种类型。前者是由于凝血和纤溶有关基因突变造成，例如凝血因子 V 突变、凝血酶原基因突变、蛋白 C 缺陷症、蛋白 S 缺陷症等。后者主要是抗磷脂抗体综合征、获得性高半胱氨酸血症以及其他各种引起血液高凝状态的疾病。先天性血栓形成倾向引起自然流产的具体机制尚未阐明，目前国内外学者研究较多的是抗磷脂抗体综合征并已经肯定它与早、中期妊娠的胎儿丢失有关。普遍认为，高凝状态使子宫胎盘部位血流状态改变，易形成局部微血栓，甚至胎盘梗死，使胎盘血供下降，胚胎或胎儿缺血缺氧，最终引起胚胎或胎儿的发育不良而流产。此外还有研究涉及由于凝血因子 V 或其他突变导致的活化蛋白 C（aPC）抵抗，抗凝血酶原Ⅲ活性下降或失活等，凝血酶原基因突变、四氢叶酸甲基还原酶（能使血清同型半胱氨酸浓度升高即高同型半胱氨酸血症）突变等。Rey 等对 31 项研究进行 Meta 分析认为，复发性流产与凝血因子 V 和凝血酶原基因突变密切相关。近年来，Kutteh 和 Triplett 等研究也得出同样的结论。但有学者对血栓前状态在早期流产中的重要性提出了质疑。

（七）其他因素

复发性流产还与许多因素相关，包括：不良环境因素，例如有害化学物质的过多接触、放射线的过量暴露以及噪声、震动等；不良的心理因素，例如妇女精神紧张、情绪消极抑郁以及恐惧、悲伤等不良的心理刺激都可以影响神经内分泌激素系统，使得机体内环境改变，从而影响胚胎的正常发育；过重的体力劳动、吸烟、酗酒、引用过量咖啡、滥用药物及吸毒等不良嗜好。

四、病因

（一）一般检查

1. 询问病史

详细询问夫妇双方病史，除年龄、月经婚育史、既往史、家族史外，还应注意询问有无吸烟、酗酒、吸毒以及化学毒物放射线接触史。依照时间顺序描述既往流产情况，包括发生流产时的妊娠周数、有无诱因及特殊伴随症状、流产胚胎有无畸形、是否做过染色体核型分析等。通过病史询问大致判断引起 RSA 的病因，为进一步的实验室检查指明方向。

2. 体格检查及妇科检查

测量身高、体重和血压，注意有无代谢性疾病的体征，是否有多毛、溢乳、黑棘皮病和甲状腺肿大等。特别注意妇科检查，了解子宫及双附件有无先天畸形，并检查宫颈是否有损伤、感染等。

（二）实验室检查

1. 遗传学检查

（1）核型分析：同时对夫妇双方外周血淋巴细胞染色体进行核型分析，观察有无数目和结构畸变，以及畸变类型，以便推断其复发概率，行遗传咨询，如条件允许，最好也对流产物行染色体核型分析。早期流产有超过半数存在细胞遗传学异常，此后随着孕周的增加，该因素所致的流产率下降，到晚期流产胎儿的染色体核型多数正常，流产原因多为胎儿以外的因素所致。

（2）分子遗传学诊断：少数单基因遗传病可以通过分子遗传学检查作出诊断。例如，血友病、地中海贫血、苯丙酮尿症等。

2. 内生殖器畸形的检查

（1）宫颈功能不全的检查：①非妊娠期，妇科检查发现宫颈外口松弛明显；子宫输卵管碘油造影表现为宫颈内口水平的颈管宽度>0.7 cm；Hegar 扩张器探查宫颈管时，宫颈内口可顺利通过 8 号扩张器；宫腔镜检查可见宫颈内口区丧失环状结构；宫颈球囊牵引时当牵拉力小于 600 g 时，即可疑宫颈功能不全；②妊娠期，无明显腹痛而宫颈内口开大 2 cm 以上，宫颈管缩短并软化，此外 B 超测量子宫颈内口宽度>15 mm 均有助于诊断。

（2）子宫输卵管碘油造影（HSG）：是诊断子宫畸形敏感而特异性的方法，根据子宫腔形态有无异常或充盈缺损，判断有无子宫畸形，同时可了解输卵管的通畅程度。复发性流产患者可能有多次清宫史，这是导致输卵管阻塞的诱因。此外，该项检查还可显示宫颈内口直径，能同时诊断是否存在宫颈功能不全。RSA 妇女及有不良妊娠史者均应行 HSG 检查，排除子宫畸形。

（3）B 超检查：主要用于诊断子宫外部形态异常，明确子宫内膜厚度、有无粘连畸形、有无子宫肌瘤等。

（4）宫腔镜及腹腔镜：宫腔镜可直接观察宫腔内状况，不但能明确诊断宫腔粘连、子宫纵隔等子宫畸形及其类型，还可同时进行宫腔粘连分离、子宫纵隔切除等治疗；腹腔镜则可在直视下了解子宫外部形态，不仅可以诊断盆腔粘连、子宫内膜异位症，同时也可以进行治疗。

3. 内分泌检查

（1）基础体温测定（BBT）：能反映卵巢的功能状态，可用于筛查黄体功能不全。此方法最为简单、经济，每天测量晨起时的静息体温即可。黄体正常寿命为 12~16 日，一般为 14 日，双相体温的黄体期持续时间至少 12 日；体温上升应迅速，幅度至少在 0.3 ℃以上，如体温上升缓慢，超过 2 日或 BBT 上升不足 12 日者即可提示有黄体功能不足。

（2）血清孕酮测定：当黄体功能不足时，孕酮分泌量减少，故监测外周血清中孕酮水平可以粗略估计黄体的功能状态，若 P<10 ng/mL，则提示黄体功能不全。另外，血清孕酮值还可在妊娠早期用于监测流产，P≥25 ng/mL 提示妊娠状况良好。有学者发现，如若 P 值

急剧下降或<15 μg/L，则80%黄体萎缩，83%胎儿已死亡，提示死胎或异位妊娠。

（3）子宫内膜活检：于月经第23日（黄体末期）行子宫内膜活检，若内膜发育落后于月经周期2日以上，或子宫内膜菲薄、腺体稀疏、腺上皮含糖原少、螺旋动脉血管壁薄等，均可说明黄体功能不全。诊刮日期应尽可能靠近下次月经期，以便真正反映内膜对黄体分泌的全部孕酮的反应。流产后前2次月经周期中尽量不行内膜诊刮，因22%~45%的流产妇女此时内膜反应异常，易造成误诊。内膜活检除了做常规的组织学检查外，最好同时测定雌孕激素受体，排除激素受体含量过低导致的假性黄体功能不全。

（4）血清催乳素（PRL）测定：PRL过高或过低均可导致黄体功能不全，PRL正常使4~20 ng/mL。目前已有研究表明，血清PRL轻度升高与RSA关系密切。检测血清PRL时需要特别注意采血的时间和方法，虽然PRL的分泌在月经周期中无明显的变化，但却存在明显的昼夜波动，早晨分泌量较低而夜晚分泌增多，故而应统一在早8~9时采血，最好能够每间隔15分钟连续抽血3次，混匀后再测PRL值。

（5）其他性激素测定：对于月经失调者，应在月经周期第3日抽血检查FSH、LH、E_2和T；对疑有PCOS患者，必要时予以检查硫酸脱氢表雄酮（DHEA-S）和性激素结合球蛋白（SHBG）。

（6）甲状腺功能测定：检测TSH、T_3和T_4，必要时行甲状腺抗体的测定。

（7）糖代谢检查：行空腹血糖、胰岛素的测定，以便了解有无糖尿病。

4. 感染因素检查

伴有不良妊娠史如早产、胎膜早破等，或找不到其他病因的复发性流产患者，应行宫颈分泌物解脲脲支原体、人型支原体、沙眼衣原体等检测，且对于RSA患者再次妊娠前应进行TORCH检查，但有学者认为，感染导致早期复发性流产的情况较少，且大部分患者在进行了感染相关因素的普查后病情并未得到明显的缓解。

5. 免疫学检查

在排除了以上其他各种非免疫因素造成的RSA后，应考虑免疫性流产。疑为免疫性流产患者，应对相关指标进行全面检查，了解免疫紊乱的类型，一边进行针对性有效治疗，值得注意的是，部分患者可能同时存在多种不良因素。

（1）封闭抗体：胎儿有1/2的基因来自父系，故正常妊娠可以看做一种成功的半同种移植，胎儿之所以未被母体的免疫系统所排斥，与母胎界面生理性抑制反应增强有关，这种免疫状态即可成为妊娠免疫耐受。有学者认为，妊娠免疫耐受主要和封闭抗体相关，封闭抗体能够通过与母体反应性淋巴细胞结合，或与半同种异体抗原结合，从而防止胚胎的父系抗原被母体免疫系统识别和杀伤，从而维持正常妊娠。因此，倘若孕妇对胚胎的半同种抗原识别低下或反应性低下，使妊娠期无法产生适当的封闭抗体，则可使胚胎遭受母体排斥，导致流产。故而封闭抗体缺乏是同种免疫型复发性流产的主要病因之一。

（2）自身抗体：在自身免疫型复发性流产患者体内多可检查出自身抗体，阳性率约为18.4%，以抗磷脂抗体（APA）最为多见，约占13.5%，此外还有抗核抗体（6.9%）、抗ENA抗体、抗精子抗体、抗卵巢抗体、抗子宫内膜抗体、抗胚胎抗体及抗甲状腺抗体等。①抗磷脂抗体，是一组针对各种带负电荷磷脂的自身抗体，其靶抗原实际上是磷脂/磷脂结合蛋白复合物。目前发现的抗磷脂抗体有包括狼疮抗凝因子、抗心磷脂抗体、抗磷脂酰丝氨酸抗体、抗磷脂酸抗体等20余种。其导致复发性流产的机制目前尚未完全阐明，多数学者认为，蜕膜血管病变及胎盘血管内广泛血栓形成及梗死是 APA 导致妊娠结局不良的主要病理基础。另外有研究发现，APA 还可通过减少合体滋养细胞的融合，影响滋养细胞的生长和成熟，从而导致妊娠失败。其中最值得关注的是抗心磷脂抗体（ACA），复发性流产患者 ACA 阳性发生率 15%～20%，而无自然流产者阳性率为 2%～5%，且其中 ACA 阳性者大部分为低度阳性。曾经有过自然流产史并且 ACA 高水平者，复发性流产的发生率达 70%，曾经自然流产 3 次或以上且 ACA 阳性者，再次自然流产概率可高达 90%。实验室检查中少部分正常人 ACA 可为弱阳性，故以中度阳性、强阳性的临床意义最大。但感染性疾病，如梅毒、疟疾、甲肝、结核、艾滋病、巨细胞病毒感染等，可使 ACA 呈阳性反应，因此，ACA 阳性者需 6 周后复查，ACA 的检测结果还受靶抗原浓度、酶标板的敏感度、合适的缓冲液等影响，因此各实验室的检验结果可能有一定的差异。②抗 β_2 糖蛋白 1 抗体，β_2GP1 广泛存在于人类血浆中，可通过阻止 FXI 的激活而抑制表面活化途径的凝血过程，当抗 β_2GP，抗体与 β_2GP，结合后扰乱上述过程，易导致血栓形成。此外，抗 β_2GP，抗体也可能直接损害滋养层，抑制胎盘滋养细胞生长，促进细胞凋亡。国外报道，β_2GP1 抗体在复发性流产中的阳性率为 22.2%，对照组仅为 2.2%，国内报道 β_2GP1 IgA、IgG、IgM 型抗体在复发性流产者阳性率分别为 13.1%、9.1% 和 15.6%，对照组阳性率分别为 1%、0 和 1%。③其他自身抗体，RSA 妇女中抗核抗体（ANA）的阳性率明显高于正常妊娠妇女，对于 ANA 阳性者，还需进一步检查排除风湿免疫性疾病；抗精子抗体可以活化巨噬细胞等免疫活性细胞，破坏受精后的早期胚胎发育，导致早期自然流产；抗透明带抗体能损伤含透明带的孕卵，使得着床后的孕卵因前期损伤而不能正常发育，导致流产发生；另外，当母儿血型不合时，穿透胎盘屏障的胎儿红细胞可使母体致敏，产生相应抗体，异常增高的血型抗体作用于滋养层细胞，或者通过胎盘进入胎儿体内，导致胎盘—胎儿单位多器官组织的损伤，从而引发自然流产。此外，临床中常检查的自身抗体还有抗卵巢抗体、抗子宫内膜抗体等。

（3）自然杀伤细胞（NK）：是固有免疫系统中十分重要的一类淋巴细胞，发挥非主要组织相容性复合体限制性细胞毒性作用而无须预先致敏，约占淋巴细胞总数的 15%，通过发挥细胞毒性作用和分泌细胞因子，在机体抗感染、抗肿瘤、免疫调节等方面起重要作用。有研究发现，CD16⁻NK 细胞直接或间接暴露于抗体覆盖的胎儿源细胞时，能分泌各种细胞因子以促使胎盘生长，在正常妊娠中起免疫抑制作用，而 CD16⁺细胞可以触发 NK 细胞抗体依赖性细胞毒性，具有免疫杀伤功能，故而蜕膜中 CD16⁺NK 细胞比例增高可导致胚胎死亡。此外，外周血 NK 细胞的数量和活性异常也与复发性流产密切相关。外周血中也存在多种表型的 NK 细胞，与生殖免疫关系密切的主要是 CD56⁺ 和 CD19⁺5⁺两类，它们的数量增加和（或）活性增高均可引起流产。CD56⁺NK 细胞能产生 TNF-α 等 Th1 型细胞因子，妨碍受精卵着床、损伤蜕膜和滋养细胞而导致流产，妊娠早期经超声观察可以发现胎心缓慢、孕囊不规则、孕囊和胚芽发育小于孕周、羊水过少及绒毛下出血等。

6. 血栓前状态的检查

存在血栓前状态的妇女并没有明显的临床表现，其血液学检查也没有明确的诊断标准。特异性血栓前状态实验室诊断指标作为阳性依据，可分为两个阶段：用分子标志物诊断血栓前状态和血浆凝血功能亢进动态评价。分子标志物（如 D-Ⅱ聚体、FDP 等）反映的血栓前状态表示已经产生轻度凝血—纤溶反应的病理变化；而对虽有危险因子参与但尚未发生凝血—纤溶反应的患者只能用血浆凝血功能亢进动态评价，例如凝血酶原时间、活化部分凝血活酶时间、凝血时间、血液流变学和红细胞形态检测等。目前，临床工作中还可检测抗凝血酶Ⅲ（ATⅢ），这是血浆中最为重要的生理性抗凝物质，占血浆总抗凝血酶活性的50%~70%，当血栓前状态时，ATⅢ的活性降低。此外，常用的检测指标还有同型半胱氨酸（Hcy），血浆同型半胱氨酸水平判定标准：5~15 μmol/L 为正常，16~25 μmol/L 为轻度升高，26~50 μmol/L 为中度升高，>50 μmol/L 为重度升高。现已有研究表明，高同型半胱氨酸血症是血液高凝状态及复发性流产等相关疾病的独立危险因素。妊娠期血清中高水平的同型半胱氨酸可通过刺激自由基的产生和释放损伤血管内皮细胞，影响其表面的多种凝血因子，形成促凝血生成的环境，增加母体血栓形成的危险，引起胎盘血栓栓塞，造成流产，妊娠早期过高的 Hcy 对绒毛血管的形成有明显的抑制作用，使绒毛血管数目明显减少，影响胚胎的供血量，从而导致胚胎死亡，高 Hcy 可使细胞处于高氧化应激状态，而具有胚胎毒性作用，致胚胎发育异常而流产。

五、治疗

（一）染色体异常

对于染色体异常导致的流产目前尚无有效的治疗方法，仅能根据夫妇双方染色体异常情况于妊娠早期取绒毛或妊娠中期取羊水脱落细胞进行产前遗传学诊断和咨询，以便决定胚胎的取舍。对于采用辅助生育技术的患者最好能够进行植入前诊断（PGD），以免植入染色体异常的囊胚。总体而言，染色体异常所致的流产预后较差，再次成功妊娠率仅为20%。若为常染色体平衡易位及罗伯逊非同源易位携带者，有可能分娩正常核型及携带者婴儿，故可以妊娠但应进行产前诊断；对于罗伯逊同源易位携带者则应避孕或绝育，以免反复流产或分娩畸形儿。先兆流产时，应根据夫妻双方的核型分析来决定是否保胎，但是在夫妇双方染色体均正常的情况下，配子形成及胚胎发育过程中亦可能出现染色体异常。需要指出的是，随着对复发性流产病因学研究的逐渐深入，可采用的针对性治疗手段也日渐增加，通过长期的临床实践可以发现，对于部分染色体异常的夫妇在给予免疫治疗、抗凝治疗等处理措施后，亦可保胎成功并最终分娩正常婴儿，这就提示染色体异常并非导致复发性流产的单一因素，仍有可能同时并存其他致病因素，因此不应轻易而盲目的放弃对染色体异常者的检查和治疗，在经过全面筛查、针对性治疗及必要的产前诊断等处理后仍有可能获得良好的妊娠结局。

（二）解剖异常

1. 宫颈功能不全

手术治疗是迄今为止对宫颈功能不全有效的治疗方法之一，主要是指宫颈环扎术。其目的在于修复并建立正常的宫颈内口形态和功能，尽量增加宫颈管的张力，阻止子宫下段的延伸及宫颈口的扩张，协助宫颈内口承担妊娠后期胎儿及其附属物的重力作用。同时，联合术后的安胎治疗可以降低子宫平滑肌纤维的张力及子宫下段的负荷，维持妊娠，延长孕周，避免晚期流产和早产的发生，提高胎儿的成活率。

（1）根据手术时机不同，宫颈环扎术可分为择期宫颈环扎术、应急性宫颈环扎术和紧急宫颈环扎术等。

1）择期宫颈环扎术：是在妊娠早、中期已经明确诊断为宫颈功能不全者，宫颈尚未变化前进行的预防性环扎术，其目的是预防晚期流产及早产。2004 年 ACOG 推荐，对于有 3 次或 3 次以上不明原因妊娠中期流产及早产史者，建议在 12~14 周进行预防性环扎，对于 3 次以下妊娠中期流产及早产史者，循证医学证据不支持行预防性环扎术，建议行阴道超声监测。

2) 应急性宫颈环扎术：目前国内尚鲜有关于应急性宫颈环扎术的文献报道，Kurup 认为应急性环扎术是指对已经诊断为宫颈功能不全，B 超检查发现宫颈<2.5 cm，宫颈内口呈"鸟嘴状"或"漏斗状"改变，但无宫口开大或羊膜囊脱出时所行的手术。有文献报道，行应急性环扎术可平均延长孕周（12.5±1.5）周。

3) 紧急宫颈环扎术：又称治疗性环扎术，是当宫颈发生改变，包括颈管缩短，宫颈口开大，和（或）羊膜囊楔入、脱出，甚至已经发生早产临产时，为了阻断产程进展而采取的急症手术，多数学者将其时间限定在入院后 24 小时内。有文献表明，与单纯卧床休息相比，紧急宫颈环扎术可显著降低早产率。

4) 再次环扎术：宫颈环扎术后需定期超声检查，监测宫颈情况，并行 FFN 检测等，如发现宫颈扩张，可行再次环扎术。Rand 等提出，24 周以前预防性环扎术后发现宫颈扩张或展平可行二次手术，但要充分估计手术可能带来的胎膜早破、羊膜腔内感染及早产的潜在危险。

（2）目前临床采用的环扎术有多种方式，大体上可按手术途径分为经腹环扎和经阴道环扎两类。

1) 经腹环扎：常用以下两种方法。①经腹宫颈缝合术：20 世纪 60 年代就有关于该种术式的描述，普遍认为这种手术方法一般用于先天性宫颈发育不良，宫颈极短，宫颈慢性炎症，宫颈损伤严重或有明显瘢痕，难以实施阴道手术者及既往经阴道环扎失败者。该法为从子宫下段分离膀胱，以聚酯纤维缝合带环绕在宫颈上部，日后经剖宫产分娩。这种术式的优点在于术中解剖分离清晰，环扎部位准确，因为缝扎位置较高，缝线不易脱落，且阴道内无异物刺激，不易诱发感染和早产，此外缝线可长期保留以便再次妊娠。但是该法手术难度大，创伤大，术中操作有诱发早产的可能，且妊娠期需经受 2 次开腹手术。有学者认为，经腹宫颈峡部环扎术宜在妊娠 12~20 周进行，成功率约为 90%。②腹腔镜下宫颈缝扎术：近年，继 Al-Fadhli 等之后，国外相继有关于腹腔镜下行宫颈缝扎术的病例报道。对于宫颈极短、畸形，甚至缺失需行经腹宫颈峡部环扎术者，可采用腹腔镜手术。此法的优点是创伤小，手术痛苦小，无须住院，恢复快，且疗效与经腹手术相同甚至更好。有学者认为，这种腹腔镜下环扎术有逐渐取代传统开腹环扎术的趋势，但目前国内开展此种手术的尚占少数。

2) 经阴道环扎：常用方法如下。①Mc Donald 法（宫颈荷包缝合）：适用范围广，是目前临床采用的主要术式。可用于各种原因引起的宫颈功能不全，其他手术方法失败后的再次环扎，因其操作简单，在紧急宫颈环扎时多采用该术式，Mc Donald 可适用于任何孕周，一般认为在妊娠 14~18 周进行手术为佳，不宜迟于 22~23 孕周，因过早手术尚不能排除胚胎发育异常导致的流产，且胎盘功能不完善，手术刺激易造成流产，而孕周过晚实施手术，术中出血量明显增多，尤其是当宫颈明显缩短，宫口扩张，甚至羊膜囊脱出者，手术难度加大，易发生自发性胎膜早破，导致治疗失败。该术式的优点在于操作简单，术中无须切开任何组织，损伤小，对母婴干扰少，手术时间短，术后恢复快，容易拆线，而且手术成功率高可达 85%~92%，费用较低。但 Mc Donald 法环扎不能用于宫颈已消退或宫颈过短的病例，且缝线位置较低，只能达到宫颈中 1/3 段，缝线所能承受的负荷较小，术后易再次出现宫颈改变，需行二次环扎。②Shirodkar 法：多用于宫颈过短、宫颈管已经消退不宜行 Mc Donald 手术的患者。该法为高位宫颈环扎，缝扎位置可达宫颈上 1/3 段，能有效的增加宫颈管的张力，承受较大重力，有文献报道该法的成功率稍高于 Mc Donald 法，安田允等提议预防性宫颈环扎术宜首选 Shirodkar 术式。另有研究表明，Shirodkar 法与 Mc Donald 法在降低早产率方面并无明显差异。该法的缺点在于术中需切开阴道前、后穹隆，损伤较大，出血多，操作较为复杂。有研究报道，Shiordkar 手术应在 15~18 周进行，18 周之后实施手术会导致出血过多，组织损伤等并发症。③改良 Shirodkar 法：仅切开宫颈阴道前壁黏膜，按照由左后到左前，再到右前，最后至右后的顺序完成环扎缝合。较经典 Shiordkar 法具有创伤小，出血少的有点，在宫颈条件不宜行 Mc Donald 法时，实施改良 Shiordkar 法很有必要。④其他常用术式：单褥式"U"形缝合术和双褥式"U"形缝合术，类似 Shirodkar 法，可用于宫颈内口松弛无损伤缺陷者；左右褥式交叉缝合术，适用于宫颈阴道段松而长者；宫颈侧方或前方褥式缝合术，适用于宫颈陈旧性裂伤达穹隆者或宫颈阴道段极短甚至缺如者。

（3）宫颈环扎术后，还需对患者进行监测，以便及时采取恰当的处理。

1）术后臀高位卧床休息 3~5 日，必要时卧床直至分娩，禁止性生活，禁止阴道栓和阴道灌洗，避免负重，保持大便通畅。

2）抑制宫缩，术后子宫收缩强度是影响手术成功与否的重要因素，术后需预防性使用宫缩抑制剂 5~7 日，根据宫缩情况考虑用药的持续时间。

3）预防性应用抗生素 3~5 日，并密切监测体温、血白细胞、C 反应蛋白等指标，一旦发现感染，应立即拆除缝线。

4）注意腹痛，阴道流血，阴道流液情况，警惕胎膜早破的发生。

5）术后出院后应定期复查，于妊娠 37 周后拆除缝线。

6）对于术后妊娠 34 周前出现胎膜早破是否应该及时拆除缝线，专家意见尚不统一，Ludmir 等提出延缓拆线延长孕周将会明显增加感染率及新生儿死亡率，而 Jenkins 等对比研究及时拆线和延缓拆线的母婴预后，后者分娩时潜伏期有明显延长，而两组母体感染率和新生儿败血症发生率的差异并无统计学意义。故在宫颈环扎术后发生未足月胎膜早破，应在积极抑制宫缩预防感染的前提下，严密监测，可适当推迟拆线时间。

2. 先天性子宫发育异常

双子宫患者是否需行矫形术尚存争议，有报道显示，矫形术前后对比时活产分娩率无显著性差异，但也有研究认为矫形术后，可使流产率下降，从而改善妊娠结局。目前多数学者较为一致的观点是双子宫不做常规矫形术，但对于复发性流产患者，在排除染色体异常、黄体功能不全及免疫紊乱等因素后可行矫形术；对于双角子宫或鞍状子宫的复发性流产患者，在排除其他已知病因后，可行子宫矫形术，双角子宫矫形以 Strassman 经腹或经阴道手术为主要方法，鞍状子宫可行腹腔镜监视下宫腔镜电切术；纵隔子宫的治疗目前多采用宫腔镜切除纵隔；单角子宫一般无须特殊治疗，孕期加强监护，及时发现并发症予以处理。

3. 其他子宫病变

黏膜下肌瘤患者自然流产率较高，宜在妊娠前行宫腔镜下肌瘤切除，体积较大的肌壁间肌瘤亦可影响胎儿发育，也应行肌瘤切除。对于宫腔粘连者需在宫腔镜下行粘连松解术，术后安放宫内节育器，防治再次粘连，术后除服用抗生素预防感染外，还可加用雌激素制剂，周期性使用，或配合黄体酮制剂行人工周期治疗，以促进子宫内膜的生长。

（三）内分泌异常

对存在内分泌异常的复发性流产患者，应针对基础疾病进行积极治疗。例如，对黄体功能不足者可通过氯米芬诱导排卵，黄体期给予 hCG 和黄体酮增强黄体功能，可使用黄体酮 20 mg 隔日或每日肌内注射至妊娠 10 周左右，或予 hCG 1 000~2 000 U，隔日肌内注射 1 次；高催乳素血症患者可在妊娠前给以溴隐亭进行治疗；PCOS 患者的治疗包括诱导排卵及应用二甲双胍改善高胰岛素血症；甲状腺功能亢进者妊娠前应用丙基硫氧嘧啶（PTU），待病情稳定后再妊娠；甲状腺功能低下的患者需补充甲状腺素，在甲状腺功能恢复 3 个月后再行考虑受孕；对于糖尿病患者需积极有效的控制血糖，在备孕前 3 个月停用降糖药物，改用胰岛素控制血糖。在各种原因导致的复发性流产中，内分泌原因引起的复发性流产的治疗效果最好，有报道内分泌异常得以矫正后，成功妊娠率可达 90% 以上。

（四）感 染

存在生殖道感染的 RSA 患者，应在准确检测出感染因素的基础上加以针对性治疗。支原体、衣原体感染的治疗首选大环内酯类药物，如红霉素、四环素；弓形虫感染可口服乙胺嘧啶或螺旋霉素；巨细胞病毒携带者目前尚无疗效肯定的药物，CMV-IgM 阳性者以转阴后妊娠为宜。在妊娠早期需慎用各类抗感染药物。

（五）免疫紊乱

对于免疫性流产患者，应通过细致而全面的检查了解其免疫紊乱的类型，给以针对性治疗，但需要注意的是，部分患者可能存在多种免疫异常因素，应给采取综合治疗。

1. 封闭抗体产生不足

（1）小剂量淋巴细胞主动免疫治疗：主要是采用丈夫或无关个体的淋巴细胞、单个核细胞、合体滋养细胞膜等作为免疫原，通过皮内注射淋巴细胞、静脉注射浓缩白细胞、静脉输注小剂量全血等免疫途径，刺激机体产生免疫应答，诱导保护性抗体的产生，目前最常用的免疫原是淋巴细胞。该方法的具体疗程目前尚无统一标准，国外专家主张孕前免疫治疗 4 次，孕后 4 次，每次间隔 3 周；国内常用疗程为孕前进行 4 次主动免疫，每次免疫间隔 4 周，其后复查封闭抗体，若转为阳性或弱阳性，则指导其受孕，并于孕后再行 3 次主动免疫，每次免疫间隔 4 周，若复查封闭抗体仍为阴性，则暂不受孕，追加 4 次主动免疫后再次复查封闭抗体，若转阳性则可进一步做孕前相关处理，若第二次复查封闭抗体仍为阴性，则建议其在受孕同时使用丙种球蛋白。①主动免疫治疗适应证，流产次数达 3 次及以上；遗传、内分泌、生殖解剖、血栓前状态、感染 5 方面筛查检测正常；封闭抗体阴性。②主动免疫治疗方法，无菌条件下分离丈夫肘静脉血淋巴细胞，调整细胞浓度 20×10^6/mL，取适量于患者前臂内侧，皮下多点注射，每次每点约为 0.5 mL。

（2）大剂量丙种球蛋白（免疫球蛋白）：1989 年，Mueller 等最先应用静脉输注丙种球蛋白治疗 RSA。但输注丙种球蛋白的最佳时间，最佳有效剂量等相关问题尚在探讨之中。日本学者认为只有在大剂量（75~100 g）周期性（每 2~4 周）使用丙种球蛋白才会获得良好的治疗效果。而国内的研究者专家大多主张每次静脉输注 25 g，连用 2~3 日的方法，孕前预防性使用时可以酌情减量。

2. 抗磷脂抗体形成

（1）抗凝治疗：常用的抗凝治疗药物为小剂量阿司匹林和低分子量肝素（LMWH），阿司匹林一般在孕前使用，用量为 50~75 mg/d。妊娠后建议使用 LMWH，5 000~10 000 U/d，用药可维持整个妊娠期，在终止妊娠前 24 小时停止使用。详见血栓前状态的治疗。

（2）糖皮质激素治疗：针对抗磷脂抗体阳性患者通常采用小剂量糖皮质激素抑制抗体的产生，国内上海的林其德等建议小剂量泼尼松 5 mg/d，于计划受孕前数周开始服用，可持续整个妊娠期，一般用药 2~4 周自身抗体可转阴，疗效达 90% 以上，且无明显不良反应。

3. 组织非特异性抗体形成

通常采用肾上腺皮质激素治疗，强的松 10~20 mg/d。如果患者合并 SLE 等自身免疫疾病时，从母胎安全考虑，可根据病情适当加大皮质激素的剂量，有时甚至需要大剂量静脉用药进行冲击及血浆置换以便有效控制症状和降低自身抗体的滴度，改善预后。

4. 组织特异性抗体形成

需根据实际情况采取综合治疗，如抗精子抗体阳性的妇女，需采用避孕套避孕 3~6 个月，防止新的抗精子抗体产生，使原有的抗体滴度下降，必要时可加用强的松 5~10 mg/d。

5. NK 细胞数量和（或）活性升高

静脉注射丙种球蛋白（IVIG）或淋巴细胞注射治疗均可使 RSA 患者的 NK 细胞水平和毒性下降，从而取得较好的妊娠结局，国外报道治疗成功率可达 95% 以上。

（六）血栓前状态

血栓前状态者的主要治疗方法是 LMWH 单独用药或联合应用阿司匹林。低分子肝素用法一般是 5 000 U，皮下注射，每日 1~2 次。用药时间可从妊娠早期开始，一般在血 β-hCG 诊断妊娠即开始用药，在治疗过程中如检测胎儿发育良好，孕妇凝血—纤溶指标检测项目恢复正常即可停药，停药后须定期复查凝血—纤溶指标同时监测胎儿生长发育情况，如有异常需考虑重新开始用药，必要时治疗可持续至整个妊娠期，在终止妊娠前 24 小时应停止使用。妊娠期使用低分子肝素对于母胎均有较高的安全性，但有时也可引起母体的不良反应，如过敏反应、出血、血小板减少及骨质疏松等，因此在使用低分子肝素的过程中，有必要对药物不良反应进行监测；小剂量阿司匹林一般于妊娠前使用，推荐剂量为 50~75 mg/d，在治疗血栓前状态的过程中要注意检测血小板计数、凝血功能及纤溶指标，其对胎儿的安全性目前尚处于研究中；除以上抗凝治疗之外，有学者认为，对于获得性高同型半胱氨酸血症者，通过补充大剂量叶酸，维生素 B_6 及维生素 B_{12} 可取的一定疗效，但具体用药方案以及确切治疗效果仍有待进一步研究论证。

（黄　娜）

第七章

异常分娩

第一节 产力异常

产力包括子宫收缩力、腹壁肌和膈肌收缩力以及肛提肌收缩力，其中以子宫收缩力为主，贯穿分娩的全过程。子宫收缩的节律性、对称性及极性不正常或强度、频率有改变，称为产力异常，又称子宫收缩力异常。

一、子宫收缩乏力

引起子宫收缩乏力的常见原因有头盆不称或胎位异常、子宫局部因素、精神因素、内分泌失调、药物影响等，根据发生时间不同可分为原发性和继发性，临床上根据子宫收缩乏力的性质又分为协调性收缩乏力和不协调性收缩乏力两种。

（一）诊断

1. 协调性子宫收缩乏力（低张性子宫收缩乏力）

子宫收缩具有正常的节律性、对称性和极性，但收缩力弱，宫腔压力低〔<15 mmHg（2.00 kPa）〕，持续时间短，间歇期长且不规律，多属于继发性宫缩乏力。

2. 不协调性子宫收缩乏力（高张性子宫收缩乏力）

子宫收缩的极性倒置，节律不协调，宫腔内压力达 20 mmHg（2.66 kPa），宫缩时子宫下段收缩力强，间歇期子宫壁不能完全松弛，收缩不协调，属无效宫缩。这种收缩乏力多为原发性宫缩乏力，需与假临产鉴别。鉴别方法为肌内注射哌替啶 100 mg，休息后宫缩停止者为假临产，不能使宫缩停止者为原发性宫缩乏力。这种不协调性子宫收缩乏力可使产妇体力消耗，继而出现水、电解质平衡失调，胎儿—胎盘循环障碍而出现胎儿窘迫。

3. 产程图曲线异常（图 7-1）

潜伏期延长：初产妇潜伏期正常约需 8 小时，最长时限 16 小时，超过 16 小时称为潜伏期延长。

活跃期延长：初产妇活跃期正常约需 4 小时，最大时限 8 小时，超过 8 小时称为活跃期延长。

活跃期停滞：进入活跃期后，宫颈口不再扩张达 2 小时以上。

第二产程延长：第二产程初产妇超过 2 小时，经产妇超过 1 小时尚未分娩。

第二产程停滞：第二产程达 1 小时胎头下降无进展。

胎头下降延缓：活跃晚期至宫口扩张 9~10 cm，胎头下降速度每小时少于 1 cm。

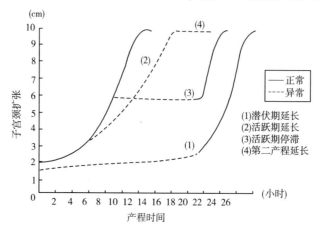

图 7-1　产程图曲线异常

胎头下降停滞：活跃晚期胎头停留在原处不下降达 1 小时以上。

滞产：总产程超过 24 小时。

（二）治疗

无论原发性还是继发性子宫收缩乏力，首先应寻找原因，阴道检查了解宫颈扩张、胎先露下降、头盆比例等情况。若发现有头盆不称，估计不能经阴道分娩者，应及时行剖宫产；若无头盆不称或胎位异常，估计能经阴道分娩者应采取措施加强宫缩，继续试产。

不协调性子宫收缩乏力者，应调节子宫收缩，使之恢复正常节律性及极性。在未恢复协调性宫缩之前，禁用缩宫素加强宫缩。

1. 协调性子宫收缩乏力

（1）第一产程。

1）一般处理：消除产妇精神紧张，多休息，多进食，补充营养和水分，及时排空膀胱等。

2）加强子宫收缩：经一般处理无效，确诊为协调性子宫收缩乏力，可选用下列方法加强宫缩。①人工破膜：宫颈扩张 3 cm 或 3 cm 以上，无头盆不称，无脐带先露，胎头已衔接者，可行人工破膜。②缩宫素静脉滴注：适用于协调性宫缩乏力，宫口扩张 3 cm，胎心良好，胎位正常，头盆相称者。将缩宫素 2.5 U 加入 5% 葡萄糖注射液 500 mL 内，从每分钟4~5 滴开始，根据宫缩调整。应由专人观察产程进展，监测宫缩、胎心等情况。③地西泮静脉推注：该药有松弛宫颈平滑肌、软化宫颈、促进宫口扩张作用。适用于宫口扩张缓慢或宫颈水肿时。常用剂量为 10 mg 静脉滴注，与缩宫素联合应用效果更好。

经上述处理，若产程仍无进展或出现胎儿窘迫，应及时行剖宫产术。

（2）第二产程：若无头盆不称，出现宫缩乏力，应使用缩宫素加强宫缩；若胎头双顶径已过坐骨棘平面，应等待自然分娩或会阴侧切助产；若胎头未衔接或伴胎儿窘迫，应行剖宫产术。

（3）第三产程：为预防产后出血，应使用缩宫素加强宫缩。

2. 不协调性子宫收缩乏力

可给予强镇静剂哌替啶 100 mg 肌内注射或地西泮 10 mg 静脉滴注，使产妇充分休息，醒后多数恢复为协调性子宫收缩；若经以上处理无效或出现胎儿窘迫、头盆不称情况，应及时行剖宫产；若已变为协调性子宫收缩乏力则按加强宫缩处理。

二、子宫收缩过强

（一）协调性子宫收缩过强

1. 诊断

子宫收缩的节律性、对称性和极性均正常，仅子宫收缩力过强、过频，宫腔内压力>50 mmHg（6.65 kPa）。若产道无阻力，宫口迅速开全，分娩在短期内结束，宫口扩张速度>5 cm/h（初产妇）或 10 cm/h（经产妇），总产程不足 3 小时称为急产。由于产程过快，产妇易发生软产道裂伤和产后出血；胎儿易发生宫内窘迫；新生儿容易出现颅内出血。

2. 治疗

有急产史者需提前住院待产，提前做好接产及抢救新生儿窒息准备；产后及时检查、缝合软产道裂伤；新生儿肌内注射维生素 K_1 预防颅内出血。

（二）不协调性子宫收缩过强

1. 强直性子宫收缩

（1）诊断：大部分由外界因素造成，如临产后不适当使用缩宫素、胎盘早剥等。产妇表现为烦躁不安、持续性腹痛、腹部拒按；胎位触不清，胎心听不清；甚至出现病理性缩复环、血尿等先兆子宫破裂征象。

（2）治疗：一经确诊，应给予宫缩抑制剂，如 25% 硫酸镁液 20 mL 加入 25% 葡萄糖注射液 20 mL 静脉缓慢注射；若处理无效或为梗阻性难产、重型胎盘早剥，应马上行剖宫产术。

2. 子宫痉挛性狭窄环

子宫壁局部肌肉呈痉挛性不协调性收缩所形成的环状狭窄，持续不放松，称为子宫痉挛性狭窄环。多在子宫上下段交界处，也可在胎体某一狭窄部，以胎颈、胎腰处常见。与产妇精神紧张、过度疲劳和粗暴的产科操作有关。

（1）诊断：持续性腹痛、烦躁不安，宫颈扩张缓慢，胎先露部下降停滞，阴道检查有时可触及狭窄环。此环和病理性缩复环不同，特点是不随宫缩而上升。

（2）治疗：积极寻找原因，及时纠正。如停止阴道内操作，停用缩宫素。如无胎儿宫内窘迫，可给予镇静剂或宫缩抑制剂，待宫缩恢复正常时等待经阴道自然分娩或助产。若经处理无好转或伴胎儿窘迫征象，应立即行剖宫产术。

（袁建龙）

第二节　产道异常

产道包括骨产道及软产道，是胎儿经阴道娩出的通道，产道异常临床以骨产道异常多见。

一、骨产道异常

骨盆径线过短或形态异常，致使骨盆腔小于胎先露部可以通过的限度，阻碍胎先露下降，影响产程顺利进展，称为骨产道异常，又称狭窄骨盆。狭窄骨盆的产妇易发生继发性宫缩乏力、生殖道瘘、产褥感染、先兆子宫破裂及子宫破裂，其胎儿及新生儿易出现胎儿窘迫、胎死宫内、颅内出血、新生儿产伤、新生儿感染。

（一）分类

根据骨盆狭窄部位的不同，分为以下几种。

1. 骨盆入口平面狭窄

我国妇女常见为单纯性扁平骨盆和佝偻病性扁平骨盆，由于骨盆入口平面狭窄，胎头矢状缝只能衔接于骨盆入口横径上。胎头侧屈使两顶骨先后依次入盆，呈倾势不均嵌入骨盆入口。若前顶骨先嵌入，矢状缝偏后，称前不均称；若后顶骨先嵌入，矢状缝偏前，称后不均称；只有胎头双顶骨均通过骨盆入口平面时，才能经阴道分娩。

（1）扁平骨盆：骨盆入口呈横椭圆形，骶岬向下突出，使骨盆入口前后径缩短而横径正常。

（2）佝偻病性扁平骨盆：幼年时患佝偻病，骨骼软化使骨盆变形，骶岬被压向前，骨盆入口前后径缩短，使骨盆入口呈横的肾形，骶骨下段后移变直向后，尾骨呈钩状突向骨盆入口平面。

2. 中骨盆及骨盆出口平面狭窄

我国妇女以漏斗骨盆、横径狭窄骨盆多见。

（1）漏斗骨盆：骨盆入口各径线正常，两侧骨盆壁向内倾斜，如漏斗状。其特点是中骨盆及骨盆出口平面均明显狭窄，坐骨棘间径、坐骨结节间径缩短，耻骨弓<80°，坐骨结节间径与出口后矢状径之和常<15 cm。

（2）横径狭窄骨盆：骶耻外径值正常，但髂棘间径及髂嵴间径均缩短，使骨盆入口、中骨盆及骨盆出口横径均缩短，前后径稍长，坐骨切迹宽。当胎头下降至中骨盆或骨盆出口时，常不能顺利地转成枕前位，形成持续性枕横位或枕后位。

3. 骨盆 3 个平面狭窄

均小骨盆指骨盆外形属女性骨盆，但骨盆入口、中骨盆及骨盆出口平面均狭窄，每个平面径线均小于正常值 2 cm 或更多。多见于身材矮小、体型匀称的妇女。

4. 畸形骨盆

骨盆失去正常形态称为畸形骨盆，如骨软化症骨盆、偏斜骨盆。

（二）诊断

1. 病史采集要点

询问孕妇幼年发育情况，有无佝偻病、脊髓灰质炎、脊柱和髋关节结核以及外伤史，有无难产史及其发生原因，新生儿有无产伤等。

2. 体格检查要点

（1）一般检查：身高小于 145 cm、身体粗壮、颈短；步态呈"X"或"O"跛形；腹部形态呈尖腹、悬垂腹；米氏（Michaelis）菱形窝不对称等骨盆异常发生率增高。

（2）腹部检查：注意腹部形态、宫高、腹围、胎位是否正常，骨盆入口狭窄往往因头盆不称，胎头不易入盆导致胎位异常，如臀先露、肩先露。中骨盆狭窄影响已入盆的胎头内旋转，导致持续性枕横位、枕后位等。

3. 超声显像检查

可观察胎先露与骨盆的关系，还可测量胎头双顶径、胸径、腹径、股骨长度，预测胎儿体重，对判断能否顺利通过骨产道有意义。

4. 估计头盆关系

检查跨耻征可了解胎头衔接与否。具体方法：孕妇排空膀胱、仰卧，检查者将手放在孕妇耻骨联合上方，将浮动的胎头向盆腔方向压。若胎头低于耻骨联合前表面，则跨耻征阴性；若胎头平耻骨联合前表面，则跨耻征可疑阳性；若胎头高于耻骨联合前表面，则跨耻征阳性。出现跨耻征阳性的孕妇，应让其两腿曲起半卧位，再次检查胎头跨耻征，若转为阴性，则不是头盆不称，而是骨盆倾斜度异常。

5. 骨盆测量

（1）骨盆外测量：可间接反映真骨盆的大小。骶耻外径<18 cm 为扁平骨盆，坐骨结节间径<8 cm 为漏斗骨盆，各径线<正常值 2 cm 或 2 cm 以上为均小骨盆，两侧斜径及同侧直径相差>1 cm 为偏斜骨盆。

（2）骨盆内测量：骨盆外测量异常者应作骨盆内测量。若对角径<11.5 cm，骶岬突出为扁平骨盆；若坐骨棘间径<10 cm，坐骨切迹宽度<2 横指，则为中骨盆平面狭窄；若坐骨结节间径与出口后矢状径之和<15 cm，则为骨盆出口平面狭窄。

（三）治疗

明确狭窄骨盆的类别和程度，了解胎位、胎儿大小、胎心、宫缩强度、宫颈扩张程度、破膜与否，结合年龄、产次、既往分娩史综合判断，决定分娩方式。

1. 骨盆入口平面狭窄的处理

（1）明显头盆不称（绝对性骨盆狭窄）：足月活胎不能经阴道分娩，临产后行剖宫产术结束分娩。

（2）轻度头盆不称（相对性骨盆狭窄）：严密监护下可试产 2~4 小时，产程进展不顺利或伴胎儿窘迫，应及时行剖宫产术结束分娩。

2. 中骨盆平面狭窄的处理

胎头在中骨盆完成俯屈及内旋转动作，若中骨盆平面狭窄、胎头俯屈及内旋转受阻，易发生持续性枕横位或枕后位。临床表现为活跃期或第二产程延长及停滞、继发宫缩乏力。若宫口已开全、双顶径达坐骨棘水平以下、无明显头盆不称，可徒手回转胎头等待自然分娩或助产；若有明显头盆不称或出现胎儿窘迫征象，短时间又不能经阴道分娩者，应马上行剖宫产术。

3. 骨盆出口平面狭窄的处理

临产前对胎儿大小、头盆关系做充分估计，决定能否经阴道分娩。出口横径与后矢状径相加>15 cm，多数可经阴道分娩。如需助产，应做较大的会阴切开，以免会阴严重撕裂；坐骨结节间径与出口后矢状径之和<15 cm，足月活胎不易经阴道分娩，应行剖宫产术。

4. 骨盆 3 个平面狭窄的处理

均小骨盆若胎儿估计不大，胎位正常，头盆相称，宫缩好，可以试产。若胎儿较大，有头盆不称应尽早行剖宫产术。

5. 畸形骨盆的处理

根据畸形骨盆种类、狭窄程度、胎儿大小等综合分析，若畸形严重、明显头盆不称，宜及时行剖宫产术。

二、软产道异常

软产道包括子宫下段、宫颈、阴道及骨盆底软组织构成的弯曲管道。软产道异常所致的难产少见，易被忽视。

（一）外阴异常

1. 外阴水肿

有严重贫血、重度子痫前期、慢性肾炎、心脏病等的孕妇，在有全身水肿的同时，常有外阴严重水肿。分娩时阻碍胎先露下降，易造成组织损伤和愈合不良。产前要做综合处理，会阴部可用 50% 硫酸镁湿敷；产时需做预防性的会阴切开；产后加强局部护理。

2. 外阴瘢痕

外伤或炎症后瘢痕挛缩，导致外阴及阴道口狭小，影响胎先露下降。若瘢痕范围小，分娩时可做会阴切开；若瘢痕范围大，难以扩张者，应行剖宫产术。

3. 外阴静脉曲张

轻者可经阴道分娩，严重者可行剖宫产分娩。

（二）阴道异常

1. 阴道横隔

阴道横隔多位于阴道上、中段，局部较坚韧，产时阻碍胎先露下降。分娩时，若阴道横隔低且薄，可直视下自小孔处做"X"形切开，胎儿娩出后再切除剩余的隔，残端用肠线连续或扣锁缝合；若横隔高且厚，则需行剖宫产术分娩。

2. 阴道纵隔

阴道纵隔若伴有双子宫、双宫颈，位于一侧子宫内的胎儿，通过该侧阴道分娩时，纵隔被推向对侧，分娩多无影响；阴道纵隔发生于单宫颈时，若纵隔薄，胎先露下降时自行断裂，分娩无阻碍；若纵隔厚阻碍胎先露下降，须在纵隔中间剪开，分娩结束后再切除剩余的隔，残端用肠线连续或扣锁缝合。

3. 阴道狭窄

药物腐蚀、手术感染导致阴道瘢痕挛缩形成阴道狭窄者，若狭窄位置低、程度轻，可做较大的会阴切开后经阴道分娩；若狭窄位置高、范围广，应行剖宫产术。

4. 阴道尖锐湿疣

妊娠期尖锐湿疣生长迅速，宜早期治疗。若病变范围广、体积大，可阻碍胎先露下降，且容易发生出血和感染。为预防新生儿患喉乳头状瘤宜行剖宫产术。

5. 阴道囊肿或肿瘤

阴道壁囊肿较大，可阻碍胎先露下降，产时可先行囊肿穿刺抽出囊液，待产后再择期处理原有病变；若阴道壁肿瘤阻碍胎先露下降，又不能经阴道切除者，应行剖宫产术。

（三）宫颈异常

1. 宫颈外口黏合

临床较少见，多在分娩受阻时发现。若宫口为一小薄孔状，可用手指轻轻分离黏合处，宫口即可迅速开大；若黏合处厚且韧，需行宫颈切开术或选择剖宫产术。

2. 宫颈水肿

多见于胎位或骨盆异常，宫口未开全、过早用腹部压力，使宫颈前唇受压水肿。轻者可抬高产妇臀部或向宫颈两侧注入 0.5% 利多卡因 5~10 mL，待宫口近开全时，用手将宫颈前唇上推越过胎头，即可经阴道分娩；若经以上处理无效或水肿严重，可行剖宫产术。

3. 宫颈坚韧

多见于高龄初产妇，宫颈弹性差或精神过度紧张使宫颈挛缩，临产后宫颈不易扩张。此时可静脉推注地西泮 10 mg 或向宫颈两侧注入 0.5% 利多卡因 5~10 mL，若无效应行剖宫产术。

4. 宫颈瘢痕

多见于宫颈锥切术后、宫颈裂伤修补术后感染等，导致宫颈瘢痕形成。临产后虽宫缩很强，但宫口不扩张，此时不宜试产过久，应行剖宫产术。

5. 宫颈癌

因宫颈变硬而脆、弹性差，临产后不易扩张，若经阴道分娩有发生裂伤大出血及扩散等风险，故不宜经阴道分娩，而应行剖宫产术，术后行放疗。如为早期浸润癌，可先行剖宫产术，随即行广泛性子宫切除及盆腔淋巴结清扫术。

6. 宫颈肌瘤

位于子宫下段或宫颈的较大肌瘤，因阻碍胎先露下降需行剖宫产术；若肌瘤不阻塞产道可经阴道分娩，肌瘤待产后再做处理。

（袁建龙）

第三节　胎位异常

分娩时枕前位（正常胎位）约占 90%，胎位异常约占 10%，其中胎头位置异常占 6%~7%，是造成难产的常见原因之一。

一、持续性枕后位、枕横位

在分娩过程中，胎头以枕后位或枕横位衔接，在下降过程中，胎头枕部因强有力的宫缩绝大多数向前转 135° 或 90°，转为枕前位而自然分娩。仅有 5%~10% 胎头枕骨持续不能转向前方，直至分娩后期仍然立于母体骨盆的后方或侧方，致使分娩发生困难，称为持续性枕后位或持续性枕横位（图 7-2）。发生原因与骨盆异常、胎头俯屈不良、子宫收缩乏力、头盆不称等有关。

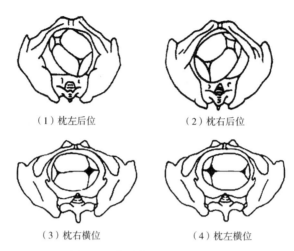

（1）枕左后位　　　　　　　　（2）枕右后位

（3）枕右横位　　　　　　　　（4）枕左横位

图 7-2　持续性枕后位、枕横位

（一）诊断

1. 临床表现

临产后胎头衔接较晚，因胎先露部不能紧贴子宫下段及宫颈，常出现协调性子宫收缩乏力及宫颈扩张缓慢。枕后位时，因枕部压迫直肠，产妇自觉肛门坠胀及排便感，过早使用腹部压力导致宫颈前唇水肿和产妇疲劳，影响产程进展。持续性枕后位或持续性枕横位常出现活跃期延缓或第二产程延长。

2. 腹部检查

胎背偏向母体后方或侧方，对侧可明显触及胎儿肢体，胎心在脐下一侧偏外方。

3. 直肠指诊或阴道检查

若为枕后位，检查时感到盆腔后部空虚，矢状缝位于骨盆斜径上；若为枕横位，则矢状缝位于骨盆横径上；根据前囟门、后囟门的方向和位置可判断胎方位。当胎头水肿、颅骨重叠、囟门触不清时，需行阴道检查胎儿耳郭和耳屏位置及方向确定胎位。如耳郭朝向骨盆后方则为枕后位；耳郭朝向骨盆侧方则为枕横位。阴道检查是确诊胎位异常必要的手段，其确定胎方位的准确率达 80%~90%。

4. 超声显像检查

根据胎头颜面及枕部位置，能准确探清胎头位置以明确诊断。

（二）治疗

持续性枕后位或持续性枕横位如无头盆不称时可以试产，但要密切观察胎头下降、宫口扩张程度及胎心变化。

1. 第一产程

（1）潜伏期：保证产妇足够的营养和休息，如精神紧张、休息不好可肌内注射哌替啶 100 mg 或地西泮 10 mg，对纠正不协调宫缩有良好效果。嘱产妇向胎腹方向侧卧，有利于胎头枕部转向前方。若宫缩欠佳，宜尽早静脉滴注缩宫素。

（2）活跃期：宫口开大 3~4 cm 产程停滞，排除头盆不称可行人工破膜，使胎头下降压迫宫颈，起增强宫缩、促进胎头内旋转作用。若宫缩乏力，可静脉滴注缩宫素。经以上处理产程有进展则继续试产；若进展不理想（每小时宫口开大<1 cm）或无进展，应行剖宫产

术。在试产中如出现胎儿宫内窘迫征象也应行剖宫产分娩。

2. 第二产程

产程进展缓慢，初产妇宫口开全近 2 小时、经产妇已近 1 小时，应行阴道检查了解骨盆及胎头情况。若胎头双顶径已达坐骨棘水平或更低，可徒手转胎头至枕前位，从阴道自然分娩或阴道助产；如转枕前位困难可转为正枕后位，以产钳助产，此时需做较大的会阴切口，以免发生严重裂伤；若胎头位置较高，疑有头盆不称，需行剖宫产术，禁止使用中位产钳。

3. 第三产程

为防止发生产后出血，胎儿娩出后应立即静脉注射或肌内注射缩宫素。有软产道裂伤者，应及时修补。凡行手术助产及有软产道裂伤者，产后应给予抗生素预防感染。新生儿应按高危儿处理。

二、胎头高直位

胎头呈不屈不仰姿势衔接于骨盆入口，其矢状缝与骨盆入口前后径一致，称为胎头高直位。胎头枕骨靠近耻骨联合者为胎头高直前位，靠近骶岬者为胎头高直后位（图 7-3）。头盆不称是发生胎头高直位的最常见原因。

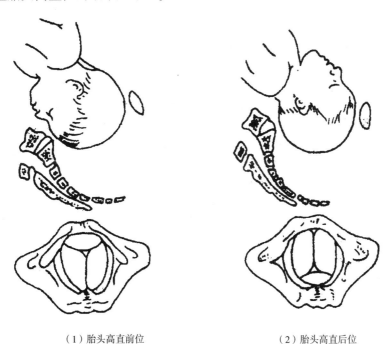

（1）胎头高直前位   （2）胎头高直后位

图 7-3 胎头高直位

（一）诊断

1. 临床表现

由于临产后胎头不俯屈，进入骨盆入口的胎头径线增大，使胎头迟迟不能衔接，导致宫口扩张及先露下降缓慢，产程延长。其表现为活跃期延缓或停滞，胎头下降受阻。高直前位胎头入盆困难，一旦入盆，产程进展顺利。高直后位胎头不能入盆，先露难以下降，即使宫口能开全，先露部仍停留在坐骨棘水平或水平以上。

2. 腹部检查

胎头高直前位时，胎背靠近腹前壁，不易触及胎儿肢体，胎心位置稍高，在近腹中线听得最清楚。胎头高直后位时，胎儿肢体靠近腹前壁，有时在耻骨联合上方可触及胎儿下颏。

3. 阴道检查

因胎头位置高，直肠指诊不易查清，应做阴道检查。如发现胎头矢状缝与骨盆入口前后径一致，后囟门在耻骨联合后，前囟门在骶骨前，即为胎头高直前位；反之为胎头高直后位。前者产瘤在枕骨正中，后者产瘤在两顶骨之间。

4. 超声检查

可探清胎头双顶径与骨盆入口横径一致，胎头矢状缝与骨盆入口前后径一致。

（二）治疗

胎头高直前位时，若骨盆正常、胎儿不大、产力强，应给予充分试产机会。加强宫缩促使胎头俯屈，胎头转为枕前位后可经阴道自然分娩或阴道助产，若试产失败再行剖宫产术结束分娩。胎头高直后位很难经阴道分娩，一经确诊应行剖宫产术。

三、前不均倾位

胎头以枕横位入盆时，胎头侧屈，以前顶骨先下降，矢状缝靠近骶岬为前不均倾位（图7-4）。发生前不均倾位的原因尚不清楚，可能与头盆不称、扁平骨盆及腹壁松弛有关。

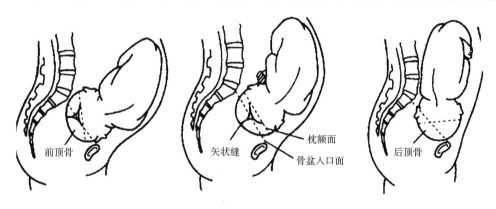

前顶骨　　矢状缝　　枕额面　　骨盆入口面　　后顶骨

图7-4　前不均倾位

（一）诊断

1. 临床表现

常发生胎膜早破，胎头迟迟不衔接，因后顶骨被阻于骶岬之上，胎头难以衔接和下降，导致继发性宫缩乏力、活跃期停滞或产程延长，甚至出现血尿、宫颈水肿或先兆子宫破裂。由于胎头受压过久可出现产瘤和胎儿窘迫。

2. 腹部检查

临产早期，在耻骨联合上方可扪到胎头前顶部。随着产程进展，胎头继续侧屈使胎头与胎肩折叠于骨盆入口处，因胎头折叠于胎肩之后使胎肩高于耻骨联合平面，于耻骨联合上方只能触到一侧胎肩而触不到胎头，易误认为胎头已入盆。

3. 阴道检查

胎头矢状缝在骨盆入口横径上，向后移靠近骶岬。前顶骨紧嵌于耻骨联合后方，产瘤大部分位于前顶骨，因后顶骨的大部分尚在骶岬之上，致使盆腔后半部空虚。

（二）治疗

一旦确诊为前不均倾位，应尽快以剖宫产结束分娩。手术切开子宫下段时，应用力将胎肩往子宫方向推送，使胎头侧屈得到纠正，防止前臂脱出。极个别情况因胎儿小、骨盆宽大、宫缩强者，可通过前顶骨降至耻骨联合后，经侧屈后顶骨能滑过而入盆。

四、面先露

胎头枕部与背部接触，胎头呈极度仰伸姿势通过产道，以面部为先露时称为面先露（图7-5）。

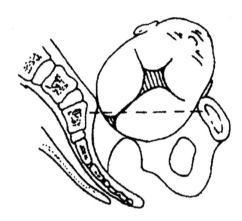

图7-5 面先露

面先露以颏骨为指示点，有颏左前、颏左横、颏左后、颏右前、颏右横、颏右后6种胎方位。其中以颏左前、颏右后多见，且经产妇多于初产妇。发病原因与骨盆狭窄、头盆不称、腹壁松弛、胎儿畸形等有关。

（一）诊断

1. 临床表现

胎头迟迟不能入盆，先露部不能紧贴子宫下段及宫颈，常引起继发性宫缩乏力，导致产程延长。可表现为潜伏期延长、活跃期延长或停滞。颏后位导致梗阻性难产，可出现子宫破裂征象。由于胎头受压过久，可引起胎儿窘迫。

2. 腹部检查

因胎头极度仰伸入盆受阻，胎体伸直，宫底位置较高。颏前位时，胎头轮廓不清；在孕妇腹前壁容易扪及胎儿肢体，胎心在胎儿肢体侧的下腹部听得清楚。颏后位时，于耻骨联合上方可触及胎儿枕骨隆突与胎背之间有明显凹沟，胎心较遥远而弱。

3. 肛门及阴道检查

可触到高低不平、软硬不均的颜面部，宫口开大时可触及胎儿口、鼻、颧骨及眼眶，并依据颏部所在位置确定其胎位。阴道检查确定面先露时须与臀先露、无脑儿相鉴别。

4. 超声检查

可以明确面先露并能探清胎位。

（二）治疗

颏前位时，若无头盆不称，产力良好，有可能自然分娩；若出现继发性宫缩乏力，第二产程延长，可用产钳助产，但会阴切开要足够大。若有头盆不称或出现胎儿窘迫征象，应行剖宫产术。持续性颏后位时，难以经阴道分娩，应行剖宫产术结束分娩。若胎儿畸形，无论颏前位或颏后位，均应在宫口开全后行穿颅术结束分娩。颏横位若能转成颏前位，可以经阴道分娩；持续性颏横位应行剖宫产术结束分娩。由于头、面部受压过久，新生儿可出现颅内出血、颜面部肿胀，需加强护理，保持仰伸姿势数日。

五、臀位

臀位是最常见的异常胎位，占妊娠足月分娩总数的 3%～4%，经产妇多见。臀位易并发胎膜早破、脐带脱垂，分娩时后出胎头困难，导致围生儿死亡率较高，是枕先露的 3～8 倍。臀先露以骶骨为指示点，分骶左前、骶左横、骶左后、骶右前、骶右横、骶右后 6 种胎方位。根据两下肢所取的姿势又分为以下 3 种。①单臀先露或腿直臀先露：胎儿双髋关节屈曲，双膝关节伸直，以臀部为先露，最多见。②完全臀先露或混合臀先露：胎儿双髋及膝关节均屈曲，以臀部和双足为先露，较多见。③不完全臀先露：以一足或双足、一膝或双膝或一足一膝为先露，较少见。

臀先露对产妇易引起胎膜早破或继发性宫缩乏力，使产后出血与产褥感染的机会增多，若宫口未开全而强行牵拉，容易造成宫颈撕裂甚至延及子宫下段；对胎儿易致脐带脱垂、胎儿窘迫或死产；新生儿窒息、臂丛神经损伤及颅内出血发生率增加。

（一）诊断

1. 临床表现

腹部检查在孕妇肋下触及圆而硬的胎头；因宫缩乏力致宫颈扩张缓慢，产程延长。

2. 腹部检查

子宫呈横椭圆形，宫底部可触及圆而硬、有浮球感的胎头，耻骨联合上方可触到圆而软、形状不规则的胎臀，胎心在脐左（右）上方最清楚。

3. 直肠指诊及阴道检查

可触及胎臀或胎足，应与颜面部、胎手相鉴别。注意有无脐带脱垂。

4. 超声检查

能准确探清臀先露类型以及胎儿大小、胎头姿势等。

（二）治疗

1. 妊娠期

妊娠 30 周前，多能自行转为头先露；30 周后仍为臀先露应予矫正。常用方法有胸膝卧位、激光照射或艾灸至阴穴，外倒转术慎用。

2. 分娩期

剖宫产指征包括狭窄骨盆、软产道异常、胎儿体重大于 3 500g、胎儿窘迫、胎膜早破、脐带脱垂、妊娠并发症、高龄初产、有难产史、不完全臀先露等。

决定经阴道分娩的处理如下。

（1）第一产程：产妇侧卧，少做肛门检查，不灌肠。一旦破膜，立即听胎心，了解有无脐带脱垂，监测胎心。当宫口开大 4~5 cm 时，使用"堵"外阴方法，待宫口及阴道充分扩张后才让胎臀娩出。在"堵"的过程中，每隔 10~15 分钟听胎心 1 次，并注意宫口是否开全。宫口已开全再堵易引起胎儿窘迫或子宫破裂。宫口近开全时，要做好接产和抢救新生儿窒息的准备。

（2）第二产程：初产妇做会阴侧切术。分娩方式有 3 种：①自然分娩，胎儿自然娩出，不做任何牵拉，极少见；②臀助产术，当胎臀自然娩出至脐部后，胎肩及后出胎头由接产者协助娩出；脐部娩出后，一般应在 2~3 分钟娩出胎头，最长不能超过 8 分钟；③臀牵引术，胎儿全部由接产者牵拉娩出，此种手术对胎儿损伤大（图 7-6）。

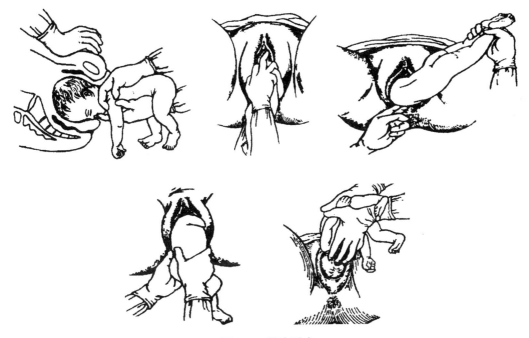

图 7-6 臀牵引术

（3）第三产程：使用缩宫素，防止产后出血。有软产道损伤者，应及时检查并缝合，予抗生素预防感染。

六、肩先露

胎体横卧于骨盆入口之上，先露部为肩，称为肩先露（图 7-7）。其是对母儿最不利的胎位。除死胎或早产儿胎体可折叠娩出外，足月活胎不能经阴道娩出。若处理不当，易造成子宫破裂，甚至危及母儿生命。

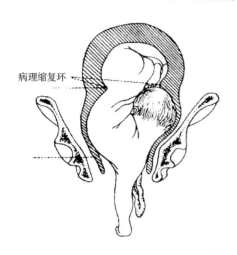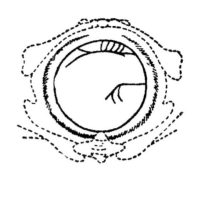

病理缩复环

图 7-7　肩先露

（一）诊断

1. 临床表现

易发生宫缩乏力、胎膜早破。破膜后容易发生脐带脱垂和胎儿上肢脱出，导致胎儿窘迫甚至死亡。随着子宫收缩增强，子宫上段越来越厚，下段被动扩张越来越薄，上下段肌壁厚薄相差悬殊，形成环状凹陷，出现病理性缩复环，是子宫破裂的先兆，若不及时处理，将发生子宫破裂。

2. 腹部检查

子宫呈横椭圆形，耻骨联合上方较空虚，在母体一侧触及胎头。胎心在脐周两侧最清楚。

3. 直肠指检及阴道检查

胎膜未破、先露高浮者，肛门检查不易触及先露部；若胎膜已破、宫口已扩张，阴道检查可触及胎肩锁骨、腋窝或肋骨，腋窝尖指向胎肩及胎头位置，据此决定胎头在母体左侧或右侧。若胎手已脱出阴道口外，可用握手法鉴别是胎儿左手或右手。

4. 超声检查

能清楚地确定肩先露及具体胎方位。

（二）治疗

1. 妊娠期

妊娠后期发现肩先露应予及时矫正，常用方法有胸膝卧位、激光照射或艾灸至阴穴。上述方法无效可试行外倒转术，转成头位后，包腹固定胎头。

2. 分娩期

足月活胎，应于临产前行剖宫产术。经产妇，足月活胎，宫口开大 5 cm 以上，胎膜已破羊水未流尽，可全身麻醉下行内倒转术，待宫口开全助产。出现先兆子宫破裂或子宫破裂征象，无论胎儿死活均应立即行剖宫产术。胎儿已死，无先兆子宫破裂征象，若宫口近开全，可全身麻醉下行断头术或碎胎术。术后常规检查子宫下段、宫颈及阴道有无裂伤，若有裂伤应及时缝合，注意产后出血及感染。

七、复合先露

胎先露部（胎头或胎臀）伴有肢体同时进入骨盆入口，称为复合先露。临床以一手或一前臂随胎头脱出常见。发生原因与胎先露部不能完全填充骨盆入口，先露部周围有空隙有关。

（一）诊断

产程进展缓慢，阴道检查发现胎先露旁有肢体而确诊。

（二）治疗

首先应检查有无头盆不称。如无头盆不称，可让产妇向肢体脱出的对侧侧卧，有利于肢体自然回缩。若脱出肢体与胎头已入盆，可待宫口近开全或开全后上推肢体，使胎头下降后自然分娩或产钳助产。如有头盆不称或伴有胎儿窘迫征象，应尽快行剖宫产术。

（袁建龙）

第八章

产房常见危险情况的应对

第一节　急性胎儿窘迫

胎儿窘迫传统意义上是指在孕妇、胎儿或胎盘等各种高危因素引起的胎儿急性或慢性缺氧、酸中毒为主要特征的症候群，常危及胎儿的健康和生命。但 2005 年 ACOG 产科专家委员会就目前广泛使用的"胎儿窘迫"，重申了该词的不准确性，认为作为产前、产时的胎儿窘迫诊断，其阳性预测值不高，容易将出生时 Apgar 评分或脐血血气分析结果正常的新生儿过度诊断为胎儿窘迫。因此，《国际疾病编码分类（第 9 版临床修订版）》中声明胎儿窘迫的诊断基于胎儿存在代谢性酸中毒，而排除了胎儿胎心率异常或节律异常、胎儿心动过速、胎儿心动过缓以及羊水胎粪污染。

临床常基于起病时间将胎儿窘迫分为急性及慢性两种。急性胎儿窘迫常发生在分娩期，常继发于产科情况，如脐带脱垂、脐带缠绕、前置胎盘大出血、胎盘早剥、产程延长或宫缩过强及不协调等。慢性胎儿窘迫发生在妊娠期，可延续至分娩期并加重，如妊娠期高血压疾病、妊娠合并高血压、慢性肾炎、糖尿病、严重贫血、过期妊娠、心脏病、免疫系统疾病等。事实上，简单按起病的急慢性分类是不确切的，慢性胎儿窘迫亦可在临产后加重表现为急性胎儿窘迫。因此，临床上难于绝对区分急性胎儿窘迫或慢性胎儿窘迫。急、慢性胎儿窘迫比较见表 8-1。

表 8-1　急、慢性胎儿窘迫比较

项目	急性胎儿窘迫	慢性胎儿窘迫
发生时间	常见于分娩期，亦可因严重并发症于妊娠期紧急发生	妊娠期，可延续至分娩期并加重
病因	脐带脱垂、脐带缠绕、前置胎盘大出血、胎盘早剥、产程延长或宫缩过强及不协调等	如妊娠期高血压疾病、妊娠合并高血压、慢性肾炎、糖尿病、严重贫血、过期妊娠、心脏病、免疫系统疾病等
表现	胎心变化，胎动异常（产时不易察觉），羊水粪染（直接或人工破膜可见）	胎心变化，胎动异常，羊水粪染（羊膜镜）
常用评估手段	产前（产时）胎心监护 CST	NST、胎儿声震刺激、B 超（生物物理评分、多普勒）

一、病因

胎儿期的氧气及营养通过母体及胎儿血液循环实现氧气自外界至胎儿的输送，涉及的器官包括母体心、肺、血管、子宫、胎盘及脐带。胎儿供氧通路的任何环节发生异常，均可引起供氧减少或中断，从而导致胎儿低氧血症（血氧含量低）、组织缺氧（组织含氧量低）、代谢性酸中毒（组织乳酸堆积）、代谢性酸血症（血液乳酸堆积），最终导致组织损伤或死亡。无论妊娠期或是分娩期的各种病理因素所致的胎儿窘迫，均可按影响胎儿氧供的环节分为母体因素、胎盘因素、脐带因素及胎儿因素（表8-2）。

表8-2　胎儿供氧途径的影响因素

项目	供氧途径	影响因素
肺	·氧气从外界传输到肺泡受阻：各种呼吸道梗阻，呼吸中枢抑制 ·氧气从肺泡弥散至肺毛细血管输送受阻：各种原因的通气—灌注比例失调和弥散障碍	·呼吸抑制（麻醉剂、硫酸镁） ·惊厥（子痫发作） ·肺栓塞 ·肺水肿 ·肺炎/ARDS ·哮喘 ·肺不张 ·急性呼吸窘迫综合征 ·肺动脉高压（少见） ·慢性肺病（少见） ·感染性疾病，如肺炎、流感等导致高热，孕妇耗氧量增加
母体血液	携氧能力下降（不常见）	·重度贫血 ·影响氧合的先天性或获得性疾病（血红蛋白病或高铁血红蛋白血症）
母体心脏	任一环节导致心排血量减少	·心律失常 ·前负荷降低（低血容量或下腔静脉受压） ·心脏收缩力受损（缺血性心脏疾病、糖尿病、心肌病、充血性心力衰竭） ·后负荷增加（高血压） ·区域麻醉（交感神经阻滞） ·充血性心力衰竭（少见） ·心脏及大血管的结构异常（瓣膜狭窄、瓣膜关闭不全、肺动脉高压、主动脉缩窄）（少见）
血管血液	低血压或本身血管病变	·低血压：低血容量、下腔静脉压迫、区域麻醉（交感神经阻滞）、药物（肼屈嗪、拉贝洛尔、硝苯地平） ·血管病变（慢性高血压、长期糖尿病、SLE、子痫前期、甲状腺疾病、肾脏疾病） ·血管收缩（可卡因、麦角新碱） ·急性血管损伤（外伤、主动脉夹层）（少见） ·血液黏稠、严重高血脂

续表

项目	供氧途径	影响因素
子宫		·宫缩过强
		·宫缩剂应用（前列腺素、缩宫素）
		·子宫破裂（少见）
胎盘		·胎盘早剥
		·前置血管（少见）
		·胎盘出血（少见）
		·前置胎盘
		·胎盘梗死、感染（回顾性诊断）
		·胎盘功能不全
脐带	妊娠期存在，分娩期脐带血液循环受阻加重	·脐带受压
		·脐带缠绕
		·脐带脱垂
		·脐带真结
		·脐带血管痉挛、血栓、粥样硬化、肥厚、出血、炎症
胎儿		·血液系统疾病，如胎儿严重贫血、血红蛋白病
		·同种免疫引起的继发性携氧能力下降
		·部分代谢性疾病，如 G6PD 缺乏症、高铁血红蛋白血症
		·感染性疾病：如各种细菌、病毒感染
		·前置血管破裂出血所致急性严重贫血
		·慢性缺氧急性加重：胎儿病变感染、畸形、母胎血型不合等

二、高危因素

分娩期胎儿处于相对恶劣的宫内环境，宫缩、羊水减少等均影响胎儿的血供，胎儿要经受宫缩负荷下的考验。随着产程进展，孕产妇、胎儿以及胎盘的功能状态随时变化，分娩期的胎儿窘迫往往起病急、病情重。因此，产前或产时胎儿宫内安全性的监测对胎儿结局的改善可能是有益的。鉴于高危孕妇不良结局的增加，临床上有必要关注高危孕妇，进行重点管理，一旦发生急性胎儿窘迫及时处理。所以，临产前和临产早期应对存在表 8-3 中的病理因素的孕妇进行识别。

表 8-3 与不良胎儿结局风险增加相关的产前和产时状况（SOGG 2007）

项目	产前	产时
母体	·妊娠期高血压疾病	·阴道出血
	·既往糖尿病或妊娠糖尿病	·宫内感染或绒毛膜羊膜炎
	·产妇疾病：心脏疾病，贫血，甲亢，血管疾病和肾脏疾病	·既往剖宫产史
		·胎膜破裂时间>24 小时
	·病态肥胖	·引产
	·母亲事故外伤	·催产
	·产前出血	·早产
		·过期妊娠（>42 周）
		·产程中宫缩过强、子宫高张性宫缩乏力
		·分娩期子宫破裂或先兆破裂
		·羊水栓塞
胎儿	·生长受限	·羊水粪染
	·未足月	·胎儿心率异常
	·羊水过少	·CST 提示晚期胎心减速或可变减速
	·异常脐动脉多普勒	
	·同种免疫	
	·多胎妊娠	
	·各种复杂性双胎	
	·臀位等异常胎位	

三、临床表现

根据前述胎儿窘迫的定义，胎儿动脉血的血气分析是诊断胎儿窘迫最可靠的指标，但是临床很难直接宫内诊断，往往通过胎动、羊水、胎心监护等临床表现间接诊断胎儿窘迫。需强调的是，这些指标并不是胎儿窘迫特异性指标，有时在正常妊娠中也存在，诊断时应注意鉴别和综合评估，避免造成临床诊断混乱。

1. 胎动

胎动是唯一的能被孕妇感知的表示胎儿生命存在的征象，胎动频繁程度的改变能反映胎儿宫内状态，因此孕妇每日定时测定胎动的次数是一种简单且有效的自我监护方法。妊娠晚期，胎动的频繁程度受胎儿睡眠周期的影响。胎动计数还受孕妇的主观感受的敏感性影响，影响范围在20%左右。临床上常指导孕妇早、中、晚3次安静状态下计数自己胎动次数，每次持续1小时，相加后乘以4，即为12小时胎动计数。12小时胎动的正常值范围为3～30次；每次胎动计数均应>3次/小时，当然，也要告知孕妇胎动的规律一旦改变也要引起注意，胎动过频和胎动减少均是胎儿缺氧的先兆。脐带受压、胎盘早剥等胎儿急性缺氧可造成胎动异常增强、频繁，再转为胎动减弱。妊娠期高血压疾病、胎儿生长受限、胎盘功能不全等因素，使胎儿长期处于慢性缺氧中，可引起胎动减弱、次数减少。急性缺氧胎动频繁后，若缺氧继续存在或加重，也会导致胎动减少，甚至消失。若胎动次数<3次/小时，或比平时减少50%（每12小时计数<10次，或每1小时计数<3次），要引起高度重视。胎儿往往在胎动消失12～24小时后死亡。鉴于急性胎儿窘迫常发生于分娩期，存在母体应激状态、宫缩刺激等外界影响，孕妇对胎动的主观感知亦存在误差，通过胎动计数对于胎儿窘迫的提

示意义较妊娠期下降。

2. 羊水粪染

既往认为，羊水粪染时，羊水呈黄褐色，质厚，呈糊状，可污染胎膜、脐带及胎盘，鲜黄色胎粪污染胎儿皮肤及指（趾）甲，厚而褐绿色的胎粪往往伴有羊水量的减少，提示严重的缺氧。研究表明，羊水粪染中相当一部分病例不能找到明确的原因，且绝大部分的新生儿结局良好，新生儿脐动脉血血气分析中血氧饱和度、氧分压等与羊水粪染无明显的相关性。当然，重度羊水粪染者的血氧饱和度往往有所改变，但改变幅度在正常范围。当胎粪的出现伴有胎心率图形异常，胎儿发生酸中毒等不良状况或出生时需要复苏的概率增加。

胎粪的出现不一定是病理现象，有时为成熟胎儿生理性的肠蠕动或脐带偶然受压所致。临床上单凭羊水的状态来判断胎儿是否缺氧或缺氧程度不妥，尤其是成熟胎儿，胎粪污染出现的时间、胎心率变化情况对诊断胎儿窘迫亦很重要。临产早期出现羊水胎粪污染，尤其是黏稠者，胎儿窘迫、新生儿窒息均增加；分娩时近胎儿娩出时，胎粪的排出不能完全预示胎儿窘迫，尤其无其他窘迫体征时；原来羊水清，经一段产程后出现胎粪污染者，胎儿窘迫发生率增加。ACOG、美国心脏病协会、美国儿科协会及加拿大新生儿复苏计划督导委员会亦均不再推荐常规在产时对羊水粪染的新生儿进行气道清理。

3. 胎心率

胎心率改变是胎儿窘迫最常见的临床表现，正常胎心音强而有力，足月儿胎心率正常范围在110~160次/分，急性胎儿窘迫主要表现为胎心率变化。目前没有研究证据表明产程中持续电子胎儿监护（EFM）在改善围产儿预后方面优于间断胎心听诊（IA），因此各国指南均推荐对于低危孕妇行产时间断胎心听诊，临产后当间歇性胎心听诊发现异常时，应行胎心监护检查。当胎儿存在许多高危因素时，虽然胎心率在正常范围，亦应定期行胎心监护检查。胎心率听诊闻及的胎心异常，包括心动过缓、心动过速和胎心减速，需结合临床高危情况和其他监护方法，才能发挥其早期诊断的价值（表8-4）。

表8-4 间歇性听诊胎心率异常管理

心率异常	管理措施
心动过速	·改变体位，增加子宫胎盘灌注或减轻脐带受压 ·排除发热、脱水、药物作用、早产 ·如果存在，通过静脉补液纠正母体血容量不足 ·检查母亲的脉搏和血压
心动过缓	·改变体位，增加子宫胎盘灌注或减轻脐带受压 ·阴道检查以评估有无脐带脱垂或缓解脐带受压 ·以8~10 L/min 流量给氧 ·如果存在，通过静脉补液纠正母体血容量不足 ·检查母亲的脉搏和血压
减速	·改变体位 ·评估羊水粪染 ·如果存在低血压，应纠正 ·以8~10 L/min 流量给氧

注 附加措施：①继续听诊FHR来区分和记录FHR的组成成分；②考虑启动电子胎儿监护（EFM）；③如果采取纠正措施后异常结果仍然存在，无法获得其他辅助测试，应尽快分娩。

四、辅助检查

1. 产时胎儿电子监护

胎儿氧合链上任一环节异常均可能导致特征性的病理生理变化，并间接通过胎心率波形图反应，因此，产时胎心监护可以评估胎儿氧合过程是否存在障碍。产时胎心监护的目的是预防产时胎儿供氧中断引起的胎儿损伤，但事实证明其应用效果有局限性。尚无随机临床试验比较 EFM 与其他任何形式的监测在产程期间的效益。ACOG 指南指出可获得的数据表明使用 EFM 没有减少脑瘫的发生。EFM 用于预测脑瘫的假阳性率高达99%以上，因此 EFM 的优势在于它对预测胎儿正常酸碱平衡有极高的灵敏度，而其缺陷在于对胎儿酸中毒和神经系统损伤的预测缺乏特异性。

目前国际上存在多种产时 EFM 的评价系统。2007 年 SOGC 指南将 NST 分为正常、不典型及异常 NST。2014 年 RCOG 指南，将 NST 和 CST 均按 FHR 基线、变异、减速三个特征分为放心、不放心及异常三种，然后按照这三种类型将 EFM 划分为正常、可疑、病理性、需要紧急干预 EFM。2015 年 Queensland 指南则将产时 EFM 分为正常、不太可能、也许、可能存在胎儿窘迫四种类型。结合各评价方法的科学性及实用性，中华医学会围产医学分会目前推荐使用 2008 年由 NICHD、ACOG 和母胎医学会（SMFM）共同组成的工作组所提出的产时 EFM 的三级评价系统：Ⅰ类为正常 EFM 图形，对于胎儿正常血氧状态的预测价值极高，可按常规方式进行监护，无须特殊的处理；Ⅱ类 FHR 图形是不确定的，不能预测胎儿酸碱状态的异常，但此刻还没有足够的证据将其归类为分类的Ⅰ类或Ⅲ类，需要评估和继续的监护并重新评估；Ⅲ类为异常 EFM 图形，对于预测胎儿正在或即将出现窒息、神经系统损伤、胎死宫内有很高的预测价值，因此一旦出现，需立即处理。

2. 胎儿刺激

一些研究报道行胎儿头皮刺激或声震刺激（VAS）后胎心率出现加速，可以预测头皮血 pH 正常。Meta 分析证实了各种产时刺激胎儿方法的实用性，这些方法包括头皮穿刺、Allis 钳无创刺激、VAS 及指检刺激胎头。胎儿头皮刺激、VAS 与卤素灯光刺激可用于诱发胎心率加速，用于排除胎儿代谢性酸血症。刺激诱发的加速与自发性加速具有相同的预测意义。胎儿刺激需在胎心率位于基线率时进行，减速期或心动过缓时胎儿刺激的意义尚未明了。

3. 其他产时评价胎儿的手段

电子胎儿监护的主要缺点是假阳性率高。即使最异常的胎心率波形预测新生儿并发症的作用也很有限。因此，评估胎儿状况的其他技术也在不断地尝试，这些技术包括胎儿头皮血 pH 与乳酸的测定、电脑分析胎心率、胎儿脉冲氧和度测定、胎儿心电图（PR 间期及 ST 段分析）、胎儿脉冲血氧饱和度监测、近红外分光光谱分析等。但这些技术或因本身操作缺陷，或临床应用意义不明、并未改善临床结局等原因导致临床应用尚不广泛。

五、诊断

胎儿动脉血的酸碱度和血气分析是判断胎儿窘迫较准确的方法，在许多临床研究中作为诊断胎儿窘迫的黄金标准。脐带血血气分析结合 Apgar 评分，用于评估新生儿分娩即刻的状况。

1. 胎儿头皮血血气分析

胎儿头皮血 pH 与胎儿全身的酸碱状态密切相关，可代表胎儿全身的酸碱状态，其对胎儿窘迫判断的准确率达80%~90%。胎儿缺氧时，体内无氧酵解增强，大量酸性代谢产物堆积，当缓冲平衡失代偿而发生紊乱，可使血液中的pH下降。缺氧程度与pH的改变成正相关。胎儿头皮血的pH 7.25~7.30为正常范围；pH 7.20~7.25为可疑缺氧；pH<7.20应诊断胎儿缺氧，及时终止妊娠；pH<7.00应考虑胎儿预后不良。联合应用胎心监护和胎儿头皮血的pH，可以提高诊断的准确性。

胎儿头皮血气的应用受到很多因素的制约，采集标本要求宫口已扩张和胎膜已破，为有创操作术，需要熟练的操作水平；每次测定为即时性，不能估计预后，常需要反复多次进行。综合评估其特点，结合国内医疗现状，实际应用性低，临床推广应用有一定困难。

2. 脐带血血气分析

脐动脉血指标反映的是胎盘内母胎血气交换前胎儿组织的代谢状态，脐静脉血反映的则是母胎血气交换后的状态。脐动脉血气正常可排除围分娩期胎儿缺氧或酸血症（表8-5）。脐动脉血pH<7.2时考虑酸血症，pH过低（<7.0）时有发生胎儿损伤的潜在风险。酸血症分为呼吸性、代谢性及混合性三类，诊断标准见表8-6。单纯呼吸性酸血症反映脐带受压导致的血气交换障碍，往往为短暂性的，与胎儿神经损伤无关。单纯的代谢性酸血症往往与频发或长时间的胎儿供氧障碍有关，且已进展到外周组织缺氧，无氧代谢导致的乳酸堆积超出了缓冲碱负荷。尽管多数代谢性酸血症不会导致组织损伤，但在重度的酸血症（脐动脉pH<7.0，且碱剩余≥12 mmol/L）情况下，胎儿损伤风险增加。混合性酸血症包括呼吸性和代谢性酸血症，临床意义与单纯代谢性酸血症类似。

表8-5　脐动脉酸血症分类

血管	pH	二氧化碳分压	氧分压	碱剩余
动脉	7.2~7.3	45~55	15~25	<12
静脉	7.3~7.4	35~45	25~35	<12

表8-6　脐动脉酸血症分类诊断标准

项目	呼吸性酸血症	代谢性酸血症	混合性酸血症
pH	<7.2	<7.2	<7.2
二氧化碳分压	升高	正常	升高
碱剩余	<12 mmol/L	≥12 mmol/L	≥12 mmol/L

采取血液标本时，两根脐动脉和一根脐静脉都应采血，这样可以确保留取到至少一条脐动脉血，以避免关于是否采集到脐动脉血的争议。如果无法从脐带内血管采血，则可从胎盘表面血管采血。胎盘表面血管未予钳夹，血气结果随时间变化很大，需尽快检验，分析结果时也需考虑相关因素。血液暴露于空气后氧分压会增加，二氧化碳分压降低。

六、治疗

胎儿窘迫的处理原则是早期诊断，让胎儿及时脱离缺氧的宫内环境；同时提高诊断的准确性，减少不必要的早产和剖宫产。有三个关键点，可概括为：①掌握胎儿窘迫发生最可能性的原因；②了解胎儿宫内储备；③观察评估复苏后的反应并对因处理。

急性胎儿窘迫最常在分娩期发生，对急性胎儿窘迫的处理是产房必须掌握的抢救技术。

当可疑发生急性胎儿窘迫时，需全面系统地评估产时胎儿电子监护波形，评估宫缩情况以及胎心率的基线、变异、加速、减速、正弦波型和变化趋势，并根据胎儿所处的产程综合评估。当胎心波形图不属于Ⅰ类时，进一步根据实用而且系统的"ABCD"处理流程评估（表8-7）。

表8-7 胎心监护的"ABCD"流程

项目	A 评估供氧途径	B 必要时临床干预		C 清除快速分娩障碍	D 决定分娩时间
肺	□呼吸	□吸氧	医院 设施	考虑： □手术室是否准备就绪 □设备是否齐全	考虑： □机构应急反应时间
心脏	□循环	□改变体位 □冲击补液 □纠正低血压	医务 人员	考虑通知： □产科医师 □手术助手 □麻醉医师 □新生儿ICU医师 □儿科医师 □护士	考虑： □人员是否在岗 □人员是否需要培训 □人员经管
血管	□血压		孕妇	考虑： □知情同意 □麻醉选择 □实验室检查 □血制品 □静脉通道 □导尿管 □腹部准备 □转运至手术室	□手术方面考虑（以往是否有腹部和子宫手术史） □内科疾病（肥胖、高血压、糖尿病、SLE） □产科情况（产次、骨盆大小、胎盘位置）
子宫	□宫缩强度 □宫缩频率 □宫缩持续时间 □子宫基础张力 □排除子宫破裂	□停用缩宫药物 □给予宫缩抑制剂	胎儿	考虑： □单胎或多胎 □估计胎儿体重 □孕周 □胎先露	考虑： □单胎或多胎 □估计胎儿体重 □孕周 □胎先露
胎盘	□出血			□胎方位 □胎儿畸形	□胎方位 □胎儿畸形
脐带	□排除脐带脱垂	□考虑羊水灌注	产程	□确认胎心监护可靠，能为决断提供正确信息	考虑： □产程停滞 □曾用过子宫松弛剂 □短时间不能分娩 □用力不够

（一）A（assess）——评估氧输送途径（寻找原因）

快速系统地评估从外界到胎儿的供氧途径，可以确认供氧障碍的可能原因。急性胎儿窘迫原因多可从宫缩过强过频、脐带受压、产程进展异常或难产、母亲体位、突发事件（如前置血管破裂、脐带脱垂、胎盘早剥、子宫破裂等）中寻找。母体呼吸循环系统的评估往往从生命体征开始，包括呼吸、心率及血压。通过触诊、宫缩探测仪或宫腔压力导管采集的信息，评估宫缩的情况。可疑子宫破裂或胎盘早剥需要即刻评估。视诊或阴道检查可以排除脐带脱垂。如果上述的快速评估未能发现原因，根据情况可进一步采取措施。

众多母胎因素均可能影响胎心率波形，这些因素并非直接导致胎儿供氧中断。如果认为某一因素可能导致胎心变化，包括胎儿重度贫血所致的正弦波型、胎儿房室传导阻滞引起的心动过缓，以及发热、感染、药物或心律不齐引起的心动过速等，则应针对这一具体原因进行个体化的评估和干预。

（二）B（begin）——启动干预措施

如果评估提示胎儿某个或多个供氧环节障碍，根据情况可以开始干预措施。针对性的干预措施见图8-1。干预措施的选择基于全面系统的胎心波形分析，不主张单一评估胎心率的某一个成分，这样不足以提供全面的信息。了解胎心波形图与某些因素的关系，可以更有针对性地采取相应措施。例如，对于变异减速，起初的重点可以放在脐带受压或脐带脱垂上面；对于晚期减速，重点考虑母体心排血量、血压或子宫收缩的情况。

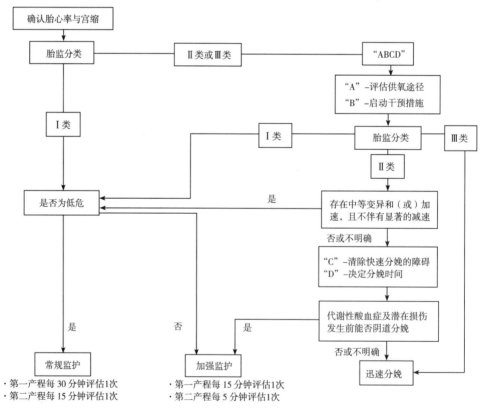

图8-1 产时胎心监护的处理

对Ⅱ类或Ⅲ类图形，需要采取评估和宫内复苏措施（表8-8）。对待Ⅱ类图形可采取辅助检查或宫内复苏措施以确保胎儿健康，后期进一步的评估、监测、必要的临床干预以及再评估，直至转为Ⅰ类EFM图形。在各种Ⅱ类EFM图形中，存在胎心加速（包括自发加速及声震刺激引起的加速）或正常变异，对于胎儿正常酸碱平衡的预测价值很高，这对于指导临床干预非常重要。Ⅲ类FHR图形需要即时性评估，根据临床特征，采取迅速处理，但不仅限于此。如果Ⅲ类图形用这些措施没有得到解决，需要立即分娩。

表8-8　宫内复苏措施

目标	相关的胎心率模式	可行的干预措施
提高胎儿血氧饱和度和子宫胎盘血供	·反复性晚期减速、延长减速、胎儿心动过缓 ·微小变异、变异缺失	·改变体位 ·吸氧 ·静脉输液 ·减慢宫缩频率
抑制宫缩	·胎儿心动过速 ·宫缩过频伴Ⅱ类或Ⅲ类图形	·停用缩宫素或促宫颈成熟药物 ·使用宫缩抑制剂
减少脐带受压	·反复性变异减速 ·延长减速、胎儿心动过缓	·改变体位 ·羊水灌注 ·如果脐带脱垂在抬高先露部的同时准备立即分娩

【附1】宫内复苏方法

1. 吸氧

胎儿氧供依赖于弥散至胎盘绒毛间隙的母体血氧含量。吸氧可以增加吸入空气中的氧分压，同时增加母体血氧分压及与血红蛋白结合的氧含量，从而增加胎盘血—母体血屏障两侧的氧浓度差，最终增加胎儿血氧分压及氧含量。研究报道，母体吸氧可以消除胎心减速，改善胎心率变异，这些可以作为胎儿供氧改善的间接证据，直接证据来源于胎儿脉冲血氧度监测，显示胎儿血红蛋白饱和度增加。停止吸氧后，血氧饱和度能在较高水平维持约30分钟。因此，目前普遍认为孕妇吸氧可改善胎儿的缺氧状态。

虽然吸氧的方法和时间尚无统一标准，但必须注意给氧的方式。通常的鼻导管供氧往往不能达到提高血氧分压的效果，最好为面罩吸氧，有证据支持采用非回吸面罩吸氧，速率为10 L/min，持续15~30分钟较好。间断吸入氧气可改善胎儿的血氧分压，保证组织的代谢，减轻胎儿缺氧、呼吸性和代谢性酸中毒。值得注意的是不能连续给氧，因连续给氧会使子宫血管收缩，减少胎盘的血流量。有学者建议，第一产程时间段吸氧，吸氧30分钟后停止10分钟，反复进行；第二产程由于孕妇屏气，停止呼吸，自然形成了分段给氧，因而可持续给氧。

2. 改变体位

仰卧位时，妊娠子宫压迫下腔静脉影响母体静脉回流、心排血量和子宫与胎盘的血流灌注，压迫腹主动脉或髂动脉则阻碍子宫与胎盘的血液供应。从生理学角度，无论妊娠晚期或产时，均应尽量避免仰卧位较合理，右侧或左侧侧卧位对胎儿供氧更有利。怀疑脐带受压时，母体体位的改变有可能改变胎儿的体位，从而缓解脐带受压。因此，当出现胎心减速时，改变体位后观察是否能使胎心率恢复，若原来为左侧卧位可改为右侧卧位。

3. 静脉输液

子宫胎盘灌注有赖于心输出量及血容量，血压正常不一定代表血容量、静脉回流、前负荷或心排血量正常。根据 Frank-Starling 原理，静脉给予等张液冲击治疗，可以增加有效循环量、静脉回流、左心室舒张末压、心室前负荷及每搏排血量，从而改善心排血量。因此，血容量的增加对于提高心排血量，改善子宫胎盘灌注至关重要。即使血容量正常，静脉冲击补液 500~1 000 mL 也可以改善胎儿供氧。产时母体补液速度无统一标准。对于容易发生容量过多及肺水肿的患者补液时需要慎重，如心功能不良、妊娠期高血压疾病、双胎多胎等。

4. 纠正母体低血压

母体低血压可减少子宫胎盘灌注和胎儿供氧。众多因素如脱水、仰卧位导致的下腔静脉受压、静脉回流减少及心排血量下降可引起分娩孕妇低血压。区域麻醉时交感神经阻断导致外周血管扩张，也可引起低血压。通过改变体位及静脉输液往往可以纠正低血压，当这些措施无效时，可给予升压药物。常用麻黄碱，是一种较弱的兴奋 α 和 β 受体的拟交感胺类药物，可以通过促使突触前囊泡释放去甲肾上腺素，兴奋突触后肾上腺素受体，保证子宫和胎盘血供。

5. 抑制宫缩

过度宫缩是导致胎儿缺氧的常见原因。用于描述过度宫缩的术语文献中很多，如过度刺激、收缩过强与强直性收缩等。2008 年 NICHD 共识推荐使用"子宫收缩过频"这一名词。正常的宫缩频率定义为 10 分钟内宫缩次数在 5 次或 5 次以下，需要观察 30 分钟宫缩图形，取 10 分钟的平均宫缩次数。如果宫缩次数每 10 分钟超过 5 次，则定义为子宫收缩过频。

宫缩过频的处理方法参见图 8-2。如果认为胎心率异常与过度宫缩有关，若为催产素等宫缩剂应用引起，应立即停用宫缩剂或减少宫缩剂剂量，在宫缩减弱胎心率恢复后，再根据胎儿的状态调节宫缩。若为其他原因引起，如自发性宫缩过强，宫缩间歇人工破膜，羊水流出后可以减轻宫内压力，改善胎儿的宫内环境。当宫缩过强经以上处理无效时，可考虑予以宫缩抑制剂，如硫酸镁、羟苄麻黄碱、特布他林等。其目的为减轻宫缩对胎儿的压力和恢复绒毛间隙及脐血流量，以改善胎儿缺氧的状态。提醒注意的是宫缩不减弱，即使给氧，胎儿的血氧分压不易恢复。有时胎儿窘迫不是由于宫缩过强造成的，亦可以通过抑制宫缩的方法缓解胎儿窘迫的程度，为抢救胎儿争取时间。

6. 羊水灌注

产时羊水灌注的理论依据是将等张液体通过宫内导管缓慢灌入羊膜腔内，旨在使羊水量达到或接近正常水平。羊水灌注的目的是缓解脐带受压，减少变异减速，以及改善胎儿短暂性供氧障碍。羊水灌注对晚期减速的影响目前尚不清楚。如果仅有羊水粪染而不伴有变异减速，这种情况不推荐常规羊水灌注。

7. 改变第二产程中呼吸和用力的技巧

第二产程中，母体用力的方法可能与胎心减速有关。如果关闭声门（屏气）用力可导致心率减速，建议采用放开声门的方法用力下推胎儿。每次宫缩时减少用力下推胎儿的次数，缩短用力时间，不需要每次有宫缩时都使劲用力，可以间隔一次或两次宫缩用力一次。另外，可以等到有用力的强烈欲望时才用力。

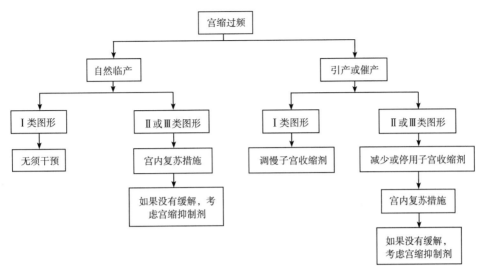

图 8-2　宫缩过频处理方法

【附 2】胎心波形的再评估

评估胎儿供氧途径及进行相关干预后，需要再次评估胎心波形。再评估的间隔时间因人而异，ACOG 指南建议 5~30 分钟。如果胎心波形恢复为Ⅰ类而且产程正常，继续监测即可。根据临床情况，决定下一步是常规还是较为严密的胎心监护。如果采取适当的治疗措施后无效，胎心波形进一步发展为Ⅲ类，则需尽快终止妊娠。

Ⅱ类胎监范围极广，包括那些需要继续监测的胎监，亦包括部分需要准备分娩的胎监。如果Ⅱ类胎监伴有中等变异或加速，临床上无非常显著的减速时，可以继续监测；当Ⅱ类胎监达不到这个标准，则需引起重视。如果对中等变异不伴加速和临床显著的减速存在任何疑问，可以按照"ABCD"的干预模式进行下一步处理。

（三）C（clear）——清除快速分娩的障碍

如果保守处理后，胎监仍达不到满意的状态，此时应该提前计划清除障碍，为快速分娩做好准备。但这并不意味着确切的分娩时间和方式已经决定。这种做法是为了系统地处理有可能导致延误的因素，避免忽视重要环节，与团队人员及时沟通，及时为决定下一步处理做好切实准备。

（四）D（determine）——决定分娩

"ABCD"处理流程的任何一个步骤都可以标准化，这些处理步骤代表产程中绝大多数问题的决策。如果"ABCD"里面的处理步骤用尽，此时就需要根据临床医师个人判断决定下一步处理。最终还是临床医师承担责任，从母胎安全的角度决定何时行手术分娩（阴道助产或剖宫产）。

1. 分娩时间

在权衡期待治疗与快速分娩的利弊时，同时需要预计从决定到分娩的时间（DDT）。保守处理后应该客观地评估一下，如果胎心率突然恶化，需要多长时间可以娩出胎儿。这要综合考虑医疗结构、医务人员、母胎情况及产程进展。

2. 分娩方式

第一产程的胎儿窘迫，经阴道助产较困难，一般采取即刻剖宫产结束分娩。第二产程的胎儿窘迫要根据产妇的情况以及产程进展的程度，特别是胎头下降情况决定分娩方式。若胎先露在坐骨棘"+2"以下，可考虑应用产钳或胎头吸引器助产，至于阴道助产技术中的产钳术和胎头吸引术，两者任何一项均无明显优势。

若胎头高浮，胎先露在坐骨棘"+2"以上，经阴道分娩对母儿的损伤较大，应选择剖宫产结束分娩为宜。选择何种方式终止妊娠取决于当时的分娩条件及医务人员对手术技术的掌握度。

由于Ⅲ类胎监与围产儿不良结局相关，一旦决定手术分娩时需在短时间内完善相关准备。剖宫产终止妊娠的麻醉方式可与麻醉师沟通，一般区域麻醉优于全身麻醉，同时要求胎儿娩出的一刻新生儿科医师在场，共同完成新生儿出生后的早期复苏。

Ⅲ类胎监准备手术分娩的相关准备：①获得知情同意（口头或书面的）；②汇集的手术团队（外科医师、技术员、麻醉人员）；③评估手术分娩患者的转运时间和地点；④保证静脉开放；⑤查看实验室各项检查的结果（例如完整的血型）和评估需要的可提供的血制品；⑥需要术前留置导尿管的评估；⑦召集新生儿复苏人员。

七、注意事项

（1）胎儿窘迫的诊断应基于胎儿存在代谢性酸中毒，而排除单纯胎儿胎心率异常或节律异常、胎儿心动过速、胎儿心动过缓以及羊水胎粪污染。

（2）急性胎儿窘迫常发生在分娩期，慢性胎儿窘迫亦可在临产后加重表现为急性胎儿窘迫。

（3）胎儿供氧通路的任何环节发生异常，均可引起供氧中断，造成代谢性酸中毒，最终导致组织损伤或死亡。

（4）产前或产时胎儿监测对高危孕妇不良胎儿结局的改善可能是有益的，临产前和临产早期应对存在高危病理因素的孕妇进行识别，并作出判断。

（5）产时胎心监护对预测胎儿正常酸碱平衡有极高的灵敏度，而其缺陷在于对胎儿酸中毒和神经系统损伤的预测缺乏特异性。

（6）胎儿动脉血的酸碱度和血气分析是判断胎儿窘迫较准确的方法，但诊断滞后，因此需依靠产时多项指标联合判断。

（7）针对非Ⅰ类图形的产时胎儿电子监护，应根据"ABCD"处理流程，其目的是早期诊断，让胎儿及时离开缺氧的宫内环境。

（8）根据造成急性胎儿窘迫的原因，选择相应的宫内复苏方法。

（9）对EFM规范化的定义和解读有助于在临床工作中作出正确的评估和处理。鉴于临床和基础研究的发展日新月异，这些标准和定义并不是一成不变的，应在今后广泛深入的临床实践和研究中加以完善和修订，最大限度地减少围产儿不良结局。

八、关键点

（1）传统意义上胎儿窘迫的诊断存在一定的不准确性，产前产时的胎儿窘迫存在过度诊断，胎儿窘迫的诊断基于胎儿代谢性酸中毒，但诊断容易滞后。

（2）产前和产时对胎儿窘迫的预测和诊断缺乏单一、可靠的检测指标，需连续或动态监测相关指标方能减少假阳性。

（3）产科医师处理胎儿窘迫的三个关键点在于了解胎儿宫内储备，掌握胎儿窘迫发生最可能性的原因，观察复苏后的反应并对因处理。

（4）重视多学科共同合作（如助产士、产科医师、麻醉科医师、新生儿科医师等）。

（5）对于胎儿窘迫紧急处理方法和分娩方法，需要综合快速评估。

（黄　维）

第二节　脐带脱垂

脐带是胎儿与母体进行物质交换的重要通道和唯一桥梁。各种原因引起的脐带血流受阻，均可引起胎儿宫内窘迫甚至死亡。脐带脱垂是一种发生率较低但严重危及胎儿生命的产科急症，一旦发生，其手术产率和围产儿死亡率明显升高。如能及时发现，恰当处理则可降低围产儿死亡率。

脐带脱垂是在胎膜破裂情况下，脐带脱至子宫颈外，位于胎先露一侧（隐性脐带脱垂）或越过胎先露（显性脐带脱垂），是严重威胁围产儿生命的产科急症，发生率为0.1%~0.6%。

一、病因

任何胎先露部与骨盆不能衔接，先露与骨盆存有空隙均易引起脐带脱垂。目前把脐带脱垂的风险因素归结如下。

1. 一般高危因素

胎先露异常、胎产式异常、经产妇、多胎妊娠、早产（<37周）、低出生体重儿（<2 500 g）、胎儿畸形、羊水过多、胎膜早破、胎先露未衔接、脐带畸形、胎盘低置等。

2. 医源性因素

人工破膜（特别是在胎先露尚未与骨盆入口衔接固定时）、羊膜腔灌注术、使用球囊导管促宫颈成熟、放置宫内压力传感器、胎头旋转术、胎膜破裂后行外倒转术等。

二、诊断

经阴道检查发现胎先露下方或先露一侧或阴道内可触及脐带血管搏动，或直视阴道外口有脐带而确诊（图8-3）。

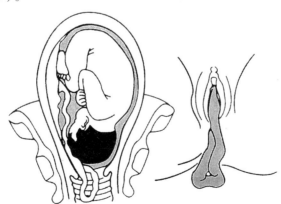

图8-3　脐带脱垂

三、预防

明确认识并积极应对脐带脱垂的高危因素，绝大多数的脐带脱垂是可以预防的。上述与脐带脱垂相关的一般高危因素往往是发生后才被发现，事先无法避免。产检过程中，对于合并脐带脱垂相关高危因素者应及时发现并及时纠正，对无法纠正者可予及早住院，适当放宽剖宫产指征。

胎产式异常易引起脐带脱垂，临产时仍无法纠正则行剖宫产终止妊娠，如果临产前出现胎膜早破则需结合孕周做进一步处理；胎先露为非头先露合并未足月胎膜早破的孕妇均需立即入院治疗。胎膜破裂是脐带脱垂的必要条件，做好人工破膜和破膜后阴道操作的管理对预防脐带脱垂有重要意义。在胎先露未固定或者胎先露高浮时应尽量避免人工破膜，若病情需要必须破膜时，需做好脐带脱垂应急准备。破膜前首先仔细阴道检查排除隐性脐带脱垂，于宫缩间歇期行小孔高位破膜，破膜后要控制羊水流出速度。如胎膜已破，对孕妇进行阴道检查或其他产科干预前，需评估胎先露是否衔接，不能随意上推胎头。合并有脐带脱垂相关风险因素的孕妇，胎膜破裂后要立即行阴道检查及电子胎心监护。脐带脱垂发生时最常见的胎心率异常是胎心率过缓和变异减速。如果这种胎心率异常发生在胎膜破裂后不久，并且反复在宫缩或胎动时出现、改变体位或抬高臀部后恢复，则需高度怀疑脐带脱垂。对于不存在脐带脱垂风险因素的孕妇，在自发胎膜破裂情况下，若胎心率正常，不建议常规阴道检查。妊娠晚期的常规产前超声检查对确诊脐带先露缺乏敏感性及特异性，因为这个时间段内胎位、脐带位置都会频繁发生改变，对脐带指向性不强的常规超声不能准确预测脐带脱垂风险。但是对于超声检查发现脐带先露的臀位孕妇，在妊娠 36 周后，每周进行 1 次阴道超声检查有助于预测并减少脐带脱垂的发生。因此，臀位合并脐带先露孕妇若希望阴道分娩，可选择妊娠晚期的系列阴道超声检查，观察脐带位置。急诊床旁彩超对诊断脐带脱垂有帮助，通过彩超对宫颈内口血流信号筛查，可以减少脐带脱垂漏诊、误诊。

四、治疗

脐带作为胎儿的生命线，血流阻断超过 7 分钟即可致胎死宫内。一旦发生脐带脱垂，迅速解除脐带受压的同时尽快娩出胎儿，是处理脐带脱垂、改善新生儿预后的关键。

1. 解除脐带压迫

解除脐带压迫的方法主要是抬高胎先露，以减少对脐带压迫，防止血管闭塞，进而改善新生儿预后。可以通过人工操作法来抬高胎先露位置：戴无菌手套后，将一只手中示指伸入阴道上推胎先露，另一只手在耻骨联合处上推胎先露部。操作过程中应避免触及脐带，以免脐带血管出现反射性痉挛，加重胎儿缺血缺氧。也可使用膀胱充盈法来抬高胎先露。具体做法：孕妇呈头低脚高位，放置导尿管至膀胱内，慢慢灌注 500~700 mL 生理盐水充盈膀胱后夹闭导尿管。人工操作法和膀胱充盈法对抬高胎先露位置的效果近似。

使用宫缩抑制剂可以作为缓解脐带压迫的一项辅助治疗。在采用上述解除脐带压迫的措施后，加用宫缩抑制剂可以降低宫腔压力，进一步缓解脐带的压迫，同时使用宫缩抑制剂还可能会增加胎盘灌注，改善新生儿的预后。

对脐带脱垂的处理，是否采用脐带还纳术的问题，目前成功率不高，且还纳过程中因脐带受到刺激，加重脐血管收缩，进一步加重胎儿宫内缺氧情况，常在还纳过程中出现胎儿死亡，故在有条件做紧急手术的医院，不提倡采用。

2. 分娩方式

剖宫产是并发脐带脱垂孕妇的首选分娩方式。对于初产妇、未临产者或估计短时间内不能经阴道分娩的孕妇，建议紧急剖宫产终止妊娠；若孕妇宫口开全，有阴道试产条件且估计短时间内可以结束分娩者，可行阴道分娩或阴道助产，但是必须使用标准规范的技术，注意尽量防止对脐带的压迫。

如果被确诊为脐带脱垂，且存在可疑性或病理性胎心率异常，应列为"Ⅰ类剖宫产"（直接威胁到产妇或胎儿生命时为Ⅰ类剖宫产），争取在30分钟内娩出胎儿。孕妇确诊发生脐带脱垂，胎心率正常，但是必须行持续性胎心率监测，应列为"Ⅱ类剖宫产"（危及产妇或胎儿的安全，但并不造成直接生命威胁时为Ⅱ类剖宫产），如果胎心率或宫缩异常，则应考虑将Ⅱ类剖宫产改为Ⅰ类剖宫产。应与麻醉医生商讨最适宜的麻醉方式，尽量与经验丰富的麻醉医生讨论后，根据具体情况进行局部麻醉或静脉全身麻醉等。

存在胎儿窘迫时，应争取在30分钟内行剖宫产，即DDI（估计从诊断明确到分娩之间的时间间隔）目标为30分钟。无胎儿窘迫时，DDI可能对新生儿预后无明显影响，但也不能因此而延误分娩时机，因为脐带脱垂者随时都可能发生胎儿窘迫等相关严重并发症。脐带脱垂患者在术前需持续胎心监护。

脐带脱垂患者无论选择哪种分娩方式，在整个分娩过程中均需要有经验丰富的新生儿科医生参与。新生儿出生后需行脐血血气分析，这项检查对排除分娩期相关缺血缺氧性脑损伤有重要参考价值。此外，如果新生儿出生后无明显异常，应考虑延迟脐带结扎（DCC），延迟时间为1～3分钟。如果新生儿出生后情况不理想，应立即实施新生儿复苏。

短时间内迅速分娩是脐带脱垂的主要治疗原则，但对于处于临界存活孕周即妊娠23～24^{+6}周的未临产孕妇，在医院综合救治技术水平较高、胎儿预后评估较好、孕妇和家属知情同意的情况下，可选择期待治疗继续妊娠。在期待治疗过程中应采取解除脐带压迫、缓解脐带血管痉挛以及相关保胎措施，尽量将孕周延迟3周，以提高早产儿存活率。期待治疗成功的案例只见个案报道，目前尚无相关证据或指南来指导期待治疗的最佳终止妊娠时间，因此在胎儿达到可存活孕周或估计该孕周胎儿妊娠结局良好，可终止妊娠。

五、关键点

（1）正确认识脐带脱垂的高危因素，规律产检可有效降低脐带脱垂发生率，因此行之有效的孕期管理对预防脐带脱垂极其必要。

（2）胎膜破裂是脐带脱垂的必要条件，做好人工破膜和破膜后阴道操作的管理对预防脐带脱垂有重要意义。怀疑存在脐带脱垂时应行窥器和（或）阴道指检确诊。

（3）一旦发生脐带脱垂，迅速解除脐带受压的同时尽快娩出胎儿，是处理脐带脱垂、改善新生儿预后的关键。使用人工操作或者充盈膀胱等提高胎先露的位置可预防脐带压迫，不建议使用脐带还纳术。

（4）剖宫产是并发脐带脱垂孕妇的首选分娩方式，若孕妇宫口开全，有阴道分娩条件且估计短时间内可以分娩者，可行阴道分娩或阴道助产。

（5）脐带脱垂患者无论选择哪种分娩方式，在整个分娩过程中均需要有经验丰富的新生儿科医生参与。

（6）一旦发生脐带脱垂，医护的快速反应和团队合作至关重要，减轻脐带压迫措施实施的快慢和终止妊娠时间的早晚是影响新生儿预后的关键。

（郑秀爽）

第九章

女性不孕

第一节　卵巢性不孕

排卵系女性下丘脑—垂体—卵巢轴（HPOA）各环节间相互调节及制约的结果。HPOA中任何环节异常，均可因无排卵或卵细胞的质量异常而致不孕，称为卵巢性不孕。卵巢性不孕是女性不孕症的首要原因，占 20%~40%。其中包括下丘脑性不排卵、垂体性不排卵、多囊卵巢综合征（PCOS）、未破卵泡黄素化综合征（LUFS）、黄体功能不足（LPD）等。

一、下丘脑性不排卵

除局部肿瘤、外伤及全身疾患外，多见于应激（如疲劳、环境改变等）、精神因素（如神经性厌食症、精神创伤等）、药物（氯丙嗪、避孕药）引起的继发性闭经。实验室检查见 FSH、LH、E_2 均低于正常，而垂体兴奋试验为阳性。大多在消除诱因、治疗原发疾患后即恢复正常。必要时给予 GnRH 治疗，或直接使用 hMG/FSH+hCG 治疗。患者对药物反应好，预后佳。

二、垂体性不排卵

（一）高催乳素血症

催乳素（PRL）分泌异常是一种常见的生殖内分泌障碍性疾病。无论是男性还是女性，成人还是儿童，非妊娠、非哺乳状态下血中 PRL 持续增高，超过 25 μg/L，就称为高催乳素血症。缺氧锻炼、性生活、进食、麻醉、疼痛、低血糖、手术、乳头刺激等可以使 PRL 一过性增高，并非异常。但非妊娠和非哺乳状态下，慢性持续的高催乳素血症，即认为是病理状态。PRL 分泌异常的重要原因是垂体和下丘脑功能异常。在不排卵的患者中，15%~23%有高催乳素血症，其中近半数高催乳素血症患者为垂体微腺瘤。在继发闭经患者中，10%~15%有高催乳素血症。高催乳素血症常可致月经周期延长、继发闭经、溢乳、不孕等症状。高催乳素血症的治疗包括：①药物治疗，选用溴隐亭、卡麦角林等；②手术治疗，如患者出现压迫症状、垂体卒中可手术治疗，手术方式首选经蝶窦选择性垂体肿瘤切除术。

（二）希恩综合征

本综合征因产后大出血、休克而导致腺垂体出血性坏死。主要表现为下丘脑释放激素不足，如排卵障碍、闭经、生殖器萎缩等，还可出现甲状腺、肾上腺功能不足等表现。除其他对症治疗外，可采用 hMG+hCG 治疗，不仅可恢复排卵及月经，还能避免生殖器官的萎缩。

三、多囊卵巢综合征

多囊卵巢综合征是育龄女性最常见的内分泌紊乱性疾病，临床表现为闭经、肥胖、多毛、不孕和双侧卵巢呈多囊性增大的综合征，患病率为育龄妇女的 5%～10%，是引起不排卵性不孕的主要原因，占神经内分泌不排卵患者的半数以上，其病理生理十分复杂，至今仍然有许多环节没有研究清楚。近年来，关于 PCOS 的病因、病理生理，以及 PCOS 不孕的治疗，PCOS 的远期并发症的预防越来越引起广泛关注。

早在 1935 年，Stein 和 Levehthal 报道一组 7 例患者具有下列表现：月经紊乱、闭经、多毛、肥胖、不孕，查有双侧卵巢增大及多囊性变、不排卵。上述临床表现曾一度作为 PCOS 的诊断标准。由于组织学、激素测定、阴道超声及腹腔镜等技术的广泛应用，人们对之有了较为全面的认识，目前研究发现，胰岛素抵抗、高胰岛素血症及高雄激素血症在PCOS的发病中起重要作用。

（一）临床表现

1. 不排卵、月经失调与不孕

不排卵是 PCOS 内分泌障碍产生的最为常见的表现之一，也是导致不孕的原因；患者月经失调表现为月经量少、月经稀发、功能性子宫出血、闭经等。月经失调多由于无排卵所致，但部分 PCOS 患者也可有排卵。

2. 多毛、痤疮

多毛主要是指性毛的异常生长，表现为耻骨联合与脐间的腹中线上阴毛生长，为异常的雄激素作用的结果。有时，异常阴毛的生长可以延至肛周和腹股沟。

3. 卵巢的多囊化

LH/FSH 的异常比值，导致了卵巢的增大和多囊化表现。卵巢增大明显时，盆腔检查有时可触及一侧或双侧卵巢。但多数卵巢的多囊性变是通过 B 超检查发现的。B 超显示卵巢内有多个直径在 1 cm 以内的囊性区，一侧卵巢上常超过 10 个。患者卵巢间质/卵巢体积>25%，有时在非高雄激素血症月经正常妇女中卵巢也可能发生类似的改变，称为多囊状卵巢，其中有部分患者发展成为 PCOS。

4. 肥胖与代谢紊乱

50%～60%的 PCOS 患者有肥胖表现。虽然肥胖不是每个患者的必然表现，但经过体重指数（BMI）校正后，多数患者受到了肥胖的危害。另外，黑棘皮症，可发生在颈背部、腋下及阴唇，呈灰褐色，皮肤增厚。

5. 高催乳素血症

有些 PCOS 的患者伴有 PRL 的增高。

值得一提的是，PCOS 的患者应当注意子宫内膜癌、非胰岛素依赖型糖尿病（NIDDM）、心肌梗死和动脉粥样硬化等远期危害。

（二）诊断

PCOS 的诊断需要结合临床、超声、激素测定和其他生物化学检查，包括：①月经减少、月经稀发和（或）闭经；②超声检查卵巢多囊化改变；③高雄激素血症和（或）多毛；

④BMI<30 kg/m² 时，LH/FSH 比率>1.0；⑤在青春期前后发病。另外，注意与卵巢男性化肿瘤、先天性肾上腺皮质增生、甲状腺功能亢进或减低相鉴别。

（三）治疗

PCOS 对于受孕的不利影响不是导致绝对的不孕，而是受孕概率低下，应帮助患者树立信心。在治疗前，需要常规地进行精液分析，输卵管检查、生殖免疫学检查。对于肥胖的妇女（BMI>30 kg/m²）降低体重有利于改善内分泌状态、受孕和正常妊娠。

1. 纠正内分泌紊乱

常用的方法如下。①短效口服避孕药：短效口服避孕药是雌孕激素合剂，通过其对下丘脑的负反馈作用，可降低垂体的 LH 和 FSH 的分泌，使卵泡停止生长。复方醋酸环丙黄体酮中，环丙黄体酮不但对垂体的抑制作用较强，而且具有抗雄激素作用，对多毛、痤疮及高雄激素血症有较好的效果，并且在停药后有一定的受孕率，更适合用于 PCOS 的治疗。一般用药 3~6 个周期后，可促排卵或自然受孕。常用的有炔雌醇环丙孕酮、去氧孕烯、复方孕二烯酮片等，于月经的第 4~5 日服用，共用 21 日。②孕激替代：应用激素替代治疗也可通过抑制 LH 的分泌，降低卵巢的雄激素的产生。在应用孕激素时注意补充雌激素，可给予补佳乐 1 mg/d 或炔雌醇 0.05 mg/d，共用 21 日。最后 7~10 日加孕激素。③促性腺激素释放激素激动药（GnRHa），如注射用醋酸曲普瑞林；GnRHa 的作用是双方面的。在用药的初期短暂的几日内表现为促进垂体的 LH 和 FSH 的分泌。随后，表现为十分强的 LH 和 FSH 分泌的抑制作用，称为药物去垂体作用。由于 PCOS 高雄激素血症是 LH 依赖性的，GnRHa 的去垂体作用对于多毛和高雄激素血症有良好的效果。一般用药后可产生良好的降低 LH 和 FSH、降低雄激素、减轻痤疮和多毛的作用，但不能改善抗胰岛素作用。④胰岛素增敏剂，如二甲双胍等。⑤抗雄激素治疗，糖皮质激素、螺内酯都可有效地降低雄激素。⑥溴隐亭，对于 PRL 增高患者，需要给予溴隐亭治疗。

2. 药物促排卵

首选氯米芬（CC）。在 PCOS 治疗中，氯米芬作用于下丘脑，抑制雌激素对于下丘脑的负反馈作用，从而阻断持续的单一雌激素对于下丘脑产生的不正常反馈，阻断 PCOS 高雄激素血症产生的内分泌恶性循环，使 FSH 增高，卵泡生长。氯米芬的用法：从月经第 3~5 日应用氯米芬 50 mg/d，每晚睡前半小时服用，连用 5 日。在氯米芬促排卵中，其雌激素的拮抗作用对受孕率有一定的影响，但由于方法简单，费用低廉，患者方便，且效果良好，仍为广大医师和患者接受。可以在应用氯米芬后注意补充雌激素，如补佳乐 1 mg/d，共用 5 日。

外源性的促性腺激素（GnH），如人绝经期促性腺激素（hMG）、人绒毛膜促性腺激素（hCG）、纯化的 FSH 和基因重组的人 FSH（rhFSH）、重组的人 LH（rhLH）。常用法分为两种。一种是应用 CC+hMG+hCG 方案。即月经第 3~5 日，睡前半小时口服氯米芬 50 mg，连用 5 日。于月经第 10 日起加用 hMG；另一种方法是 hMG+hCG 方案，从月经第 3~5 日开始，每天注射 hMG 37.5~75 U，每 3~4 日检测卵泡后再调整用量。PCOS 的卵巢对 GnH 的反应性较为特殊，或是敏感，或是不敏感，安全范围较小，用药应当特别谨慎，避免卵巢过度刺激综合征（OHSS）的发生。如果卵巢对药物反应不良，可加用生长激素，一般 2~4 U/d，可以使卵泡生长速度加快，雌激素水平增高，子宫内膜改善，促排卵时间缩短。

在 PCOS 应用 GnH 促排卵多卵泡生长的情况下，较其他患者更容易出现卵泡成熟前的 LH 峰，应当特别注意检测尿中的 LH。为了避免这种情况的发生，可以使用降调长方案递增给药（step up）促超排卵，以避免 OHSS 发生。

PCOS 患者用 GnH 促排卵受孕率、多胎率、OHSS 等高于氯米芬促排卵。选择治疗方案时，应充分考虑受孕机会、年龄、卵泡监测条件和经验、是否同时实施辅助生殖技术、患者的经济状况等多方面的因素。

如多次的诱发排卵治疗未能受孕和同时伴有其他的实施人工辅助生殖技术的指征，如输卵管因素、免疫因素、男方因素等，可实施人类辅助生殖技术。

3. 手术治疗

（1）卵巢楔形切除术：PCOS 患者实施卵巢楔形切除术后，雄激素明显下降，排卵恢复。其治疗效果的机制不十分清楚，可能与切除了产生雄激素的部分组织有关，或者与卵泡产生的抑制素减少有关。手术有恢复排卵的可能，但也有产生盆腔粘连的机会。如切除组织过多，有继发卵巢功能衰退的可能。

（2）卵巢穿刺：腹腔镜下对 PCOS 卵巢的卵泡穿刺、电凝或激光灼烧打孔都有一定的疗效，其效果与卵巢楔形切除术相似。

4. 其他

如患者已生育或无妊娠愿望，对月经稀发和闭经的患者，建议口服避孕药、促排卵药等，至少每 3 个月有一次子宫内膜脱落。当患者年龄超过 35 岁，或月经持续达到 10 日以上及淋漓出血时，也应积极行诊断性刮宫术，以排除子宫内膜病变。

四、未破卵泡黄素化综合征

未破卵泡黄素化综合征（LUFS）在不孕患者中有较高的发病率，常无明确的临床症状。往往有正常的月经周期，BBT 亦为双相，B 超亦提示有正常的卵泡生长、发育。但卵泡透声差、直径偏大、卵泡壁明显增厚。常规使用 hCG 后，复查阴道 B 超，见卵泡未能排出。该综合征尤其多见于使用 CC 促排卵，其发病机制不清。未排出卵泡往往在随后的 1~2 个月经周期内自行吸收，否则可行阴道 B 超导引下穿刺治疗。穿刺后可使用妈富隆或达英-35，使卵巢处于相对"静息"状态。2~3 个月经周期后首先 hMG/FSH+hCG 促排卵。

五、黄体功能不足

正常情况下，子宫内膜在雌、孕激素（P）的作用下形成周期性月经。黄体功能不足（LPD）指由于卵泡发育异常，致排卵后黄体分泌的 P 减少，或由于子宫内膜孕激素受体（PR）降低，导致子宫内膜发育迟缓，继而引起不孕症或反复流产。其临床表现除不孕、反复流产外，还可查有 BBT 温差<0.3 ℃，高温期持续时间<12 日，相对月经周期，黄体早期子宫内膜活检提示子宫内膜发育迟缓或提前（Noyes 分期）。

LPD 的治疗以补充黄体酮，维持黄体功能为主，常用方法：于排卵后每日肌内注射黄体酮 20 mg，第 14 日查尿 hCG，如妊娠，继续用药至排卵后 70 日；如无受孕则停药。或排卵后每 3 日肌内注射 hCG，2 000 U，共 5 次，停药 5 日查是否妊娠，应注意动态观察 hCG，以区分药物 hCG。鉴于卵泡发育不良常可导致 LPD，应选择适宜的促排卵药物及方法。

（王利群）

第二节 子宫性不孕

子宫和宫颈的形态及功能障碍，不但可导致受精、着床障碍，而且可引起流产及早产。

一、先天性无子宫、阴道缺如或发育异常

经常首先表现为原发性闭经或性生活障碍。治疗方法根据病因而论。往往先予以矫形，恢复阴道、子宫的形态后，再考虑治疗不孕、不育。

对不孕、不育伴子宫畸形者，可考虑先进行手术治疗，一旦妊娠，给予保胎及重点产前监护，放宽剖宫产手术指征，预防早产及母婴并发症。

二、子宫肌瘤

目前认为，子宫肌瘤的发生常与性激素（E_2、P、T、PRL）、胰岛素、生长激素紊乱，并与遗传因素及某些细胞因子有关。多见于生育期妇女，可发生于宫颈、宫体、子宫阔韧带内。在宫体又可区分为浆膜下、壁间及黏膜下子宫肌瘤。

子宫肌瘤导致不孕的原因是多方面的，除引起内膜发育不良，影响胚胎种植，导致流产外，肌瘤发生的内在因素本身常导致排卵障碍、内膜发育不良或子宫及内膜微循环功能失调。根据症状、妇科检查，尤其是阴道B超、宫腔镜和腹腔镜检查，子宫肌瘤的诊断并不困难。但应同时明确子宫肌瘤的大小、部位、数目、有无变性及生长速度等。一旦确诊，大部分子宫肌瘤患者可行观察、随访。子宫肌瘤并发无排卵可考虑CC，CC+hMG/FSH+hCG或hMG/FSH+hCG治疗。子宫肌瘤并发月经过多、痛经者可适当选择他莫昔芬（三苯氧胺）、米非司酮（RU486）、达那唑及促性腺激素释放激素、激动药等治疗。

对药物治疗无效、要求生育、明显影响到子宫内膜的完整性及功能（如黏膜下肌瘤），或有变性、生长加速、局部不适时，应首选肌瘤剔除术。术中尽可能完整剔除所有肌瘤，但注意尽量不要涉及子宫内膜。术后应常规避孕两年，以避免过早妊娠后子宫破裂的风险。考虑欧美学者认为妊娠是愈合子宫切口的最佳方法，并不要求术后常规避孕，目前国内部分学者建议患者避孕6~12个月。

三、宫腔粘连性不孕

宫腔粘连（IUA）是由于宫腔手术（如刮宫）、炎症而形成的子宫内膜形态及功能变化，严重时可导致宫腔闭锁，轻度IUA常漏诊。由于IUA影响了胚胎的着床及生长，即使是轻度IUA即可引起原发或继发不孕不育。

宫腔镜检查是诊治IUA的最佳方法，术中可在明视下完全分离粘连。无条件者可行HSG或做子宫探针探查及探针子宫粘连分解，但手术不易彻底。术毕放置IUD，同时给予雌、孕激素促进子宫内膜生长3个月，防止再次粘连。

四、宫颈性不孕

子宫颈在女性生殖系统的解剖及功能上有着十分重要的意义。它既是女性内生殖器的机械保护屏障，又是卵巢性激素的靶器官（分泌宫颈黏液）。子宫颈疾患，如宫颈畸形、宫颈

炎症、宫颈黏液质量异常，包括宫颈免疫异常等均可导致不孕症。

宫颈畸形常伴有子宫畸形，治疗方法应综合子宫畸形情况而定。宫颈炎症如宫颈肥大可引起宫颈黏液的质、量异常及局部免疫功能失调而影响精子的通过，造成不孕。在排除癌变，养成良好的卫生习惯基础上，应予局部抗感染治疗。鉴于物理治疗可引起局部瘢痕及宫颈黏液分泌障碍，必要时考虑物理治疗，如射频、激光等治疗。

另外，全身内分泌失调，局部宫颈瘢痕（手术、分娩创伤、物理治疗后）亦可导致宫颈黏液质量及数量下降而致不孕。为此应针对病因进行治疗，必要时行宫腔内人工授精。

（王利群）

第三节　输卵管性不孕

正常受孕过程中，输卵管必须通畅，其平滑肌及上皮纤毛的定向运动功能必须完好。由于炎症、外伤或手术引起双侧输卵管阻塞或功能不全而导致的不孕，简称为输卵管性不孕。输卵管性不孕约占女性不孕的 1/3，近年来，主要由于附件炎的增加，其发病率有上升的趋势。

一、病因

输卵管性不孕常见于慢性输卵管炎（包括结核性输卵管炎）、宫外孕术后或输卵管结扎术后。慢性输卵管炎多见于人工流产、不全流产、产褥感染、性病（如淋病、沙眼衣原体）、盆腔结核之后，常因急性输卵管炎、急性盆腔炎、化脓性阑尾炎治疗不及时引起，有时可伴有明显的输卵管积水或积脓。

输卵管结核常继发于全身结核之后，同时可以伴有子宫内膜结核，除全身症状及慢性输卵管炎外，还表现为月经减少、痛经及内膜钙化、粘连等。

慢性输卵管炎常表现为下腹部、腰骶部酸痛、下坠感，常因劳累而加剧。可伴有白带增多、性交疼痛等。由于盆腔粘连，患者可能有膀胱、直肠充盈痛或排空时疼痛，以及其他膀胱直肠刺激症状，如尿频、里急后重等。有时无明显症状或无明显急性盆腔炎症病史。妇科检查可见双侧或单侧附件增厚或条索状轻压痛，可无明显包块。

二、辅助检查

首先要尽可能找出炎症的病因，以选择有效的抗感染、抗结核治疗。在急性炎症缓解后，为了解输卵管阻塞的部位及程度，可选择做子宫输卵管碘油造影（HSG）、子宫输卵管超声造影，有条件者可做宫腔镜、腹腔镜及放射性核素子宫输卵管造影（RNHSG），了解宫腔、盆腹腔状况及输卵管的功能。

三、治疗

首先在于预防，养成良好的个人卫生习惯，注意经期、人工流产后及产褥期卫生保健，避免生殖道感染，包括性传播疾病（STD）的感染。一旦炎症发生，应积极抗感染治疗。遗留轻度输卵管阻塞或功能障碍者，可考虑行中药活血化瘀、理疗及输卵管通液治疗，有条件者可行经宫颈输卵管导管疏通术。

对于双侧输卵管绝育术后或明显输卵管阻塞者，可考虑手术复通。对明显的输卵管粘连、包裹及积液，可在腹腔镜下进行粘连分解、积液切开引流、造口术。

经过上述药物、物理及手术等综合治疗无效者，应考虑体外受精—胚胎移植（IVF-ET），其治疗的效果令人满意，6 周左右为 1 个疗程，每疗程的临床妊娠率可达 30%～50%，费用为 2 万～3 万元。需要提醒的是，输卵管通而不畅或一侧输卵管明显阻塞、积水，往往提示对侧或双侧输卵管蠕动功能不良及定向纤毛运动功能丧失，且这一功能是难以经任何物理或药物治疗恢复的。类似输卵管性不孕，在有条件时应用 hMG/FSH+hCG 正规促排卵治疗 3 个周期左右，若能如愿获得高质量的卵子及子宫内膜，同时精液正常，而未能获得任何生化妊娠，应积极推荐 IVF 治疗。切忌执意追求物理或药物治疗，避免患者经济及时间的损失。

四、注意事项

1. 输卵管积液患者

由于积液对胚胎的毒性作用，IVF-ET 前可在腹腔镜下行输卵管近端结扎、远端造口。术中应尽量减少对卵巢血供的影响。在胚胎移植日应常规做阴道 B 超，以了解子宫腔内有无积液反流或宫腔内膜性分离，若有，应放弃移植，并将胚胎冷冻保存，在行输卵管积液解除术后行胚胎移植。取卵术前一周期，可行穿刺抽液术，术前、术后常规应用抗生素 5 日。取净卵子后同时行输卵管积液穿刺抽液，但可能诱发感染，应予注意。取卵术后常规应用抗生素 2～3 日，预防感染。

2. IVF-ET 后的输卵管妊娠患者

再次 IVF-ET 前是否应行输卵管结扎术，目前尚有争议。有学者认为，输卵管结扎并不能减少输卵管妊娠尤其是间质部妊娠的可能，而且结扎术可能影响卵巢血供，降低卵巢对 IVF-ET 促排卵的反应。

（付清茹）

第四节　排卵障碍

排卵是成熟女性最基本的生殖生理活动，在成年妇女中，偶可出现无排卵周期，但如果无排卵持续发生或出现其他类型排卵障碍，则可导致不孕。

一、病因

女性正常的排卵过程是由下丘脑—垂体前叶—卵巢性腺轴控制的。它们之间存在自上而下的调节和自下而上的反馈调节。下丘脑脉冲式分泌促性腺激素释放激素（GnRH），作用于垂体，刺激垂体前叶促性腺细胞分泌 FSH、LH，FSH、LH 又作用于卵巢，在卵泡的发育、成熟、排卵、黄体形成和卵巢类固醇激素的分泌中起调控作用。卵巢分泌的雌、孕激素又对其上一级中枢起反馈性调节作用。下丘脑—垂体—卵巢任何一个环节功能异常，均可导致排卵障碍。引起排卵障碍的因素涉及精神性因素，全身性疾病，下丘脑—垂体—卵巢轴病变或功能失调，肾上腺或甲状腺功能异常等。

1. 下丘脑功能障碍

除了先天异常、发育不全，主要为精神因素引起的下丘脑功能障碍，紧张、压力、环境改变导致下丘脑功能失调，GnRH 脉冲式分泌的振幅和频率改变，引起垂体促性腺激素的分泌明显低下，出现排卵障碍。神经性厌食症和长期服用避孕药造成排卵障碍均与下丘脑功能失调有关。PCOS 的发生也与下丘脑调控机制失调有关。

2. 垂体功能障碍

主要表现为垂体促性腺激素分泌低下，长期缺乏足够的下丘脑 GnRH 的刺激，可导致垂体功能低下。其他如空泡蝶鞍、垂体肿瘤（最常见为垂体催乳素瘤）、希恩综合征是比较常见的引起排卵障碍的垂体病变。高催乳素血症时，垂体分泌过高的 PRL，由于旁分泌作用常导致垂体促性腺激素分泌功能减退，影响排卵。

3. 卵巢功能障碍

PCOS 是最常见的引起排卵障碍的因素。卵巢早衰、卵巢对性激素不敏感综合征、卵巢发育不全、卵巢肿瘤均是引起排卵障碍的疾病。卵巢早衰和卵巢不敏感综合征表现为高促性腺激素性闭经，但前者的卵巢萎缩，基本上没有卵泡，E_2 极度低下；而后者卵巢外观可表现正常，组织学检查见多数始基卵泡及少数初级卵泡，E_2 呈低水平或正常低值。一些轻度的卵巢性排卵障碍，如卵泡发育不良、黄素化未破裂卵泡综合征（LUFS）、黄体功能不全等也是导致不孕的原因。

二、诊断

对排卵障碍的患者应做系统的检查和评估。先排除全身性因素或疾病的影响，此外，还要考虑肾上腺皮质、甲状腺功能有无异常及对生殖功能的影响。对于排卵障碍要明确其病变部位、程度，从而有针对性地进行治疗。

1. 病史

不孕和月经改变的病史对诊断很有帮助。月经周期少于 21 日、不规则阴道流血、月经稀发、闭经均提示排卵障碍。从初潮即开始的月经稀发并逐渐加重或闭经，提示可能为 PCOS。月经失调伴有泌乳，可以考虑高催乳素血症、闭经溢乳综合征或垂体肿瘤所致。

2. 体格检查

需要做全面的体格检查。注意体形、体态、是否肥胖、第二性征发育情况；有无高雄激素的表现，如痤疮、多毛；有无溢乳。妇科检查应注意阴毛分布的形态和密度、阴蒂有无肥大、有无外生殖器和子宫畸形、子宫发育情况、卵巢有无增大或肿瘤、有无生殖道或盆腔炎症。

3. 下丘脑—垂体—卵巢性腺轴及其相关的内分泌功能检查

（1）性腺轴内分泌激素测定：主要测定雌二醇（E_2）、黄体酮（P）、尿促卵泡素（FSH）、黄体生成素（LH）、睾酮（T）、催乳素（PRL）六项。激素水平随卵泡的发育在整个月经周期中呈现周期性变化。每个实验室采用不同的检测方法及试剂，各有其正常范围。月经周期第 1~3 日取血测定基础值，月经周期第 22 日即月经前 7 日，取血测定 E_2 及 P，了解排卵和黄体功能。

1）E_2：卵泡早期 $E_2 < 184$ pmol/L（50 pg/mL），随卵泡发育 E_2 迅速上升，排卵前 1~2 日达到峰值，自然周期为 918~1 835 pmol/L（250~500 pg/mL），每个成熟卵泡分泌 E_2 水

平为918~1 101 pmol/L（250~300 pg/mL）排卵后 E_2 水平迅速下降，黄体形成后再次上升形成第二次峰值 459~918 pmol/L（125~250 pg/mL），黄体萎缩后逐渐下降到卵泡早期水平。

2）P：在黄体期的范围为 16~95 nmol/L（5~30 ng/mL），黄体期 P＞16 nmol/L（5 ng/mL）可断定有黄体形成，黄体中期即排卵后 7 日左右 P＞32 nmol/L（10 ng/mL），足以证明功能性黄体的存在，说明黄体功能正常。

3）FSH：基础值为 5~15 U/L，排卵前峰值为基础值的 2 倍以上。

4）LH：基础值为 5~15 U/L，排卵前升高至 2 倍以上。

5）PRL：正常范围为 10~25 μg/L。

6）睾酮：正常范围为 0.7~2.8 nmoL/L（20~80 ng/dL）。

必要时应进行甲状腺、肾上腺皮质功能测定，以明确是否是由于甲状腺或肾上腺皮质功能异常引起排卵障碍。

（2）孕激素试验、雌孕激素试验：孕激素试验用于闭经的诊断，可初步鉴别闭经的类型。方法：每日注射黄体酮 10 mg，连用 5 日，或每天注射黄体酮 20 mg，连用 3 日，停药后观察 5~10 日，有撤退性出血者为试验阳性，无出血为阴性。试验阳性者，说明体内有一定雌激素水平，称为 I 度闭经。试验阴性，说明体内雌激素不足，子宫内膜增生不良，或子宫内膜破坏，以至于对孕激素无反应。

对于孕激素试验阴性的患者，应进一步做雌孕激素试验。方法：每日口服己烯雌酚 0.5~1.0 mg，连用 22 日，也可服用其他雌激素制剂，于最后 3 日每日注射黄体酮 20 mg，停药后观察 5~10 日，有撤退性出血为雌孕激素试验阳性，称为 II 度闭经，无撤退性出血为试验阴性。试验阳性说明内源性雌激素水平低下，不足以刺激子宫内膜增生，因而对孕激素的作用无反应，外源性雌激素的作用使子宫内膜增生良好，恢复对孕激素刺激的反应。试验阴性者可诊断为子宫性闭经。

（3）氯米芬（clomiphene citrate，CC）试验。

1）方法：月经周期第 5 日开始，每日口服氯米芬 50~100 mg，连服 5 日，以促发排卵，在服药 3 日后 LH 可增加 85%，FSH 增加 50%，停药后 LH、FSH 即下降。如果以后再出现 LH、FSH 上升达到高峰，诱发排卵，表示为排卵型反应，如果停药后不再出现 LH、FSH 上升，即无反应。在服药第 1、第 3、第 5 日测 LH、FSH，服药第 3 周测 P、E_2，确定有无服药后 LH、FSH 升高及排卵。

2）意义：目的是评估下丘脑—垂体—卵巢轴的功能。正常情况下，氯米芬作用于下丘脑—垂体，与内源性雌激素竞争受体，减弱体内 E_2 与受体的结合，解除雌激素对下丘脑及垂体的抑制作用，使血中 FSH、LH 升高，出现 E_2 高峰后，由于正反馈机制促发下丘脑释放 GnRH，垂体出现 LH 高峰促发排卵。排卵后黄体形成，血中 E_2、P 升高。对 GnRH 兴奋试验有反应，对 CC 试验无反应，提示病变在下丘脑，CC 试验有反应的患者促排卵效果好。

（4）GnRH 兴奋试验：对于闭经患者行 GnRH 兴奋试验，目的是测定垂体对 GnRH 刺激的反应性及分泌 FSH、LH 的功能，从而鉴别闭经或排卵障碍的病因。

1）方法：常在卵泡期进行，早晨空腹，将 50~100 μg GnRH 溶于 5 mL 生理盐水中，静脉推注，于 30 秒内注完，在注射前及注射后 15 分钟、30 分钟、60 分钟、120 分钟各取血 2 mL，用放射免疫或酶联免疫法测定 FSH、LH 值。也可用 GnRH 增效剂（GnRHa）做兴奋试验，因为 GnRHa 的生物效价比 GnRH 强 10 余倍，故作兴奋试验时只需 5 μg，它的半衰期较长，采血观察时间也应延长，可在注射后 30 分钟、60 分钟、120 分钟、180 分钟取血观察。

2）结果判定：①正常反应，注射 GnRH 或 GnRHa 后，LH 峰值比基值升高 2~3 倍，高峰出现在给药后 15~30 分钟（GnRH）或 60~120 分钟（GnRHa）；FSH 峰值在注药后 15 分钟出现，为基值的 1.5 倍以上；②活跃反应，LH 峰值比基值升高超过 5 倍；③延迟反应，峰值出现较晚，在注射后 60~90 分钟（GnRH）或 120 分钟（GnRHa）后才出现，其他标准同正常反应；④无反应或低弱反应，注射 GnRH 或 GnRHa 后，LH 无上升或峰值比基值升高不足 2 倍。

3）临床意义：①正常反应，说明垂体对 GnRH 的刺激反应良好，垂体功能正常，闭经的病因可能在下丘脑；②活跃反应，说明垂体促性腺细胞对外源性 GnRH 的刺激反应强烈，垂体分泌 LH 的功能良好；③延迟反应，外源性 GnRH 刺激后不能在正常时间内引起 LH 峰，说明垂体反应较差，也可能存在下丘脑功能低下；④低弱反应或无反应，垂体对 GnRH 的刺激反应差或无反应，表示垂体功能低下，病变部位可能在垂体。但应排除垂体"惰性状态"，即垂体由于长期缺乏下丘脑 GnRH 刺激，可表现为功能低下，重复 GnRH 刺激后可以产生正常或较好的反应，说明垂体功能低下是继发于下丘脑功能障碍，如果重复试验仍无反应，表明病变在垂体。

（5）小剂量地塞米松抑制试验：对于高雄激素血症的患者做此试验，可以鉴别雄激素的来源，从而有针对性进行治疗。雄激素是由肾上腺皮质和卵巢共同产生的，地塞米松可反馈性抑制垂体分泌 ACTH，从而使肾上腺皮质分泌皮质醇和雄激素等减少，进行小剂量地塞米松抑制试验，可以鉴别雄激素升高的来源。方法：进行试验前取血测定睾酮、雄烯二酮、17-羟类固醇和皮质醇基础值，当晚给予地塞米松 2 mg 口服，第二日取血重复测定上述激素水平，若它们的血浆水平仅部分减少（减少小于 50%），则雄激素主要来源于卵巢，相反则来源于肾上腺，在这种情况下应进一步做 ACTH 兴奋试验等其他内分泌试验，以排除库欣综合征、肾上腺腺瘤、酶缺乏或罕见的自主分泌雄激素的卵巢和肾上腺肿瘤。

4. 其他检测有无排卵的方法

（1）基础体温测定（BBT）：BBT 是一种最简单的检测有无排卵的手段。BBT 呈双相，说明体内有孕激素的作用，除外 LUFS，即说明有排卵。典型的双相 BBT 表现为：高温期比低温期上升 0.4~0.5 ℃，高温期持续 12 日或以上。不典型双相表现为：黄体期短于 12 日，基础体温呈梯形上升或梯形下降，可能为黄体功能不全的一种表现。BBT 单相说明无排卵。排卵可发生在体温转变前后 1~3 日。有时体温上升前出现一最低点，可能是最接近排卵的时间。值得注意的是，发生 LUFS 时，因为有孕激素分泌，所以 BBT 呈双相，但没有发生排卵。

（2）子宫内膜检查：在月经前或月经来潮 12 小时内进行子宫内膜活检，将子宫内膜送病理检查，病理结果可分为三种类型。正常分泌期或月经期子宫内膜提示有排卵，黄体功能正常；如果为增生期子宫内膜，说明无孕激素作用，即无排卵；分泌期子宫内膜伴有间质反应差，可能为黄体功能不全的一种子宫内膜的表现。应注意 LUFS 时，虽然子宫内膜呈现分泌期改变，但并无排卵。子宫内膜活检可以对子宫内膜结核作出诊断。

（3）宫颈黏液检查：随卵泡的发育，分泌雌激素增加，受雌激素的作用，宫颈黏液分泌逐渐增加，变稀薄，清亮而透明，能拉成细丝，至排卵前，宫颈黏液涂片干燥后镜检出现典型的羊齿状结晶。排卵后，宫颈黏液变稠，不能拉成细丝，结晶变为不典型而逐渐消失，至排卵后 7 日左右出现椭圆体。宫颈黏液检查只能粗略地反映体内雌激素水平及雌孕激素作用的转变，并且需要做动态观察。

（4）阴道细胞学检查：受体内雌孕激素水平的影响，阴道上皮细胞呈现周期性变化，雌激素水平越高，阴道细胞越成熟。正常月经周期中，排卵前受高水平雌激素的影响，阴道涂片中出现大量核致密、固缩而胞液嗜酸的表层上皮细胞，细胞平铺、排列均匀、背景清洁。排卵后，受孕激素影响阴道涂片中出现多量核呈网状而胞浆嗜碱性的中层细胞，细胞呈梭形排列成堆，背景不清洁。但应注意，阴道细胞学检查结果可受炎症的影响。LUFS 时也出现孕激素作用的表现，因此应结合其他检测手段判断有无排卵。

（5）B 超监测排卵：B 超连续监测，可以直观地观察卵泡发育及排卵情况，卵泡逐渐发育，至成熟后直径达到 18~25 mm，卵泡消失或突然缩小，表明排卵。发生 LUFS 时，成熟卵泡不消失或继续增大。

5. 引起排卵障碍常见疾病的诊断标准

（1）闭经：闭经分为原发闭经和继发闭经。对于闭经患者应进行孕激素试验或雌孕激素试验，了解闭经的程度，并排除子宫性闭经。对于排卵障碍导致的闭经，为便于治疗，常根据促性腺激素水平分为三种类型。

1）正常促性腺激素：FSH、LH 均为 5~15 U/L，常为下丘脑功能障碍所致。

2）低促性腺激素：FSH、LH 均<5 U/L，可能为下丘脑—垂体功能障碍所致，应进一步做 GnRH 兴奋试验。

3）高促性腺激素：FSH、LH 均>30 U/L，为卵巢功能障碍所致。

（2）高催乳素血症：血清催乳素（PRL）>25 $\mu g/L$，诊断为高催乳素血症，应排除药物和生理性因素所致。PRL>100 $\mu g/L$ 时，应做垂体 CT 或核磁共振检查，诊断有无垂体肿瘤。

（3）多囊卵巢综合征：诊断依据如下。

1）临床表现：月经稀发、闭经或功血，常并发不孕，可能有多毛、肥胖、痤疮等高雄激素血症的表现。

2）激素测定：血清 LH 升高，睾酮（T）升高，LH/FSH≥3。

3）B 超检查：双侧卵巢增大，每平面有 10 个以上 2~6 mm 直径的小囊泡，主要分布在卵巢皮质的周边，少数散在于间质内。

4）腹腔镜：见卵巢增大，表面苍白，包膜厚，表面多个凸出的囊状卵泡。

（4）未破卵泡黄素化综合征（LUFS）：月经周期基本正常，BBT 呈双相，子宫内膜有分泌期改变，但 B 超监测卵泡增大至 18~20 mm，72 小时仍不缩小或继续增大，宫颈黏液显示黄体期改变，血清 P>3 ng/mL，即可诊断 LUFS。血清 FSH、LH、E_2 水平与正常排卵周期无明显差别。

（5）黄体功能不全：诊断指标如下。

1）子宫内膜组织学检查能反映雌孕激素的生物学效应，在预计月经来潮前 1~3 日做子宫内膜活检，如组织学特征迟于正常周期的组织学特征 2 日，可结合其他指标诊断黄体功能不全，但必须准确判断子宫内膜活检日是月经周期的第几日。

2）BBT：一般认为黄体期少于 10 日为黄体期过短，只能作为黄体功能不全的参考指标。

3）黄体酮测定：黄体中期（排卵后 7 日）血清黄体酮水平达高峰，若 P<48 nmol/L（15 ng/mL），为黄体功能不全。

（6）高雄激素血症：一般认为血清 T>3.12 nmol/L（90 ng/dL），为高雄激素血症。女性体内雄激素主要来源于卵巢和肾上腺，可进行小剂量地塞米松实验，鉴别雄激素的来源。避孕药可抑制卵巢雄激素的分泌，口服避孕药后睾酮水平降低，说明过高的雄激素主要来自卵巢。

三、治疗

1. 常用促排卵药物的应用及促排卵方案

（1）枸橼酸氯米芬（CC）：CC 是最基本的促排卵药物，具有抗雌激素作用，主要作用部位在下丘脑，与内源性雌激素竞争受体，使下丘脑对雌激素的正反馈作用敏感，促使下丘脑 GnRH 释放，刺激垂体分泌 FSH、LH，促进卵泡发育排卵。使用 CC 的条件是体内要有一定的雌激素水平，垂体功能良好。适应证：下丘脑性闭经，服用避孕药引起的闭经，PCOS，高催乳素血症引起的排卵障碍。基本用法：月经周期第 5 日开始，每日口服 CC 50~100 mg，连用 5 日。

联合用药方案如下。

1）E+CC+hCG：于月经周期第 5 日开始，服用小剂量雌激素，如己烯雌酚 0.25 mg/d 或戊酸雌二醇片 0.5 mg/d，连用 20 日，接着服 CC 50~100 mg/d，连用 5 日，停用 CC 3 日后，每日肌内注射 hCG 3 000 U，连续 3 日，也可 B 超监测卵泡发育，当主卵泡直径达到 18 mm 以上时，肌内注射 hCG 10 000 U。此方案用于原发闭经、继发闭经、月经稀发的患者。

2）CC+E+hCG：于月经周期的第 5~9 日口服氯米芬，每日 1 次，每次 50~100 mg，接着服小剂量雌激素，如己烯雌酚 0.25 mg/d 或戊酸雌二醇片 0.5 mg/d，连用 7~15 日。在月经周期的第 11 日开始监测卵泡发育，主卵泡直径达到 18 mm 以上时，肌内注射 hCG 10 000 U。此方案用于月经稀发、卵泡期过长、无排卵患者。

3）CC+hMG+hCG：月经周期第 3~7 日口服氯米芬，每日 1 次，每次 50 mg，月经周期第 8 日、第 10 日每日肌内注射 hMG 150 U，第 11 日开始监测卵泡发育，根据卵泡发育情况，隔日肌内注射 hMG 150 U，至卵泡成熟，肌内注射 hCG 5 000~10 000 U。

（2）促性腺激素：包括垂体前叶分泌的 FSH、LH 以及胎盘合体滋养层细胞分泌的人绒毛膜促性腺激素（hCG）。常用的促性腺激素制剂有 hMG、纯化的 FSH、高纯度 FSH（FSH-HP）、基因重组 FSH（r-FSH）、hCG。

FSH、LH 的作用是促进卵泡的发育和成熟，hCG 具有类似 LH 作用，可以激发成熟卵泡排卵和促进黄体形成。促性腺激素应用的适应证为下丘脑—垂体功能障碍所导致的闭经或排卵障碍，CC 治疗无效的排卵障碍，辅助生殖技术中的超促排卵，不明原因性不孕。基本用药方法：于月经周期或撤退性出血的第 3~5 日开始用药，每日肌内注射 hMG；或 FSH 75~150 U，月经周期第 10 日开始 B 超监测卵泡发育情况，如卵泡发育良好则维持原剂量，如无优势卵泡发育，可每隔 5~7 日增加 75 U，至卵泡成熟。制剂的选择及起始剂量根据患者的具体情况而定。对低促性腺激素的闭经患者可用 hMG，起始剂量为每日 2 支；促性腺激素水平基本正常的闭经患者，一般采用 hMG 每日 1 支起步。PCOS 患者宜用 FSH 制剂，且应从小剂量起步，每日用 FSH 52.5~75.0 U。用促性腺激素促排卵的过程中，应严密监测，防止 OHSS 的发生。

联合用药方案如下。

1）CC+hMG+hCG：同氯米芬的联合用药。

2）hMG/FSH+hCG：于月经周期或撤退性出血的第 2~5 日开始用药，hMG 或 FSH 的起始剂量为 75~150 U，月经周期第 10 日开始 B 超监测卵泡发育，如无优势卵泡发育，可每隔 5~7 日增加 75 U hMG 或 FSH，至卵泡成熟，主卵泡直径≥18 mm 时，肌内注射 hCG 5 000~10 000 U。对促性腺激素水平正常的患者，起始剂量可用 75 U，促性腺激素低下时起始剂量可用 150 U。

3）FSH+hMG+hCG：hMG 中含有 75 U FSH 和 75 U LH，FSH 是纯尿促卵泡素，可以在前 3~5 日用 FSH，以后用 hMG，特别是 PCOS 患者，血中 LH 水平高于正常，采用 FSH 制剂效果更好。

（3）促性腺激素释放激素及其类似物：促性腺激素释放激素（GnRH）是由下丘脑分泌的多肽类激素，它呈脉冲式分泌，每 90~120 分钟释放 1 次，促进垂体 FSH、LH 的分泌。因为 GnRH 促进 LH 分泌的作用强于促进 FSH 分泌的作用，所以又称为黄体生成素释放激素（LHRH）。GnRH 已经人工合成，化学名为 gonodorelin。促性腺激素释放激素类似物（GnRHa）是 GnRH 的高效类似物，它的作用比 GnRH 强 10~20 倍，给药初期促进垂体的促性腺激素分泌，持续给药可造成垂体降调节，即抑制垂体促性腺激素的分泌，由此可治疗一些雌激素依赖性疾病。常用的制剂有布舍瑞林（buserelin）、组氨瑞林（histrelin）、亮丙瑞林（leuprorelin）、那法瑞林（nafarelin）、高舍瑞林（Goserelin）。可以滴鼻、皮下或静脉给药。GnRH 治疗的适应证是下丘脑功能障碍所致的闭经或排卵障碍。

用药方案如下。

1）GnRH 脉冲治疗：月经周期或撤退性出血第 5 日开始，用微量注射泵静脉或皮下给药，静脉给药效果好，剂量为每次脉冲 5~20 μg，频率为每 60~120 分钟给药 1 次，用药过程中监测卵泡发育，在确定排卵后，基础体温上升第 2 日时停用 GnRH，改用 hCG 2 000 U 肌内注射，每 3 日 1 次，共 4 次。也可黄体期继续用 GnRH 脉冲给药刺激黄体功能。GnRH 脉冲治疗适用于下丘脑性闭经或排卵障碍的患者。

2）GnRH 诱发排卵：hMG 或 CC 促进卵泡发育成熟后，给予 GnRH 可以刺激垂体分泌 LH 和 FSH，诱导排卵。方法为在卵泡成熟后，每日肌内注射 GnRH 100~200 μg，或 GnRHa 5~10 μg，连用 3 日，也可一次冲击给药。给予 GnRH 后，LH 的分泌仍然在正常范围内，可以避免由于大剂量给予 hCG 诱导排卵而导致或加重 OHSS。

3）GnRHa 可用于治疗雌激素依赖性疾病，用于辅助生殖技术中的超促排卵方案，还可以用于 PCOS 治疗的联合用药。

2. 对于不同排卵障碍的特殊治疗

（1）闭经：闭经患者应首先明确其程度和病因。雌激素水平极度低下的 Ⅱ 度闭经患者，应先用人工周期治疗 3 个月，使卵巢恢复对促性腺激素的敏感性，然后用促排卵治疗。对于下丘脑性闭经和排卵障碍，氯米芬是首选和最简单的治疗方案，也可以用 GnRH 脉冲治疗。

下丘脑—垂体功能障碍所致闭经和排卵障碍可以用 HMG 或纯 FSH 促排卵。

（2）高催乳素血症：高催乳素血症可导致无排卵和黄体功能不全。溴隐亭是特效药物。对于特发性高催乳素血症或闭经溢乳综合征并发不孕的患者，可用溴隐亭治疗，开始为每日 2 次，每次口服 1.25 mg，连用 7 日，若无严重不良反应，可改为每日 2 次，每次 2.5 mg，与餐同服可以减少胃肠道刺激症状。服药 1 周后 PRL 开始下降，服药 2 周后可停止溢乳，服药 4 周常可恢复月经和排卵。服药过程中应监测血清 PRL 水平来调整用药量，当 PRL 水平正常后，可逐渐减至维持量，即能维持 PRL 水平正常的最小用药量：溴隐亭每日最大剂量为 10 mg，最小维持量为 2.5 mg，PRL 恢复正常后 3 个月内多能自然排卵并妊娠，仍无排卵者可加用 CC、hMG 等促排卵药。溴隐亭可抑制垂体催乳素瘤的生长，长期应用可使垂体催乳素瘤逐渐萎缩。对微腺瘤并发不孕患者，首选溴隐亭治疗；腺瘤或巨腺瘤可以考虑手术切除。我们曾用溴隐亭治疗数例失去手术机会（骨质浸润又有鞍上扩展）又迫切要求生育的患者，获得妊娠。但整个孕期应严密监测、随访。

（3）PCOS：PCOS 患者的内分泌特征为血中 LH 和 T 升高。氯米芬促排卵是一种安全有效的方法。氯米芬无效时可用促性腺激素。因为促性腺激素直接刺激卵巢，可以使多个卵泡同时发育，极易发生 OHSS，应特别谨慎，初始剂量要小，并且严密监测。PCOS 患者本身内源性 LH 过高，所以用纯 FSH 制剂促排卵效果优于 hMG。FSH 或 hMG 的初始剂量为每日肌内注射 37.5～75.0 U。PCOS 患者体内过高的雄激素影响卵泡的发育，可先用肾上腺皮质激素或孕激素抑制雄激素的分泌，再促排卵效果更好。

（4）LUFS：LUFS 常在进行卵泡监测时发现，可能是某一周期偶然发生，若连续 2 个月经周期出现并且影响受孕，则应治疗。有 2 种治疗方法：①促发排卵，当 B 超监测卵泡成熟，直径达到 18～24 mm 时，肌内注射 hCG 5 000～10 000 U，也可在用 hCG 的同时，加用 hMG 150 U 或 FSH 150 U；②促进卵泡发育，对于卵泡未达成熟大小即发生黄素化者，可用 CC+hCG 或 hMG/FSH+hCG 促排卵方案。

（5）黄体功能不全：治疗方法有如下。

1）补充黄体功能：外源性给予孕激素支持子宫内膜的发育，以利于受精卵的种植和发育，排卵后每日肌内注射黄体酮 10～20 mg，至妊娠 8 周后逐渐减量，国外采用黄体酮阴道栓剂，使用更方便，每日 50～100 mg。

2）促进黄体功能：hCG 能促进和维持黄体功能，排卵后每日肌内注射 hCG 1 000 U 或隔日肌内注射 2 000 U。

3）促进卵泡发育和黄体功能：因为卵泡发育不良可导致黄体功能不足，所以对于卵泡发育不良者用促排卵治疗效果好，可用 CC+E+hCG 或 hMG/FSH+hCG 方案。

（6）高雄激素血症：肾上腺来源的高雄激素血症，可以用肾上腺皮质激素抑制，如月经周期第 2 日开始，每日口服地塞米松 0.375 mg，连用 22 日，同时加用促排卵治疗。卵巢来源的高雄激素血症，如 PCOS 患者，可用孕激素制剂对抗，常用有孕激素类短效口服避孕药和醋酸环丙黄体酮等，连用 1～3 个周期，待雄激素降到正常水平后，开始促排卵治疗。

3. 卵泡发育的监测

（1）B 超监测：用药前常规检查子宫、卵巢及盆腔状况，自月经周期第 10 日开始，隔日或每日监测卵泡的发育情况和子宫内膜的厚度。卵泡成熟的征象：卵泡直径≥18 mm，部分卵泡内壁可见半月形的突起，称为"卵丘征"，提示 24 小时内将发生排卵。排卵征象：

成熟卵泡消失或明显缩小、内部结构模糊，有时直肠子宫陷凹内可见游离液体。子宫内膜类型：A 型，呈三线型，即在子宫中心纵切面有三条线型强回声；B 型，内膜与周围肌层等回声，中线回声可见但不强；C 型，内膜与周围肌层相比为均匀的强回声。A 型、B 型内膜，厚度达到 8 mm 以上，妊娠率较高，子宫内膜成熟延迟可能与激素水平不足或子宫内膜雌、孕激素受体缺乏有关。

（2）激素监测。

1）雌二醇（E_2）：卵泡发育过程主要合成及分泌雌二醇，循环中95%的 E_2 来自优势卵泡，在卵泡早期 E_2 处于低水平，随着卵泡的发育，E_2 的分泌增加，排卵前24~36 小时 E_2 达高峰，排卵后，循环中 E_2 水平迅速下降，3 日降到最低值，约为峰值的50%，排卵后7 日左右黄体形成，E_2 再度上升形成第二峰。在 LH 峰启动时，每个直径大于 17 mm 的卵泡最高 E_2 水平约为250~500 pg/mL。由于排卵前 E_2 上升经历 6 日，并且血中 E_2 测定不能很快得出结果，因此不易准确掌握 E_2 峰值的出现时间，应结合 B 超和其他方法来预计排卵时间。

2）LH 测定：卵泡成熟，血中 E_2 达高峰诱导 LH 峰出现，血 LH 起始峰在排卵前 32 小时，顶峰在排卵前 16.5 小时左右出现，须连续测定才能测得 LH 峰值。尿 LH 峰比血 LH 峰晚出现 6~7 小时，与血 LH 水平有很好的相关性，尿 LH 定性测定方法简便快速，预计卵泡近成熟时，每 8 小时测定 1 次，一般在尿 LH 峰出现后的 14~28 小时内排卵。

（3）宫颈评分：宫颈及分泌的黏液随 E_2 水平的变化呈现周期性变化，随卵泡发育，分泌 E_2 增加，宫颈口松弛张开，黏液量增多，清澈透明似蛋清样，拉丝度渐增，出现羊齿状结晶，排卵后在孕激素作用下黏液分泌量迅速减少、变稠，宫颈口闭合。宫颈评分（CS）可反映卵巢的反应性和卵泡的发育情况，当 CS≥9 分时，结合 B 超监测，可判断卵泡成熟（表 9-1）。

表 9-1 宫颈评分法

宫颈因子	0 分	1 分	2 分	3 分
宫颈黏液	无	少量黏液，从宫颈管内取出	宫颈外口见光亮黏液滴	多量黏液，可从宫颈外口溢出
拉丝性	无	从宫颈口能拉丝到外阴 1/4 长度	从宫颈口能拉丝到外阴 1/2 长度	从宫颈口能拉丝到外阴全长
羊齿结晶	不定型物质	仅在某些部位有线形结晶，无侧支	有些部位有良好的结晶，另一些部位仅有线形结晶或无定形物	整个涂片表现羊齿结晶
宫颈	关闭		部分开放	充分开放，呈瞳孔样改变

4. OHSS 的处理

OHSS 是卵巢对促性腺激素超生理反应而导致的一种严重医源性并发症，其病理生理特点为大量血管内体液外渗导致血容量极度耗竭及血液浓缩，严重者可危及生命。在辅助生殖技术（ART）中，由于广泛应用超促排卵，轻度 OHSS 经常发生，并无危险，但对于中、重度 OHSS 应十分重视。近年来，由于 GnRHa 在控制性超促排卵中的合理应用、取卵技术的提高及对 OHSS 的进一步了解和预防，使 OHSS 的发生率明显下降。

（1）OHSS 发生机制：OHSS 的发生机制尚不十分明确，可能的机制为卵巢受促性腺激素过度刺激后导致多数卵泡同时发育，产生过多的雌激素，使肾素—血管紧张素—醛固酮系统被激活，前列腺素（PG）合成增加，并产生大量的组胺、5-羟色胺类活性物质，与炎性介质及血管通透因子的共同作用，使毛细血管损害，促进血管通透性增加，血管内体液大量渗漏，导致腹腔积液、胸腔积液、弥漫性水肿、蛋白丢失。而血管内循环血量减少，血容量降低、血液浓缩，肾灌注量减少，导致少尿或无尿、氮质血症、酸中毒、肝损害，同时伴有水电解质失调、低血容量休克。血液浓缩后，血黏稠度增加，血凝亢进可引起血栓形成，严重者危及生命。卵巢多囊状增大，有发生蒂扭转、破裂或出血致急腹症的危险。

（2）OHSS 的高危因素。

1）大剂量外源性促性腺激素的使用：在 IVF-ET、GIFT 及 IUI 等辅助生殖技术中，为了获取更多的卵母细胞及较多高质量的胚胎，卵泡期一开始即使用大剂量的促性腺激素，来募集大批卵泡，多数卵泡同时发育，分泌过量的雌激素，诱发 OHSS 的发生。

2）hCG 的触发作用：辅助生殖技术中需要应用大剂量的 hCG 促进卵泡的最后成熟和诱发排卵，排卵后应用 hCG 支持黄体。外源性 hCG 刺激 PG 的产生，使 5-羟色胺等活性物质被激活，触发 OHSS 的发生。如果妊娠，持续内源性 hCG 共同作用，更加重 OHSS，症状可持续 2~3 个月。

3）卵巢过度敏感的高危人群：多囊卵巢综合征患者卵巢内有许多囊状小卵泡，在促性腺激素刺激下同时发育，易发生 OHSS。年轻瘦弱的妇女对促性腺激素的耐受性差，很容易发生过度反应。因此，治疗应个体化，对这两种人群应减少促性腺激素的用量，避免发生中、重度 OHSS。

（3）OHSS 的临床表现和诊断：OHSS 一般在排卵后 3~10 日出现，临床表现为胃肠道不适、恶心、呕吐、腹腔积液、胸腔积液、少尿、胸闷、卵巢增大等症状。此综合征为自限性，若未妊娠，在 20~40 日内症状消失，一旦妊娠可持续 6~8 周，若症状一度缓解后再次加重，妊娠可能性极大，排卵后第 9 日症状加重多数与妊娠有关。根据临床表现和实验室检查，OHSS 的诊断并不困难，为了指导治疗和评估预后，常将 OHSS 分为轻、中、重三度。

1）轻度：胃部不适，轻微腹胀或下腹痛、恶心。B 超检查卵泡数多于 10 个，卵巢直径<5 cm，少量腹腔积液，血 E_2>1 500 pg/mL。

2）中度：恶心、呕吐、腹痛、腹胀加重。B 超检查卵巢直径 5~10 cm，黄素化囊肿，中等量腹腔积液。血清 E_2>3 000 pg/mL。

3）重度：腹胀加重，体重增加，严重少尿，心肺功能障碍，呼吸困难，大量腹腔积液，严重者可有胸腔积液，甚至心包腔积液，深部静脉血栓。B 超检查卵巢直径>10 cm。实验室检查血液浓缩，血液黏稠度增加，血球压积 HCT>50%，低蛋白血症，血液高凝状态，水电解质紊乱，肝肾功能损害。

（4）OHSS 的治疗。

1）轻度：无须治疗，可自然缓解。鼓励患者多饮水、多小便，多进高蛋白饮食，适当限制活动。

2）中度：卧床休息，适量进水和补充体液，对症处理，尽早确诊妊娠，观察病情变化，对于有病情加重倾向者，及早给予扩容和白蛋白治疗。

3）重度：入院治疗，防止严重的并发症。治疗包括以下几方面。①卧床休息，每日测腹围、体重、血压，记出入量。尽早确诊妊娠，检查血、尿常规，血液黏稠度，电解质，肝肾功能，血浆蛋白水平和凝血机制。B超检查卵巢和胸腔积液、腹腔积液情况。②保持胶体渗透压，静脉滴注清蛋白、新鲜血浆或血浆代用品，清蛋白每日给予 10~20 g。③补充液体，维持有效循环血量，防止血液浓缩及肾功能衰竭，保持水电解质平衡。可用低分子右旋糖酐 500~1 000 mL，生理盐水，葡萄糖液。对于体液大量潴留者，限制盐分及液体入量。酸中毒者可给予 5%碳酸氢钠纠正。④降低毛细血管渗透性，阻止液体渗漏，可给予糖皮质激素，如泼尼松 5 mg，每日 3 次，或前列腺素拮抗剂，吲哚美辛 25 mg，每日 3 次，妊娠期慎用。近年来提出，马来酸氯苯那敏，一种 H_1 受体阻断剂，对维持膜通透性的稳定性有一定作用。⑤严重胸腔积液、腹腔积液，伴心肺功能障碍，可于 B超引导下穿刺放液，以改善症状。每次腹腔积液引流量一般为 2 000~3 000 mL，应缓慢放液。可同时穿刺卵泡囊内液，减少血雌激素量，但要防止流产。⑥少尿处理，发病早期的少尿属肾前性，及时扩充血容量一般能维持正常尿量，病情严重有肾功损害而发生少尿者，可采用甘露醇利尿。多巴胺可以增加肾灌注量而增加尿量。在未充分扩容前，禁用利尿剂。⑦若血液呈高凝状态时，适当给予肝素化治疗有利。注意下肢活动，防止深部静脉血栓形成。⑧保守治疗无效时，可考虑终止妊娠。⑨若出现卵巢黄体囊肿破裂、出血或蒂扭转等急腹症，应剖腹探查，尽量保留卵巢组织。⑩全身情况不良者应预防感染治疗。

（5）OHSS 预防措施。

1）合理应用促排卵药物，促排卵药物起始剂量不能太大，刺激排卵数目不宜太多。警惕可能发生 OHSS 的高危因素，对氯米芬敏感者容易发生 OHSS，年轻、瘦弱的妇女及PCOS患者促排卵时要特别小心控制用药量。

2）在超促排卵过程中，加强 B超和血 E_2 监测，根据卵泡数目和 E_2 水平调整 hMG 或 FSH 剂量，若排卵前 $E_2 \geqslant 1\ 500$ pg/mL、B超监测卵巢直径 ≥5 cm、3 个或更多卵泡直径 ≥17 mm，应慎用 hCG 诱发排卵；若 $E_2 \geqslant 2\ 000$ pg/mL、B超监测卵巢直径 ≥6 cm、4 个或更多卵泡直径 ≥17 mm，则放弃用 hCG 诱发排卵。

3）在超促排卵周期，不用或慎用 hCG 支持黄体功能，采用黄体酮更合适。

4）对于 LH 水平增高或 PCOS 患者，先用 GnRHa 造成垂体降调节后再使用 FSH 或 FSH-HP促排卵，可以减少 OHSS 的发生，提高妊娠率。

5）有学者报道，于 hCG 给药后 36 小时静脉滴注清蛋白 5~10 g，可以减少 OHSS 的发生和严重程度。

（付清茹）

第十章

辅助生殖临床技术

第一节 诱发排卵和控制性卵巢刺激以及黄体支持

卵巢功能的调控是辅助生殖技术的重要环节，它为辅助生殖技术的后续步骤奠定了重要的基础。其主要内容是采用一定的方法调节卵巢的排卵功能。根据目的的差异，存在多种方案。诱发排卵（OT）多指对排卵存在障碍的患者诱发卵巢的排卵功能，一般以诱导单卵泡或少数卵泡的发育为目的。超排卵又称控制性卵巢刺激（COS）或控制性超排卵（COH），指以药物的手段在可控制的范围内诱发多卵泡的发育和成熟，其应用的对象本身多有正常的排卵功能。近年，随着辅助生殖技术的进步，既往追求卵母细胞数目的倾向彻底扭转了，又提出了"微刺激"或"温和刺激"的概念。实际上这仍然是 COS 的范畴，但强调了适度 COS 的概念及其采用的 COS 技术上的差异。

最早期的体外受精—胚胎移植技术在自然周期进行，每一周期可供应用的卵子通常只有一个，因而成功率很低。在过去的 30 年里辅助生殖技术的成功率逐步提高，其原因之一是 COS 诱导多卵泡发育的应用以及促性腺激素释放激素激动剂应用于垂体降调节而获得了对卵泡生长和发育更为主动的调控的结果。因此，COS 对于提高体外受精—胚胎移植技术的成功率和现代辅助生殖技术的建立及发展发挥了重要的作用，成为辅助生殖技术中的常规技术之一。

如何保障妊娠过程具备正常的黄体功能至关重要。接受 COS 过程中促性腺激素释放激素（GnRH）激动剂或拮抗剂抑制黄体生成素（LH）峰的提早出现，取卵手术时卵泡液的抽吸使卵巢颗粒细胞丢失等，均可能引起黄体功能不足，给妊娠的建立及维持带来负面的影响，因此需要在特定的阶段给予必要的药物以改善黄体功能，即黄体支持。

一、常用的药物

（一）促性腺激素

1. 使用人绝经期促性腺激素（hMG）

卵泡刺激素（FSH）和 LH 由垂体产生，绝经期女性的尿液中含大量的 FSH 和 LH，hMG 便是由绝经期妇女尿液中提取的，通常每支 hMG 含 FSH 和 LH 各 75 U，FSH 与 LH 协同作用，可刺激卵泡内细胞的增殖和分化，刺激卵泡的生长发育。hMG 曾是最为广泛应用于促排卵的 Gn。

2. FSH

FSH 可激活颗粒细胞内芳香化酶的活性，促使雄激素转化为雌激素，增加雌激素的水平和促进子宫内膜增殖。临床使用的有尿源性 FSH、高纯度 FSH 以及重组人 FSH（rhFSH）。rhFSH 纯度高、批间差异小，也在临床上广泛应用。

3. LH

LH 主要刺激卵泡膜细胞产生雄激素，后者是芳香化酶的底物，故 LH 协同 FSH 在激素生成中发挥作用，并促进卵泡和卵母细胞的最后成熟、触发排卵、促进黄体的形成和维持黄体的功能。基因重组技术生产的 LH 已投入临床使用，适用于补充 LH 不足。文献报道，对高龄或反应不良女性的 COS 添加 LH 可改善卵巢的反应性，但也有报道显示添加 LH 与否对临床结局并无明显影响，故是否应在 COS 时常规添加 LH 及何时添加仍有待进一步的研究分析。

4. 人绒毛膜促性腺激素

人绒毛膜促性腺激素（hCG）结构与 LH 相似，生物学功能也与 LH 接近，生物半衰期更长，它可模仿 LH 峰刺激排卵，形成黄体后亦能促进黄体功能。有尿液提取的和基因重组的 hCG，主要用于刺激排卵和黄体支持。肌内注射 hCG 10 000 U 相当于自然排卵周期 LH 峰值的 20 倍，并可持续数日，有助于黄体发育。

（二）促性腺激素释放激素类似物

GnRH 由下丘脑以一系列小脉冲的形式每 60～120 分钟释放 1 次，通过门脉系统进入垂体后与垂体的促性腺激素细胞表面的 GnRH 受体结合，促进细胞分泌 LH 和 FSH。通过将 GnRH 不同位置的氨基酸进行置换或去除，可得到一些化学结构与 GnRH 相似的化合物，称为促性腺激素释放激素类似物，依据它们对垂体促性腺激素释放激素受体的作用性质而分为 GnRH 激动剂（GnRHa）及 GnRH 拮抗剂（GnRHant）。

1. GnRH 激动剂

GnRHa 与天然 GnRH 的区别于第 6 位和第 10 位氨基酸，这种改变可使其在体内不易被肽链内切酶裂解，故 GnRHa 稳定性增强、半衰期延长，与 GnRH 受体的亲和力增强、且效价较 GnRH 增强；分长效和短效两种剂型。

GnRHa 的短期效应类似于 GnRH，可促进垂体 Gn 的合成与分泌，引起用药初期一个短促的激发作用；由于 GnRHa 对 GnRH 受体有更高的亲和力，且该受体复合物能对抗蛋白酶的降解作用，从而与 GnRH 受体的结合更为持久，当持续应用 GnRHa 或使用长效制剂时，大部分受体被占据并内移至细胞内，使垂体细胞表面的 GnRH 受体下调，进而对 GnRH 的刺激不再敏感，达到垂体降调节作用，内源性的 LH、FSH 显著下降。这种药物去垂体状态可随 GnRHa 的作用消失而恢复。基于 GnRHa 的这种作用特点，超排卵周期中普遍使用 GnRHa 预防自发的 LH 峰。Mahesluvari 等就使用 GnRHa 的各种促排卵方案进行了系统综述，发现 GnRHa 应用于长方案时其妊娠率较其他方案的高。

2. GnRH 拮抗剂

GnRHant 可竞争性结合 GnRH 受体从而阻断 GnRH 对垂体的作用，应用于 COS 可有效阻止早发 LH 峰的出现。GnRHant 的作用特点：①与垂体 GnRH 受体竞争性结合；②即时产生抑制效应，降低 Gn 和性激素水平，对垂体无激发作用；③抑制效果呈剂量依赖型；④保留垂体对 GnRH 的反应性。目前较多应用于辅助生殖临床的有 Centrorelix 和 Ganirelix。有学者进行 Meta 分析示，与 GnRHa 相比，GnRHant 的继续妊娠率略低，但卵巢过度刺激综合征（OHSS）的发生率显著下降，故建议对 OHSS 高风险者可考虑采用拮抗剂方案。

（三）类雌激素药物

枸橼酸氯米芬（CC）兼有弱雌激素和抗雌激素的作用，是诱导排卵的一线药物。CC 可拮抗雌激素对 Gn 分泌的负反馈作用，从而促进垂体 Gn 分泌的增多，达到促排卵的目的。常于月经周期的第 3~5 日开始用药，每日口服 50~100 mg，连用 5 日。

（四）芳香化酶抑制剂

过去，芳香化酶抑制剂来曲唑（LE）的主要适应证为乳腺癌，后来研究者们发现来曲唑具有和 CC 相类似的促排卵作用，可能的机制是来曲唑通过抑制雄激素向雌激素转化，降低了雌激素的水平从而弱化了雌激素的负反馈作用，使 Gn 分泌增加，促进卵泡的生长发育；另一可能机制为，卵巢局部的雄激素上调，使卵泡 FSH 受体的敏感性增加。近年来开始应用来曲唑行促排卵，其适应证与 CC 相同。常于月经周期的第 3~5 日开始用药，每日口服 5 mg。临床经验和研究提示，对于 PCOS 的患者，来曲唑与 CC 诱发排卵的效果大致相当。

（五）生长激素（GH）

近年来认为，卵泡生长不仅受垂体促性腺激素及卵巢类固醇影响，促生长肽类如胰岛素、生长激素及类胰岛素生长因子（IGF）对调节正常卵泡发育均有很重要的作用。研究报道，对于 COS 反应不良行 GnRHa 与 Gn 方案的 IVF 患者，添加 GH 可以改善临床妊娠率或活产率。但 GH 在 COH 中的应用价值仍有待进一步的证实。GH 用于诱发排卵时的有效剂量及使用时间也仍在探讨之中，文献报道，采用 4~24 U/d，隔日肌内注射 1 次，共 6 次，亦有采用每日 1 次，共 12 次，其疗效均无显著差异。

二、常用的促排卵方案

随着生殖医学的研究进步以及临床经验的逐渐积累，在临床实践中逐渐形成了不同的促排卵方案。

（一）GnRHa/Gn/hCG 方案（激动剂方案）

1. 长方案

通常于前一个月经周期的黄体中期开始使用 GnRHa。

长效制剂一支是 3.75 mg。以往 GnRHa 使用剂量大，容易出现抑制程度过深的情况，经过 10 余年 GnRHa 的减量研究，目前多数中心采用半量甚至更小剂量的 GnRHa 进行降调节。例如 Dal Prato 等发现，使用半量（1.87 mg）的曲普瑞林与全量（3.75 mg）相比，两组均无早发 LH 峰，半量组的 Gn 用量较少，获卵数及胚胎数较多，种植率、妊娠率及流产率无明显差异。进一步研究半量 GnRHa 和 1/3 量（1.25 mg）的方案也均未出现早发 LH 峰，其种植率、妊娠率、活产率等均无明显差异，这提示，1.25 mg 的 GnRHa 已可以满足大部分患者的垂体降调节需求。

短效制剂多使用 0.05~0.1 mg/d，至 hCG 注射前停止。一般认为，短效制剂在临床应用起来更为灵活，可根据患者的具体情况调整用药。长效长方案及短效长方案在我国均得到了普遍应用，系统综述提示长效长方案与短效长方案在临床妊娠率方面没有显著性差异，但长效组的 Gn 用量及 Gn 使用天数较短效组略增加。基于目前的研究现状，长效长方案与短效长方案在临床妊娠结局方面并无显著差异。长效长方案对于患者而言更易接受，患者依从性好。

在达到降调节标准后，通常于月经第 3~5 日启动 Gn/hCG 方案，之后定期行 B 超及激素监测。

2. 短方案

通常于月经第 2 日开始使用 GnRHa，第 3 日 Gn 启动。一般认为短方案适用于高龄或估计卵巢反应不良的患者。对卵巢反应不良患者分别进行长方案及短方案 COS 的结果显示，两组结局无明显差异，而长方案组的获卵数、胚胎数及妊娠率都较短方案组高。因此，短方案对卵巢反应不良的优势仍有待确认。

3. 改良超长方案

即予首剂长效 GnRHa 后，于月经周期的黄体中期再予同等剂量的 GnRHa 1 次，末次 GnRHa 后的 13~20 日复查达到降调节标准时 Gn 启动。

4. 超短方案

与短方案一样，于月经第 2 日起开始使用短效 GnRHa，用数日后停止；一般于第 3 日启动 Gn/hCG。

Mahesluvari 对比较 GnRHa 方案的随机对照试验进行了 Meta 分析，包括上述的长方案、短方案、超短方案等，结果发现长方案的临床妊娠率较短方案及超短方案的高。因此，在多种 GnRHa 方案中推荐长方案作为第一选择，当出现卵巢反应不良等情况时，则再行 COS 时可依据个体的情况考虑改变方案，实施个体化的治疗。

（二）Gn/GnRHant/hCG 方案（拮抗剂方案）

拮抗剂方案分为固定方案及灵活方案。

1. 固定方案

即固定日期给药，月经第 2~3 日时 Gn 启动，从 Gn 启动后 6 日开始每日予 GnRHant 0.25 mg 至 hCG 日；或 Gn 启动后 6 日先予 GnRHant 3.0 mg 1 次，4 日后若未达到 hCG 注射时机则继续予 GnRHant 0.25 mg 至 hCG 日。

2. 灵活方案

即根据卵泡的生长发育情况给药，通常当最大卵泡的直径达 14 mm 时开始使用 GnRHant。

与 GnRHa 的标准长方案相比较，GnRHant 固定方案预防早发 LH 峰的作用无明显差异，但临床妊娠率降低，而 OHSS 的发生率则显著下降。

GnRHant 通过竞争 GnRH 受体直接、快速地抑制内源性 Gn 的合成与分泌，故可在卵泡期的任何时刻添加，使用相对简便，缩短了治疗周期，且有较低的 OHSS 高风险。

（三）微刺激方案

即应用小剂量的外源性 Gn，或口服促排卵药添加或不添加 Gn 的促排卵方案，使用 GnRHant 来预防早发 LH 峰。其目的是在获得令人满意的临床结局的同时尽可能降低 COS 治疗的风险。近年来，陆续有研究对不同人群应用微刺激方案与标准长方案进行比较。在卵巢储备正常的人群中，研究发现尽管微刺激获卵数少，但两种方案移植的优质胚胎无明显差异，妊娠率也无显著性差异，而微刺激的 Gn 用量则明显减少。对于卵巢反应不良的人群，已有研究证实他们不能通过增加 Gn 的剂量而获得更好的临床结局，尽管增加 Gn 剂量可以降低周期取消的风险，但临床妊娠率、活产率会受到不良影响且自然流产率升高。对常规长方案中反应低下的患者进行微刺激方案促排卵的研究结果提示，卵巢反应与前一周期相近，但囊胚形成率及继续妊娠率较长方案明显升高。可见，微刺激方案是卵巢储备下降患者的一个较佳选择；该方案安全性高、费用低的特点备受肯定。

（四）CC 或来曲唑方案

多用于多囊卵巢综合征等排卵障碍患者的诱发排卵治疗，于月经第 3~5 日开始用药。

三、控制性卵巢刺激方案的调整

临床上，不同患者之间存在着一定程度的个体差异。随着现代生殖医学技术的不断进步，通过借助众多的评估手段，我们不难获得患者综合全面的临床特征，并可据此为其选择合适的方案及药物，制订有效、安全、经济的个体化方案。

（一）根据患者的个人特点指导最初的促排卵方案

IVF 最初促排卵方案的制订主要取决于患者对外源性促性腺激素的反应性。因为评估卵巢储备尚没有单一的预测性标记物，所以需要综合考虑多个因素。

病史和体格检查为方案的制订提供了第一个要素。患者的年龄、生育史、相关病史、月经周期的规律性都有助于评估其对促性腺激素治疗的反应。例如，经产妇一般预后良好。在月经稀发和闭经的情况下，应该对病因分类，如下丘脑性、卵巢性等，进行系统的诊断。体格检查应注意体重指数（BMI）、多毛症的迹象以及是否伴有甲状腺疾病。

卵泡早期经阴道超声检查能够了解卵巢体积和窦状卵泡数（AFC），为卵巢储备功能的评估提供客观证据，是十分必要的。

生殖激素水平剂的测定对促排卵方案的制订也是必不可少的。月经周期第 3 日测定的卵泡刺激素（FSH）<12 mU/mL 和雌二醇（E_2）<70 pg/mL 的标准值有助于预测促性腺激素疗法的反应性。虽然雌二醇不是仅有的评估卵巢储备功能的标准，但高水平雌二醇可能抑制 FSH 值，同时也是优势卵泡募集的早期信号。近年来发现，抗米勒管激素（AMH）可以方便、有效地预测卵巢储备功能。AMH 由窦前卵泡和窦状卵泡产生和残余卵泡池的大小有关。AMH 水平不受 FSH 和 E_2 水平的影响，在月经周期中变化很小。目前对于预测卵巢反应和妊娠结局的 AMH 临界值还没有达成一致认识，因此 AMH 阈值应该由各内分泌实验室自行制定。

综合病史、体格检查、窦卵泡数以及激素含量来预测卵巢反应的高低，应作为制订 IVF 最初方案的基础。卵巢储备功能的评估有助于预测治疗的预后以及治疗方案的选择。

（二）卵巢反应良好或高反应者控制性卵巢刺激方案的制订

如果预计卵巢反应良好，促排卵的重点就在于慎重决定 Gn 的起始剂量以降低发生 OHSS 的风险。当制订了 Gn 的起始剂量，可在促排卵数日后依据 E_2 水平等具体情况调整 Gn 剂量，不会影响发育卵泡的数量或妊娠结局。相反，如果在促排卵开始就使用较高剂量的 Gn，其所带来过度刺激的后果难以逆转。

提前使用 3 周的口服避孕药片（OCP），同时第 3 周叠加使用 GnRHa 的双重抑制有助于减少同一周期窦卵泡的募集。此外，有必要对潜在的卵巢高反应者进行密切监测，以逐步增加和调整 Gn 剂量。如果发生高反应，可使用 Coasting 方案，即暂停使用 Gn，抑制较小卵泡发育，同时允许更大、更成熟的卵泡生长。有资料提示，Coasting 超过 5 日与卵母细胞产量减少和妊娠率下降有关。

对于正在使用 GnRHa/Gn 促排卵方案的具有发生 OHSS 风险的高反应患者，应该考虑减少 hCG 的用量。个体 hCG 剂量的确定必须基于当日的 E_2 水平。有国外学者推荐，它们之间的对应剂量如下：hCG 5 000 U 对应 E_2 水平 1 500~2 000 pg/mL；4 000 U 对应 E_2 水平 2 000~2 500 pg/mL，3 300 U 对应 E_2 水平 2 500~3 000 pg/mL。E_2 水平超过 3 000 pg/mL，应考虑多种风险因素来决定是否使用 hCG 并取消周期。当 E_2 水平超过 3 500 pg/mL，hCG 的使用必须高度重视，患者的安全至关重要。

有些预计会发生高反应的患者适于低剂量 75~150 U Gn/GnRHant 方案，以及双重抑制方案。拮抗剂方案减少了促排卵的持续时间和累积的注射次数，同时也减小了患者身体和心理的治疗负担，并且已经证明用此方案患者中途退出率有所降低，而没有明显降低妊娠率。

拮抗剂方案越来越多被应用于高反应的患者，有效地降低了 OHSS 的风险。更重要的是，Gn 促排卵过程中使用 GnRHant 抑制早发的内源性 LH 峰，可以选择 hCG 或 GnRHa 来诱发排卵。已经证实，GnRHant 方案中以 GnRHa 取代 hCG 可以预防 OHSS。然而，单一使用 GnRHa 诱发排卵也有缺点。GnRHa 引发的 LH 峰时程较短，可能影响黄体的功能。若激发的 LH 峰过弱，可能导致取消周期或取到的卵母细胞大部分是未成熟的。此外，在自然周期，单独使用 GnRHa 诱发排卵可能与临床妊娠率、持续妊娠率的降低以及流产率的增加有关，推测这些不良后果与类固醇分泌受限、黄体支持不足有关。

获卵数、妊娠率及出生率与 GnRHa 触发有关，使用 1 000~2 500 U 的 hCG 可以作为快速触发 LH 活性的补充。GnRHa 与 1 500 U hCG 的双重诱发排卵对促进卵母细胞最终成熟、提供足够的黄体支持以及降低 OHSS 的风险可能有效。

（三）卵巢低反应者控制性卵巢刺激方案的制订

制订卵巢反应不良患者 COS 方案的主要目标为提高激素的总体环境、优化卵泡同步化生长以及阻止早期卵泡的选择。卵巢反应不良的患者经常在黄体后期表现出 FSH 水平较早升高，导致了卵泡募集的减少以及卵泡生长非同步化。黄体期应用 E_2 可以抑制 FSH 的分泌，以减少单个卵泡的早期选择，促进卵泡的同步化生长。这种做法似乎促进了基础 FSH 水平升高患者的卵泡发育同步化。当发现 E_2 抑制 FSH 水平不满意或卵泡异质性仍然存在时，在黄体期后期使用 GnRH 拮抗剂可能更为有效。

有学者提出 OCP 微刺激方案可用于卵巢反应不良患者。使用口服避孕药 14~21 日。从 OCP 最后一片的第 3 日开始，每天使用两次微量醋酸亮丙瑞林（MDL）（40 μg）。在 MDL 的第 3 日使用高剂量的促性腺激素（300~450 U）开始促排卵。目前认为，MDL 的优点在于它可以刺激内源性 FSH 释放而不增加雄激素产生，以及可以进行周期前期黄体补救。

标准的"co-flare"方案是在月经周期的第 2~4 日使用 1 mg 的醋酸亮丙瑞林。这一方案利用最初激活垂体 GnRH 受体的效应，使内源性促性腺激素上升，增强了促性腺激素的刺激作用。通常在刺激周期第 3 日开始使用高剂量 Gn（300~450 U）。一般情况下，BMI 低于 25 kg/m² 的患者，促性腺激素的剂量不应超过 450 U。对于肥胖、没有多囊卵巢疾病征象的妇女，较为保守的做法是增加总促性腺激素的剂量，以降低取消周期的风险。

四、控制性卵巢刺激的异常反应

通常在不同的周期同一患者对同一刺激方案的反应趋于一致，但也存在一定程度的差异，在同一患者中的这种差异更多地表现在随着年龄的增长，卵巢对促排卵的反应性逐渐降低。而不同患者之间，即使在同样的促排卵方案下，其对药物的反应程度也可以有很大的差异。卵巢这种对外源性 Gn 反应性差异的机制还不明确，可能与卵巢的储备、卵巢组织和细胞促性腺激素受体的含量以及卵巢局部旁或自分泌活动程度的差异有关。

促排卵的异常反应主要表现为反应过度如卵巢过度刺激征和反应不良。

(一) 卵巢过度反应与卵巢过度刺激综合征

促排卵的目标是使卵巢获得一种超出生理水平的反应，但这种反应是在可控制范围之内的，虽然对"过度"的"度"很难下一个确切的定义，但当这种反应超出了可调控的范围，并且影响到患者的全身健康时，就可认为这种反应是过度的。虽然事实上反应良好的患者可获得更多的卵子和可供移植的胚胎而有较高的成功率，但过度的反应却可能导致全身状况的不良改变以及过高的雌激素水平和黄体期过高的雌/孕激素比例，进而影响了胚胎植入的过程。

对卵巢过度反应的危害认识不足、以追求卵泡的数目为目的、轻易使用强刺激方案或在卵巢出现较强反应时仍不放弃治疗而继续进行卵巢刺激，是导致卵巢过度刺激的重要原因。此外，PCOS 患者有发生卵巢过度刺激的倾向。

卵巢对超促排卵的反应过度到一定程度后可表现为一系列典型的症状和体征，即卵巢过度刺激综合征。

(二) 卵巢反应不良

与卵巢的反应过度相反，反应不良或低反应表现为卵巢在超排卵下不能获得理想的卵泡发育效果，目前仍未有统一的诊断标准，一般参考以下指标。①激素水平，患者在常规方案超排卵治疗下，血清 E：峰值水平<1 835 pmol/L（500 pg/mL）。②卵泡数目，患者在常规方案超排卵治疗下，发育至成熟阶段的卵泡数目或直径>14 mm 的卵泡数目或回收的卵子的数目<3 个。③外源性 Gn 的剂量，在单个超排卵周期中使用的 Gn 剂量大（如 25～45 安瓿）。有文献报道，以单一指标作为划分患者的标准，其中激素水平是一项重要指标，在某些情况下还有鉴别诊断的作用。例如，个别严重的多囊卵巢综合征患者，超排卵治疗时成熟的卵泡数目可能很少，使用 Gn 时间长而且总量大，这种情况可能属于对 COH 的慢反应，其 E_2 水平不一定低，卵巢内也有较多小卵泡，此时不可随意增加刺激强度，否则容易导致 OHSS 的发生。

反应不良的患者由于发育的卵泡数量少，因而回收的卵子数目、可供移植的胚胎数目也少，可能影响成功率，个别患者还可能存在卵子的质量问题。

1. 卵巢反应不良的原因

事实上，卵泡的生长发育包括卵泡的募集、选择和主导化等过程的确切机制尚未阐明，因而对超排卵反应不足的机制仍认识不足，以下因素可能与反应不良有关。①卵巢衰竭：绝经之前的一段时间卵巢内的卵细胞数目丧失速度加快，这种趋势发展到一定程度后，虽然仍然有规则的月经，事实上卵巢的卵子发生功能已经开始衰退，卵巢储备减少。发生在与年龄相符者称卵巢衰竭，发生在年龄<40 岁的女性，则称为早期卵巢早衰。绝经前期无论发生在

哪个年龄，其共同的特点是卵泡早期的 FSH 水平升高，卵巢对超排卵的反应性降低。在一些情况下，卵巢的储备功能并不一定与个体的年龄相符，因而又提出了卵巢生物年龄的概念；卵巢度过了最适宜的生物年龄，卵巢的储备相应降低，可能是反应不足的原因；然而卵巢生物年龄的确切含义仍是有待阐明的问题。②部分患者体内存在 Gn 抗体，令使用的 Gn 失效。③细胞上的 Gn 受体缺陷，已证实有基因突变引起的 Gn 受体结构和功能异常的个体。④原因不明的不良反应者。有部分患者其基础的 FSH 水平正常，但超排卵时反应低下。

2. 处理方法

（1）增加外源性的 Gn 的剂量：反应不良的患者部分可通过增加 Gn 的剂量得到改善，应视患者的具体情况增加剂量，实际操作上宜采取逐步加量的方法，切忌盲目采用超强的刺激方案或突然大幅加量的方法，以防止判断失误而造成过度刺激。

（2）提前使用外源性 Gn：可于月经第 3 日甚至第 2 日卵泡募集的阶段使用 Gn。

（3）使用超短 GnRHa 方案（月经第 2 日开始给予短效 GnRHa），利用 GnRHa 使用早期的刺激作用（flare up）提高体内的 Gn 水平从而增加卵泡的募集。

（4）合用生长激素（GH）或生长激素释放激素（GHRH）：使用 GH 或 GHRH 可提高外周血中的 IGF-I 的水平。研究显示，后者可协同 Gn 增加 LH 的受体水平和刺激卵巢芳香化酶的活性，从而加强外源性 Gn 的作用，据文献报道可改善卵巢对超排卵的反应性。

（5）降低促性腺激素释放激素类似物（GnRHa）的剂量：对基础 FSH 水平正常而反应低下的患者使用 50% 常规方案的 GnRHa 剂量，可改善患者的反应性；也可以使用无降调节的超排卵方案。

（6）使用外源性的雌激素或 GnRHa 阻断内源性的 LH/FSH 的分泌，然后使用超排卵治疗。

事实上，对于绝经前期、卵巢储备明显降低的反应不良患者，即使改变治疗方案，也较难获得确切的疗效。

五、促排卵的监测

（一）监测的目的和意义

超促排卵的监测是在超排卵周期中，以卵巢内卵泡的形态或功能改变为基础，采用一定的技术方法，跟踪了解卵泡的数目及其生长发育的动态，从而对卵泡的发育情况、成熟程度和功能状态作出判断并为超促排卵并发症的预防提供必要的参考信息。在超促排卵治疗时，卵巢对超促排的反应性、卵泡的生长情况以及各自的成熟程度等均是重要的信息，对指导进一步治疗具有重要作用。系统有效监测技术的建立以及有关方面经验的积累，对提高辅助生殖技术的疗效是不容忽视的。理论和长期的临床实践均说明，在超促排卵周期中，正确掌握用以诱发卵泡及其内卵母细胞最终成熟的 hCG 时机，是一个重要的问题。然而，由于个体差异等原因，在监测手段相对有限的情况下，适时的使用 hCG 仍较难掌握。

（二）促排卵监测的内容

1. 了解患者解剖和功能状态的基础情况

对患者实施任何治疗措施之前必须进行检查，包括一些与监测有关的内容如激素的基础水平、盆腔结构的特点等。广义地理解，它还包括对不孕患者某些病理状况的诊断，例如，多囊卵巢综合征患者，其激素水平和卵巢声像有病理性的改变，提示应选择相应合适的治疗方案；又如，个别患者可有一侧或双侧的卵巢囊肿，如治疗前未能发现，必将影响卵泡发育的局部环境，也影响之后的观察监测。可在治疗周期前一周期的黄体中期进行一次盆腔超声扫描，如发现直径 1.5 cm 以上的卵巢内液性暗区，可在促性腺激素释放激素类似物给药的 1 周予行穿刺引流。

2. 周期前评估

月经周期的第 2～3 日进行基础血激素测定和盆腔超声检查。正常基线参数包括 FSH 小于 12 mU/mL，放射免疫法（RIA）测定的 E_2 低于 80 pg/mL，黄体酮小于 1 ng/mL。利用盆腔超声来评估子宫内膜厚度、窦卵泡数（AFC）以及卵巢囊肿的存在。综合这些数据，选择最适宜的方案和 Gn 的启动剂量以优化 IVF 结局。

FSH 或 E_2 升高患者的处理方法包括取消周期、开始为期两周的 OCP 延迟治疗等。后续可以考虑在黄体期补充雌激素或使用 GnRH 拮抗剂等。

卵巢囊肿的处理依赖于体积的稳定性、病理组织学诊断以及雌激素的含量。当出现体积小、结构单一的卵巢囊肿以及 E_2 水平小于 80 pg/mL 时，没有必要取消周期；但随着 E_2 的上升若出现功能性卵巢囊肿，则可能对 IVF 结局产生不利影响。卵巢囊肿处理的方法包括取消周期、使用 3～5 日 GnRH 拮抗剂或者使用 OCP 治疗 2～4 周直到囊肿消失，还有穿刺治疗。

近来有文献证实，GnRHa 长方案中，月经第 3 日的子宫内膜基线增厚（大于 5 mm）与植入率、临床妊娠率以及出生率的降低有关。与月经周期第 3 日开始刺激相比，推迟 3～4 日，允许子宫内膜完全剥脱，可显著提高临床妊娠率和出生率。

3. 卵巢对外源性 Gn 的反应性

由于年龄、种族、遗传、营养等个体差异，不同的不孕患者对外源性 Gn 的反应性不同，反应程度介于从使用外源性 Gn 后无明显增强的反应（仍然为单个优势卵泡发育）至数十个卵泡一起发育以致发生严重的卵巢过度刺激综合征。在卵泡早期即见多量小卵泡出现，伴随卵泡早中期生长速度的相对缓慢，常提示过多卵泡发育或过度刺激的可能，如果同时有血清雌激素浓度迅速增高或其绝对值处于与卵泡大小不相一致的一个明显高值，则更加提示卵巢对外源性 Gn 反应过度的可能。相反，使用促性腺激素多日后卵巢声像仍毫无改变，或伴有血的雌激素浓度上升不明显，均提示对所使用剂量卵巢反应欠佳的可能，但应注意，个别患者特别是在使用长效 GnRHa 对垂体进行降调节的患者，其卵泡生长速度可能较慢，可增加 Gn 的剂量或放宽两次观测的间隔，结合血清 E_2 水平进行分析则更有帮助。

4. 卵泡的生长发育情况

卵泡的生长发育情况一方面是卵巢对外源性 Gn 反应性的指标，另一方面是指导治疗的重要信息，如 Gn 剂量的调整、下次监测的时间及 hCG 注射时机的选择等。一般来说，卵泡生长速度稍快者不作剂量调整，但过慢者可考虑适当加量，稍快者加大观测密度，适当提前开始 LH 的检测和 hCG 的使用时间。此外，卵泡的生长发育情况还在一定程度上反映了克服了选择阶段而继续发育的卵泡簇的质量。有学者认为，卵泡的生长发育过程有不同的表现形式，与 IVF-ET 的成功率有关。加入卵泡簇的生长发育间存在一种同步化倾向时，表现为不同的卵泡间发育速度、大小相对一致，则回收的卵子整体质量较好，受精率较高。可以推测，当同步化较好时，卵泡大小趋于一致，注射 hCG 时，多数卵泡处于成熟状态，而同步化差时，优势卵泡成熟，下一级别的则仍未达成熟阶段，其质量必受影响，如通过取卵后的孵育时间进行调整，势必使操作复杂化，间接影响质量。如侧重于等候下一级别的卵泡成熟，则易诱发内源性的 LH 峰，也构成对质量的影响，但是，如在使用有效的垂体降调节抑制内源性 LH 峰产生的基础上遇到该情况，为了获得较多的成熟卵子，可适当推迟注射 hCG 的时间，以期望更多的卵泡发育成熟。

5. hCG 时机的正确选择

监测重要的目的之一就是寻找一个恰当地使用 hCG 的时间。自引入 GnRHa 对垂体进行降调节后，对此点的重视程度有减轻的倾向。但是，由于 GnRHa 对垂体的抑制并不是完全充分的，临床实践中也有患者在严格执行用药剂量、时间和方法的情况下，仍然发生内源性的 LH 峰。因此，应综合各种监测所得的信息，寻找最为恰当的 hCG 时机。

hCG 的注射时机应个体化，因为它依赖于很多因素，包括卵泡直径、E_2 水平、前一个周期的反应以及特定 COH 方案下的胚胎质量。对于初始 IVF 周期反应良好的患者，当主体的卵泡簇的平均径线大于 15 mm、有 2~3 个主导卵泡的平均直径达到 18 mm 以上时，可以使用 hCG。

但个体自然排卵时的卵泡径线有较大差异。如果 IVF 周期失败，应仔细分析卵巢的反应、卵母细胞的数量和质量以及胚胎的质量。当患者表现出卵母细胞或胚胎质量差，特别是表现出高比例的多精受精时，其卵母细胞有过度成熟的可能。在这种情况下，在随后的周期里患者可能会受益于较小直径的主导卵泡触发排卵。这种做法在改善卵母细胞或胚胎质量和成功率方面有效。应告知患者诊疗计划，解释早期注射 hCG 获得的成熟卵母细胞可能较少。另外，如果患者获取的大多是未成熟的卵母细胞，在随后的周期里应考虑推迟 hCG 注射。使用 hCG 的另一个重要参数是主导卵泡直径达到 ≥16 mm 后，连续 2 日 E_2 水平处于平台期或升高 1 倍。

（三）hCG 注射后的监测

hCG 注射日测定血清的 E_2 和 hCG 水平、卵泡直径和子宫内膜厚度。同时，对于单独使用 GnRHa 或 hCG/GnRHa 双重触发排卵的患者，血清 LH 也要测定。血清 hCG 和 LH 水平作为质量保证措施，以确保 hCG 和 GnRHa 的合理应用。若观察到 hCG 或 LH 的水平不恰当，应重复予剂量并在第 2 日测定血清的 E_2 和 hCG 水平。如果 E_2 水平下降大于 30%，则 IVF 预后较差。

hCG 注射日 E_2 水平大于 3 000 pg/mL 或 hCG 注射日后 E_2 水平大于 4 000 pg/mL 的，需要密切监测 OHSS 的症状和体征，在取卵后第 3 日和第 5 日应进行适当评估。完整的评估包括体格检查，测腰围、体重，盆腔超声检查卵巢大小及是否存在腹腔积液。此外，也需对血细胞比容、肝酶及肾功能进行评估。如果患者有早期 OHSS 的表现或提示 OHSS 高风险，应冻存可移植胚胎，避免病情的加重。

（四）超排卵监测的手段

1. 激素测定在监测中的作用

在选择激素作为监测的手段时，应注意对检查质量有较高的要求，因为它直接影响临床判断的准确性。另外，在阅读激素检验报告时应充分考虑个体之间对外源性 Gn 反应性的差异和检测系统本身的变异。

（1）雌二醇的监测作用：循环血中 E_2 水平的变化，是卵巢中卵泡功能变化的指标，因此被广泛用于卵泡发育的监测。在 COS 周期中，一方面由于多卵泡的发育及其同步化程度的不同，另一方面由于对外源性 Gn 反应性个体间的差异较大，血 E$_2$ 水平与卵泡发育和排卵时间的关系变得复杂化。因此，单纯依赖雌激素特别是单次检测的绝对水平判断卵泡的发育和成熟状态是不够全面的。为了弥补其不足，有学者粗略估算出在 LH 峰出现时每个直径大于 17 mm 的大卵泡其最高的 E$_2$ 水平为 400~500 pg/mL（1 500~1 800 pmol/L），可供实践中参考。

（2）LH 的监测作用：测定 LH 在排卵预测中有重要意义。在正常生理状态下，LH 峰的出现与排卵之间的关系已由大量的资料所证实。这种关系在超排卵周期中同样存在，因此，LH 的测定在超排卵周期中也是预测排卵的有效手段。尿的 LH 测定由于其无创伤和方便的特点被越来越多地使用。测定一般分段进行，如每日 2~4 次，测定前积累 4 小时的小便后收集样本进行测定，测定值反映该段时间间隔内 LH 的平均水平，避免了血中 LH 测定可能受垂体的脉冲性分泌的影响。资料证实，尿中 LH 与同期血中 LH 水平间有很好的相关性，相关系数 0.64~0.94，$P<0.05$。一般认为，LH 由血液循环进入尿液中，时间上有一定的滞后。但由于其快速、方便的特点，成为一个值得推广应用的方法。在 COS 周期中，可有隐匿性 LH 峰的发生，一方面它不足以诱导排卵的发生，另一方面使卵细胞的成熟分裂恢复，因此，LH 测定的另一个作用就是发现这种隐匿的 LH 峰，一旦发现隐匿的 LH 峰或放弃本治疗周期，或立即注射 hCG，并提前在注射 hCG 后的 24 小时进行卵子的回收。考虑 LH 峰可能影响子宫内膜种植窗的开关必要时冻融胚胎在以后的周期移植，特别是黄体酮水平提前上升的情况下。实践证明，患者仍可获得妊娠和分娩。

（3）黄体酮和 FSH 的作用：黄体酮在 LH 高峰日即开始上升，表明在排卵发生前颗粒细胞的黄素化已经开始。FSH 上升和高峰时间与 LH 大致相同，但变化幅度明显小于 LH。从排卵预测的意义来看，黄体酮和 FSH 的测定远不如 LH。但近来较多资料提示，黄体酮的过早上升，将严重影响子宫内膜对胚胎的接受性，因此，COH 中黄体酮的监测也被认为是 COH 的重要方面。

2. 超声显像技术在监测中的作用

超声实时显像可直接对卵泡生长发育过程中的形态学变化进行追踪观察。它的特点是方便、省时、无创、可重复，并可即时获得有关信息，因此，在超排卵监测中，超声实时显像对于了解卵巢对超排卵治疗的反应性、指导治疗方案的调整和个体化发挥着重要的作用。

此外，实践也表明，主要以超声显像作为监测手段并据此指导取卵时间可获得令人接受的结局。

3. 其他监测手段

除了上述方法以外，宫颈黏液的观察、基础体温的测定等可辅助监测过程。值得一提的是宫颈黏液评分法，它在自然周期的排卵监测中可得到较为可靠的结果，可作为粗略了解体内雌激素水平的指标，在 OI 中有时也有协助监测的作用。

六、黄体支持

在 COS 中多使用降调节方案，停药后垂体分泌 Gn 的功能未能迅速从降调节中恢复，故需要进行黄体期的支持。特别是使用长效 GnRHa 进行垂体降调节的超排卵周期，取卵时间通常还在垂体降调节药物的有效作用时间内，内源性的 LH 还处于低水平，更要及时进行黄体支持。另一个需要黄体支持的原因是有的学者认为在 COS 周期中，多卵泡的发育导致高雌激素水平，而吸取卵泡液的时候可能使颗粒黄体细胞减少，一方面导致黄体功能不足，另一方面高雌激素导致雌/孕激素的比例失调，可能对胚胎种植产生不利影响。IVF 周期中常采用孕激素、人绒毛膜促性腺激素、雌激素或各种激素的联合使用来进行黄体支持。而目前普遍认为，孕激素是黄体支持的首选药物。

（一）黄体支持中的黄体酮

黄体酮是公认的黄体期最重要的激素，用于黄体支持能显著提高胚胎着床率、临床妊娠率及活产率，目前黄体酮的给药途径有口服、肌内注射和阴道用药。

1. 口服

由于肝脏首过效应，口服给药后有效成分大部分经肝脏代谢分解，生物利用度仅 10% 左右，血药浓度不稳定。研究报道，与肌内注射或阴道给药相比，在无排卵或卵巢早衰患者应用口服黄体酮不能引起子宫内膜向分泌期转化，故单纯口服给药作为黄体支持的疗效尚不确切。口服黄体酮可出现头晕、嗜睡、癫痫等中枢神经系统症状，还可能改变催乳素和 GnRH 的分泌，甚至导致肝功能损害等严重不良反应。故不推荐应用于常规黄体支持。

2. 肌内注射

肌内注射油剂黄体酮生物利用度高，疗效确切，一般剂量为 20~100 mg/d。但由于注射部位易出现局部肿胀、硬结，疼痛明显，也可能出现过敏反应、无菌性脓肿、坐骨神经损伤等不良反应，患者的依从性较低。

3. 阴道用药

黄体支持的靶器官是子宫，阴道使用黄体酮经阴道上皮细胞吸收并扩散至宫颈、宫体，并完成从子宫内膜向肌层的扩散，在子宫局部发挥作用，吸收入血的比例低。

阴道黄体酮有缓释凝胶、胶囊和片剂，其使用方便、不良反应少，在许多国家已经成为黄体支持的首选治疗方式。阴道黄体酮给药，还可利用其局部作用，镇静子宫，增加宫颈黏液栓，以及通过平衡细胞因子来改善局部微环境，对早期妊娠有利。

有很多学者对三种给药方式进行了比较研究，但结果并不完全一致。多数研究认为，肌内注射黄体酮可获得较阴道和口服黄体酮更好的黄体支持效果。

（二）黄体支持中的 hCG

hCG 可以刺激黄体颗粒细胞按比例分泌雌、孕激素，同时由于 IVF 中黄体功能缺陷可能与黄体期的 LH 分泌不足有关，而 hCG 又具有与 LH 类似的化学结构和功能，因此 hCG 可增强黄体功能。在一项前瞻性随机调查研究中发现，采用 hCG、阴道用黄体酮及 hCG 与阴道用黄体酮联合进行黄体支持的继续妊娠率并无显著差异。

使用 hCG 进行黄体支持的缺点在于它会增加患者 OHSS 的风险，此风险是使用孕激素的两倍。有研究认为，黄体期加用 hCG 不影响妊娠率，但可以维持妊娠早期黄体功能，减少早期妊娠丢失。对于雌二醇峰值低于 2 500 pg/mL、取卵较少的患者，可以考虑每 3 日给药 1 次作为黄体支持，单独使用或与黄体酮合用。由于 hCG 治疗可干扰妊娠检测结果，需要至少停药 5 日后检测才可基本排除 hCG 的干扰，故在分析结果时应综合考虑。

（三）黄体支持中的雌激素

近年来，雌激素在黄体期的作用也受到重视。研究发现，雌激素可诱导一些特殊蛋白和生长因子的合成，如雌、孕激素受体。黄体中期雌激素分泌达到月经周期的第二个高峰，有增加黄体细胞上 LH 受体的作用，有利于 LH 促进黄体酮合成，使黄体酮维持较高水平。研究证实，ICSI 周期中，妊娠妇女比未妊娠妇女有更高的雌二醇峰和黄体中期雌二醇水平。然而，一项包含 10 项试验的 Meta 分析显示，IVF 周期中使用孕激素行黄体支持时是否添加 E_2 对妊娠率并无影响。因此，关于黄体支持是否需要补充雌二醇以及添加的时机和人群尚存在较大争议，有待进一步研究和分析。

（四）黄体支持中的 GnRHa

GnRHa 应用初期的激发效应，可促进垂体 LH 释放，诱导排卵并维持黄体功能。有研究报道，对使用 400 mg 黄体酮和 4 mg E_2 进行黄体支持的患者添加 0.1 mg GnRHa 后，其妊娠率、种植率和活产率均显著高于不添加者。但由于长期使用 GnRHa 会产生降调节，对垂体功能产生抑制，因此，如何选择适当的给药频率和剂量是维持 GnRHa 发挥激发效应而不产生垂体抑制的关键点。

（五）黄体支持的使用时间

1. 开始时间

在 COS 周期中，高雌激素水平对胚胎着床不利。在胚胎移植前开始黄体支持能减少子宫收缩，平衡雌孕激素比例，帮助子宫内膜向分泌期转变，改善内膜环境，有助于提高种植率。但过早的黄体支持同样不利于种植和妊娠。研究显示，在取卵前给予补充黄体酮较取卵日开始补充的着床率及临床妊娠率均明显下降。因此，黄体支持开始的时间应为取卵日至移植前之间。

2. 持续时间

胎盘功能自妊娠 8 周左右开始逐渐取代妊娠黄体，在 10~12 周完全替代妊娠黄体功能。因此黄体支持方案应持续至妊娠的 10~12 周。使用肌内注射黄体酮因长时间注射带来的痛苦和不便，临床上一般在妊娠 4~6 周开始逐渐减量，至 10~12 周停药。

（秦月菊）

第二节　人工授精技术

人工授精（AI）是指用人工方式（非性交方式）将精液注入女性生殖道内，便于精子与卵子自然结合，从而达到妊娠目的的一种辅助生殖技术。

人工授精成功的历史可追溯到 1790 年英国伦敦的 John Hunter 医师应用注射器将一名尿道下裂男性的精液注入其妻子的阴道内，使其获得妊娠，此乃首例夫精人工授精成功的报道。1844 年美国费城的 William Pancoast 利用捐赠者的精液进行人工授精获得成功，开创了供精人工授精的先河。1953 年 Bunge 报道首例应用冷冻精液进行人工授精获得妊娠，为精液的冷冻保存和精子库的建立奠定了基础。我国人工授精技术的开展较欧美等国家晚，始于20 世纪 40 年代。1969 年北京大学第三医院报道人工授精成功分娩，随后 1983 年湖南医科大学报道应用冷冻精液进行人工授精并获得妊娠和分娩成功，同年报道国内首例供精人工授精成功。

近年来，由于诱发排卵药物、方案和卵泡发育监测技术的改进，精液处理方法更新和技术的提高，加之该技术操作简单，费用较低，疗效确切，因此，目前我国越来越多的医院获得省级卫生行政部门准入开展人工授精技术。

一、人工授精的种类

（一）按精液来源分类

1. 夫精人工授精（AIH）

AIH 指使用丈夫精液进行的人工授精。

2. 供精人工授精（AID）

AID 指使用供精者的精液进行的人工授精。

实施供精人工授精治疗时，供精的来源只能从获得国家卫生健康委员会（简称卫健委）或省卫生厅批准证书的人类精子库获取。实施供精人工授精的医疗机构也必须获得卫健委或省卫生厅批准开展 AID 的资质。为避免或降低其后代互相通婚的概率，要求同一供精者的精液最多只能使 5 名妇女受孕。

3. 混精人工授精（AIM）

对于少精症，可将丈夫精液与供精者精液混合在一起使用。由于有丈夫精液，可使患者夫妇心理上有所安慰，但是，这样可能导致他人精液使卵子受精，如此将与供精人工授精无分别，不符合卫健委人类辅助生殖技术规范关于供精人工授精的指征。因此，我国各医院生殖医学中心均不开展混合精液人工授精。

（二）按精液贮存时间长短分类

1. 鲜精人工授精

鲜精人工授精指精液射出后尽快进行处理，并进行人工授精。其优点是简便，缺点是有传染性疾病发生的可能性。夫精人工授精多采用鲜精人工授精。

2. 冻精人工授精

冻精人工授精指精液射出后加入冷冻保护剂进行超低温冷冻保存（一般保存在 $-170\ ℃$ 液氮罐中），当需要时可将冷冻保存的精液复温后进行人工授精。其优点是安全，可避免发生传染性疾病，缺点是操作复杂。供精人工授精多采用冻精人工授精，以便有足够的时间观察或确认排除供精者可能存在的传染性疾病。

（三）按精液注入部位分类

1. 宫腔内人工授精（IUI）

将洗涤处理后的精子悬液通过导管注入子宫腔内。此法是目前最为常用且妊娠率较高的人工授精方法，对男性不育因素、女性宫颈因素、免疫因素及不明原因的不孕症治疗有较好疗效。

2. 宫颈内人工授精（ICI）

将洗涤处理后的精子悬液注入宫颈管内。此法适用于宫腔内人工授精困难者、性交困难或性交不能射精但手淫或使用按摩器能排精者。

3. 阴道内人工授精（IVI）

直接将液化的精液或洗涤处理后的精子悬液注入阴道后穹隆内。此法主要适用于女方生育力正常，男方精液参数正常但伴有阳痿、早泄及特殊体形不能性交者。

4. 其他

除 IUI、ICI、IVI 外，还有一些医生尝试下列 3 种较为少用的人工授精方式，也获得了一定的临床疗效，且有妊娠、分娩成功的报道。

（1）直接卵泡内授精（DIFI）：在阴道超声引导下穿刺卵泡后，再将处理后的精子悬液直接注入卵泡内。该方法操作简单，适用于卵泡不破裂的排卵障碍性不孕症。

（2）直接腹腔内授精（DIPI）：用穿刺针穿过后穹隆，将处理后的精子悬液注入直肠子宫窝内。此法适用于女性宫颈狭窄、男性因素不育、不明原因性不孕，可作为替代配子输卵管移植的一种方法。

（3）经阴道输卵管内授精（TITI）：经阴道插管通过子宫腔到达输卵管，注入处理后的精子悬液。此法适用于一侧或双侧输卵管通畅或常规人工授精失败、无条件行 IVF-ET 等情况，缺点是容易造成输卵管黏膜损伤和感染，异位妊娠发生率也较高，故其应用价值尚存争议。

二、人工授精的适应证与禁忌证

（一）人工授精的适应证

1. 夫精人工授精的适应证

（1）男性因素：少精、弱精、液化异常、性功能障碍、生殖器官畸形等不育。参照WHO《人类精液检查与处理实验室手册》第 5 版，出现以下少弱精子症情况建议行人工授精：①轻度或中度少精子症，精子总数 $<38\times10^6$ 个或精子浓度 $<15\times10^6/mL$；②弱精子症，前向运动精子比例 $<32\%$；③非严重畸形精子症，正常形态精子比例 $2\%\sim4\%$；④结婚 3 年以上未育。

（2）宫颈因素：因宫颈黏液异常造成精子无法通过宫颈导致的不孕。

（3）生殖道畸形及心理因素导致的性交不能等不育。

（4）免疫性不育。

（5）排卵障碍（如多囊卵巢综合征）。

（6）子宫内膜异位症经单纯药物处理不能受孕者。

（7）特发性或原因不明的不育。

2. 供精人工授精适应证

（1）男方有不宜生育的严重遗传性疾病。

（2）不可逆的无精子症。

（3）严重母儿血型不合。

（4）严重的少精症、弱精症和畸精症。

（5）逆行射精。

（6）射精障碍。

（7）阻塞性无精子症。

（8）性功能障碍。

上述（4）～（8）适应证，需告知患者若选择 IVF-ET，可不行供精人工授精。

（二）人工授精的禁忌证

1. 夫精人工授精禁忌证

（1）一方患有严重的遗传、躯体疾病或精神心理疾病。

（2）女方生殖器官严重发育不全或畸形。

（3）一方患有生殖泌尿系统急性感染或性传播疾病。

（4）一方接触致畸量的射线、毒物、药品并处于作用期。

（5）一方具有酗酒、吸毒等严重不良嗜好。

2. 供精人工授精禁忌证

（1）女方患有严重的遗传、躯体疾病或精神心理疾病。

（2）女方生殖器官严重发育不全或畸形。

（3）女方患有生殖泌尿系统急性感染或性传播疾病。

（4）女方接触致畸量的射线、毒物、药品并处于作用期。

（5）女方具有酗酒、吸毒等严重不良嗜好。

三、人工授精前的准备

人工授精前，男女双方需进行相关的体格检查和实验室检查，以确定适应证，排除禁忌证。

（一）人工授精应具备的基本条件

1. 输卵管条件

经子宫输卵管造影、腹腔镜检查或开腹手术中输卵管通液诊断至少一侧输卵管通畅。

2. 卵巢条件

月经规律，自然周期 B 超监测有排卵，或排卵障碍者在促排卵药物治疗后 B 超监测发现有优势卵泡生长。

3. 子宫条件

子宫发育正常，子宫轻度异常或中重度异常经手术矫正后不影响人工授精的操作、胚胎的着床及胎儿的生长发育。

（二）人工授精治疗前的基本检查

1. 女方检查

包括一般的体格检查、妇科检查和实验室检查（血型、血常规、尿常规、肝肾功能、肝炎病毒、艾滋病、梅毒血清、风疹病毒、性激素测定等项目）。必要时还可行性交后试验、抗精子抗体、抗心磷脂抗体、子宫内膜活检和甲状腺功能等测定。

2. 男方检查

包括一般的体格检查、男科检查和实验室检查（男方精液常规及精子形态学分析、精浆生化检查、肝炎病毒、艾滋病、梅毒血清等项目）。

（三）人工授精治疗前的知情告知

告知患者人工授精整个过程、可以选择的其他方法以及可能出现的并发症和随访要求等，并签署人工授精知情同意书。

四、自然周期和促排卵周期人工授精

（一）自然周期或促排卵周期的人工授精方案及时机

1. 自然周期

适用于月经周期规律、内分泌检查正常的患者。由于卵泡发育的大小存在个体差异性，通常根据既往月经周期的长短，选择月经周期第 8~10 日或卵泡直径达 14 mm 时开始监测卵泡发育，具体方法有基础体温测定、血或尿黄体生成素（LH）测定、B 超等。当优势卵泡直径达 16~20 mm，且出现尿 LH 峰或血 LH 达 20~25 U/L 时，预示即将发生排卵，24~36 小时行人工授精。

2. 促排卵周期

适用于月经不规律、低促性腺激素性卵巢功能低下、排卵障碍（如多囊卵巢综合征）、卵泡发育异常、原因不明不孕以及自然周期人工授精失败的患者。

（1）CC/hCG 周期：多使用于需要诱发排卵的患者。月经周期第 3~5 日起，每日口服 50~100 mg CC，连续 5 日，停药第 3 日 B 超监测卵泡发育情况。当优势卵泡直径达 18~22 mm 时，并结合血 LH 和雌二醇水平，注射 hCG 5 000~10 000 U 诱发排卵，24~36 小时行人工授精。对 CC 抵抗的患者，可改用其他促排卵药物。

（2）LE/hCG 周期：月经周期第 3~5 日起，每日口服 LE 2.5~5 mg，连续 5 日，或月经周期第 3 日单次口服 20 mg（此法较少应用）。卵泡发育监测、hCG 注射及人工授精时机同 CC 诱发排卵方案。LE 促排卵系是超说明书适应证使用，使用前应做好知情告知并签署同意书。

（3）Gn/hCG：适用于 CC 或 LE 无效者不孕患者。对于月经周期规则患者，月经第 3~5 日开始，每日注射 Gn 75~150 U 至卵泡成熟；对于多囊卵巢综合征患者，为避免多卵泡发育及发生卵巢过度刺激综合征（OHSS），可减低 Gn 剂量为每日 37.5~75 U。当有 3 个以上的卵泡直径大于 16 mm 时，为避免多胎妊娠发生，应取消周期或改行体外受精与胚胎移植术。卵泡监测同 CC 诱发排卵方案。当优势卵泡直径达 16~20 mm 时，并结合血 LH 和雌二醇值，注射 hCG 5 000~10 000 U 诱发排卵，24~36 小时行人工授精。

（二）精液的采集和处理

1. 精液的采集

（1）精液采集前的准备：精液采集前应禁欲至少 2 日，最长不超过 7 日。研究表明，排精后的前 4 日，精液浓度以每日 25% 的速度递增，精子的活力和形态不受影响。精液用于辅助生殖技术治疗时，采集时尤其应注意避免非精液来源的微生物的污染。精液采集前要用肥皂清洗阴茎和双手，使用一次性洁净毛巾擦干手和阴茎。也可以用碘伏消毒和生理盐水冲洗，干棉签擦净的方法对手和阴茎进行消毒。

（2）精液采集的场所：为了避免精液受环境温度变化的影响，缩短精液采集到实验室分析的时间间隔，精液的采集最好在离实验室近的房间内单独进行。采集精液的房间应设在洁净区内，需要定期进行紫外线照射消毒，减少因外界环境引发的精液污染的可能性。对于特殊情况的患者，可以准许患者在家或者附近的宾馆中进行精液采集。但要告知患者以下几点：①用手淫方法采集精液，射入一个由实验室提供的干净的广口容器内；②不能用性交中

断法采集精液，因为这容易丢失部分精液或受阴道分泌物的污染；③不能用避孕套收集精液，因为乳胶避孕套会影响精子的存活；④精液运输到实验室的过程中注意保温，尤其是冬天，温度应该维持在 25~37 ℃，并且采集后 1 小时内要将精液送到实验室。

（3）精液采集的注意事项：采集之前应该给予患者清晰的口头或书面指导。指导应该强调完整的精液样本对分析结果的准确至关重要。如果标本不完整，尤其是富含精子的初始部分丢失时，要在检测报告上注明，并要求患者在禁欲 2~7 日后重新采集标本。盛有精液的容器上应标有夫妇双方的姓名，随精液容器交给患者的还应该包括精液检验报告单（包括受检者的姓名、出生日期、采集的日期和时间，处理的时间以及精液的表观性状等）。采集之前要让患者确认精液容器和精液检验报告单上的信息准确无误。实验室人员收到精液样本时要与患者再次进行核对。

2. 精液分析

（1）精液的常规分析：将采集到的精液用于辅助生殖技术治疗前，通常要进行精液的常规分析，包括肉眼观察和显微镜观察。

1）肉眼观察：主要观察液化、外观、体积、黏稠度、pH 等指标。①液化：精液在射出后呈典型的半固体凝固态，室温下几分钟内开始液化，逐渐变为均质的液态混合物。正常精液标本应该在 60 分钟内完成液化，而且液化时间常常不超过 15 分钟。液化后的精液标本可能会含有胶冻状的颗粒物质，这不会对精液分析结果造成影响。然而如果精液中有黏液丝则会影响精液分析的结果。在液化过程中不能剧烈摇晃容器，应该持续轻柔旋转容器，这样可以降低精液密度测定误差。如果精液很难液化，可以向精液样本中加入等体积的生理培养液（如 Dulbecco 磷酸盐缓冲液），用巴氏吸管反复吹打，促进液化。②外观：正常精液的外观应为均质、灰白色。③体积：男性一次射出精液的正常体积应为 2~6 mL，WHO 的精液体积正常参考值为 ≥2 mL，WHO 的精液体积的参考值下限为 1.5 mL。精液体积测量的最好方法是称取装有精液的容器的总重量，然后减去容器的重量。按照精液的密度为 1 mg/mL，计算出精液的体积。也可以把精液样本转移到锥形底的量筒中，读取刻度上的数字；但是这种方法读取的精液体积会偏低，因为部分精液会被损失，损失的精液体积为 0.3~0.9 mL。④黏稠度：在液化后，精液的黏稠度可以用巴氏吸管抽吸的方法测量。当精液从吸管中滴出后，产生的细流长度小于 2 cm 时属于正常，超过 2 cm 时属于异常。也可以将玻璃棒插入精液中，提起玻璃棒，观察拉丝长度，同样视长度大于 2 cm 时为异常。⑤pH：应在精液液化后测定精液的 pH，而且应在射精后不超过 1 小时内进行。正常精液的 pH 在 7.2~7.6。

2）显微镜观察：检查精液需要使用相差显微镜，放大倍数分为 100 倍（低倍）和 400 倍（高倍）。先在低倍下观察标本的总体状态，可以观察到精液中的黏液丝、精子聚集和凝集以及体细胞（如上皮细胞、红细胞、白细胞和未成熟的生殖细胞）。然后在高倍下可以观察精子的活动力和密度。①精子的聚集和凝集：精子聚集是指精子与精子、体细胞或组织碎片之间的非特异性结合。精子凝集是指活动的精子以头对头、尾对尾或头对尾的方式结合在一起，限制了精子的运动。凝集现象可根据程度不同分为偶然、轻度、中度和重度。偶然：每个聚集体小于 10 条精子，很多自由运动的精子。轻度：每个聚集体 10~50 条精子，有自由运动的精子。中度：每个聚集体大于 50 条精子，仍有些自由运动的精子。重度：所有精子结合在一起，没有可以自由运动的精子。②精子的活动力：可以用人工计数方法或计算机自动计数的方法（CASA）来检测。检测时，先把一滴精液滴在干净的载玻片上，盖上盖玻片，然后在高倍镜下观察 10 个不同的区域，同时计数活动精子的百分率。WHO 中，世界卫生组织将精子活动力分为 4 级。A 级：快速向前运动并有活力的精子（37 ℃时速度≥25 μm/s，或 20 ℃时速度≥20 μm/s，25 μm 大约相当于 5 个头的长度或半个尾的长度）。B 级：缓慢向前运动并有活力的精子。C 级：无向前运动但有活力的精子（<5 μm/s）。D 级：完全没有活力的精子。然而对技术员来说，很难准确地判断精子前向运动的速度。所以 WHO 将精子的活动力进行了更简单的分类：前向运动，精子以直线或圆圈方式向前运动，不考虑精子运动的速度；非前向运动，精子无明显向前运动，如原地画圈或只有尾部摆动；不运动，精子完全不运动。③精子的存活率：当不动的精子超过 50%时应检测精子的存活率，常用的检测方法包括伊红—苯胺黑实验、伊红 Y 实验和低渗膨胀实验，具体操作可参考相关数据。④精子的浓度：可以用人工计数方法或计算机自动计数的方法（CASA）来检测。人工计数方法中，目前许多辅助生殖技术实验室使用 Makler 计数法，具体方法如下。将精液混匀，用巴斯德吸管滴一滴精液入 Makeler 计数器，注意避免产生气泡。盖上计数器。用 20 倍物镜来观察。如果精子浓度过高，不易计数，可以将精液浓度稀释，然后将精液滴入 Makeler 计数器。如有精子凝集现象，应重新混合精液，再计数。计数器的计数格为 1 mm×1 mm，有 100 个小格。计数其中 10 个小格所得精子数为 A，则精子浓度为 A×10^6/mL。如果精子浓度低于 $2×10^6$/mL，应数 100 个小格，最终浓度为（A/10）×10^6/mL。计数器在使用后可用清水冲洗，用显微镜纸擦干或放置晾干。

（2）精子的形态学分析：精子的形态学分析过程包括制作精子涂片、风干、固定、染色和观察分析。常用的染色方法包括巴氏染色、Shon 染色和 Diff-Quick 法染色，具体操作可参考 WHO。染色后，精子头部顶体区染成淡蓝色，顶体后区染成深蓝色，中段染成淡红色，尾部也染成蓝色或淡红色。

正常精子的头部应该表面光滑，呈椭圆形，顶体覆盖 40%~70%的头部。顶体区不能有大的空泡，预体后区不能有任何空泡。中段纤细，主轴与头部平行。胞质滴不超过头部大小的 1/3 或没有胞质滴。主段比中段更细，长度大约为 45 μm，不应有折角。

在进行体外受精时应注意精子的下列缺陷。①头部缺陷：大头、小头、锥形头、梨形头、圆头、无定型头、有空泡的头、顶体过小头、双头以及上述缺陷的任何组合。②颈部和中段的缺陷：颈部弯曲的头、中段非对称接在头部、粗或不规则的中段、异常细的中段（缺失线粒体鞘）和上述缺陷的任何组合。③尾部异常：短尾、多尾、尾部有折角。④胞质小滴缺陷：胞质小滴大于正常精子头部 1/3，小滴经常位于精子中段。

（3）精液的生化分析：主要包括精浆 α 葡萄糖苷酶、酸性磷酸酶、γ-谷氨酰转肽酶、果糖、锌、弹性蛋白酶及精子顶体酶等指标的测定。目前可以使用手工检测、半自动或全自动生化分析仪检测上述指标。上述具体检测方法可参考 WHO。

1）精浆 α 葡萄糖苷酶：正常生育男性精浆总 α 葡萄糖苷酶活性参考值为 35.1~87.7 U/mL，中性 α 葡萄糖苷酶为每次射精精液≥20 mU。精浆中性 α 葡萄糖苷酶活性低说明附睾分泌功能低下或者存在输精管道的梗阻。

2）精浆酸性磷酸酶：正常生育男性精浆酸性磷酸酶活性参考值为 48.8~208.6 U/mL。精浆酸性磷酸酶活性高低可以反映前列腺的分泌功能。前列腺炎时，精浆酸性磷酸酶活性降低；前列腺癌时，精浆酸性磷酸酶活性升高。

3）精浆 γ-谷氨酰转肽酶（γ-GT）：正常生育男性精浆 γ-GT 活性为 69.3~

206.5 U/mL，可以反映前列腺的分泌功能。

4）精浆果糖：正常生育男性精浆果糖参考值为 0.87~3.95 g/L，每次射精的糖浆果糖参考值应≥13 μmol。精浆果糖含量降低是精囊腺功能紊乱或射精管梗阻的表现。

5）精液弹性蛋白酶：正常生育男性精液弹性蛋白酶浓度 < 250 ng/mL。250 ~ 1 000 ng/mL为可疑生殖道感染。精液弹性蛋白酶由活化的粒细胞分泌，是敏感和定量的生殖道炎症指标，与白细胞精子症显著相关。

6）精子顶体酶活性：正常生育男性精子顶体酶活性>36 U/10^6 精子。顶体酶活性降低是导致男性不育的重要原因之一。

7）精浆锌：精浆锌的正常参考值为 0.8~2.5 mmol/L。精浆锌浓度低于正常参考值下限，提示前列腺分泌功能低下，可能与感染或男性不育有关；精浆锌浓度高于正常参考值上限，可能与死精子症或梗阻性无精子症有关。

（4）精子功能的特殊检查。

1）活性氧类物质的检测：活性氧类物质是氧的代谢产物，包括超氧阴离子、过氧化氢、氢氧根、过氧化氢根和氧化亚氮。当活性氧类物质过量存在时，可以通过诱发细胞脂类、蛋白质和核酸氧化损伤而造成细胞病理性损伤。在人类射出的精液中，活性氧类物质主要由精子和白细胞产生的，但是白细胞产生活性氧类物质的能力至少是精子的 100 倍。过量的活性氧会对精子的核 DNA 和线粒体 DNA 造成损伤，进而影响精子的受精能力。精浆中有抗氧化物清除剂和酶性抗氧化系统，因此，在辅助生殖技术操作中，去除精浆有可能使精子更易受到氧化损害。利用 lummol 或 lucigenin 探针的化学试剂发光法可以检测活性氧的产生。

2）人卵透明带结合实验：精子与卵子透明带结合可以启动或稳定精子顶体反应，释放可溶性的顶体内容物，促使精子穿过透明带基质。实验过程包括：将一个完整的透明带，显微切割成两半；分别与相同浓度的待检测精子和对照精子孵育；检测精子用一种标记物染色，对照精子用另一种标记物染色；然后计算结合在同一个透明带上的精子数。当体外受精失败或受精率较低时，评价结合的精子数具有重要临床意义。很少或没有精子结合在透明带上，提示精子可能缺乏卵结合蛋白或有其他异常。

3）顶体反应：生理性的顶体反应发生在精子与透明带结合过程。因为人卵透明带不易得到，所以建立一种可以诱发精子生理性顶体反应的方法十分困难。利用钙离子载体诱发的顶体反应实验可以检测某些精子顶体反应异常。使用显微镜和流式细胞仪，并利用荧光标记植物凝集素和单克隆抗体来检测顶体。不同的探针可以检测外顶体膜、顶体内容物和内顶体膜的存在。

（5）精子 DNA 碎片率的分析：传统的精液分析包括精子密度、活力和形态学的评估，但是这些指标的结果判断和分析主观性较强，尤其是对于精子形态学的评估各参数波动范围大，不能形成统一的标准，进而不能很难用于评价对精子质量和准确有效地预测妊娠结局作出准确有效的预测。精子 DNA 碎片被认为是一项新的评价精液精子质量和生育力预测妊娠结局生育力的指标。检测方法主要包括精子染色质结构分析（SCSA）、彗星实验（单细胞凝胶电泳）和末段转移酶介导的 dUTP 末段标记法。其中，SCSA 是检测精子 DNA 碎片常用的方法，被认为是检测精子 DNA 碎片的"金标准"。SCSA 的原理：当精子受到损伤时，其DNA 在酸的作用下会变性成单链，吖啶橙可与双链 DNA 结合呈单体形式发出绿色荧光，与单链 DNA 结合呈聚合物形式发出红色或黄色荧光，可以通过流式细胞仪进行分析。

3. 精液的分离与优选

对于人工授精（IUI）和体外受精，将精子从精液中分离和优选出来，最终获得包含形态正常的活动精子、并且无细胞碎片和死精子是非常重要的。辅助生殖技术实验室常用的精子分离与优选的方法如下。

（1）上游法：是目前广泛使用的一项精液处理技术。此方法主要用于分离质量相对较好的精液，基本原理是依赖于精子的运动能力分离优质的精子，因此精子的活力尤为重要。根据上游前有无离心操作可分为洗涤上游法和直接上游法。

1）洗涤上游法：基本原理是活力高的精子经过离心后会从沉淀中游到上清液中。收集这些富含精子的上清液，可以得到活力较高的精子。

精液处理前的准备工作：将精液处理液（HTF/G-IVF）分装至 5 mL 试管内，每份精液样本使用 2 支小管，分别分装 1.5 mL 和 2.5 mL 培养液，放入培养箱预热平衡过夜。

所需耗材：巴氏吸管，5 mL 试管，载玻片，盖玻片，橡胶皮头，无菌镊子。

洗涤上游法分离精子过程：①精液与培养液等体积混合（HTF/G-IVF）；②第一次离心，离心力为 500 G，10 分钟；③吸出精浆部分，加入新鲜上述培养液再次充分混匀；④离心力为 350 G，7 分钟；⑤吸出上清液体，根据沉淀的情况，缓慢向试管中加入一定体积的培养液，放在 5% 或 6%、37 ℃培养箱中上游至少 20 分钟；⑥吸出富含精子的上清液。将上清液充分混匀，滴一滴精液于载玻片上，在 20 倍物镜下计算精液的浓度和精子活力。

2）直接上游法：为了避免离心产生过多活性氧类物质，WHO 推荐从精液中直接上游分离活动精子，但是这种方法对于精子的密度和操作的精细度要求较高，适应范围有限。具体方法：首先向一个无菌的 15 mL 锥底离心试管中加入 1 mL 精液，然后在精液上方轻轻加入增补的 Earle 培养液（1.2 mL）。将试管倾斜 45°，37 ℃孵育 1 小时。然后将管轻轻竖直，取出最上层的 1 mL 液体。然后将这部分含有活动精子的液体用 8 倍量增补的 Earle 培养液稀释，500 G 离心 5 分钟，最后重悬于 0.5 mL Earle 培养液中。

（2）密度梯度离心法：经典的梯度离心包括连续梯度和非连续梯度离心。连续梯度离心是指梯度液在试管底部浓度最高，而最上层浓度最低。非连续梯度离心的离心液之间的界面明显，通常为 90% 和 45%。将精液放置于梯度液的最上层，离心 10 分钟（500 G）。试管底部的沉淀物即含有活力最高的精子。

梯度离心液有多种。很多实验室使用 Percoll 颗粒试剂，然而 Percoll 法现在已不再用于分离人类精子的临床工作，而仅限于研究目的。目前很多替代产品如 Pure Sperm、Isolate、Sperm Grad、Enhance S Plus 被很多辅助生殖技术实验室采用。

精液处理前的准备工作：分别配制浓度为 90% 和 45% 的密度梯度离心液（以 Sperm Grad，VITROLIFE 为例，采用精液处理液稀释）。

所需的耗材：巴氏吸管，5 mL 试管，载玻片、盖玻片，无菌橡胶吸头及镊子。

密度梯度离心法分离精子过程如下。

1）精液处理前吸取 1.5 mL 浓度为 90% 的密度梯度离心液加于 5 mL 试管底部，再将同体积浓度为 45% 的密度梯度离心液轻轻沿试管壁加入，试管中可见明显的界面分层。

2）巴氏吸取液化的精液 1~1.5 mL 置于配制好的梯度液上，500 G 离心 10 分钟。

3）用巴氏吸管吸弃离心管上部的精浆和密度梯度液，将底部的精子沉淀转移至新的含有 2 mL 精液处理液的试管中，350 G 离心 7 分钟。

4）用巴氏吸管吸弃离心管上部的精浆和密度梯度液，将底部的精子沉淀转移至新的含有 2 mL 精液处理液的试管中，350 G 离心 7 分钟。重复此步骤是为了彻底清洗精子，使其不含梯度离心液。

5）用巴氏吸管吸上清弃去，加精液处理液 0.5~1 mL，轻轻吹散精子沉淀，制成精子混悬液备用。

现已证实，与精液上游法比较，密度梯度离心法能回收更多形态正常的精子，并明显增加精子的活力和体外生存能力。尤其对于少弱精患者和畸精症患者的精液以及冷冻复苏后的精液，更能获得较高的回收率。但是当精子密度很低时，此方法不适用。研究显示，对于正常的精液，两种方法分离的精子在体外受精率没有显著的差异，但对于有缺陷的精子，密度梯度离心法可以显著提高体外受精率。密度梯度离心法不仅对精子损伤小，且能有效去除白细胞及精浆中的杂质，减少对正常精子的氧化应激。

（3）特殊来源的精子的处理。

1）轻度少弱精：精子浓度（10~15）×10^6/mL，活力 a+b 级<30%。处理方法与正常精液处理基本一致，但注意在精液收集步骤可采用多管同时收集，并在上游时依据精液情况减少上游培养液的使用。

2）重度少弱精：精子浓度<10×10^6/mL。上游之前的步骤与轻度少弱精的精液处理一致，上游时仅加少量的培养液。对于极重度少弱精如精子浓度<5×10^6/mL，则将精液沉淀和少量上游液混匀至于室温下保存待使用。

3）逆向射精的精子处理：对于逆向射精的患者，射精后从尿液中回收到一定数量精子并恢复和保持其活力是成功妊娠的关键。由于精子的最佳环境是中性偏碱，而正常人尿液呈弱酸性，因此收集精液前应碱化尿液。侵入法为导尿并用葡萄糖液冲洗膀胱后，注入培养液 10 mL；手淫射精后，立即插入导尿管将精液、培养液和尿液的混合液收集于无菌容器内。非侵入法为排空膀胱后手淫，再排尿于含培养液的容器中，然后用上游法和梯度离心法处理。

采用上游法处理逆向射精的精液：注意精液取出后应立即处理，1:1 加入含 10%HSA 的 Earle 缓冲液中和精液。基本处理方法与少弱精的精液处理方法一致。

采用密度梯度离心法处理逆向射精的精液：患者于射精前尽量排空膀胱，射精后立即排尿收集含有精子的尿液，直接置于配置好的密度梯度离心管内离心，收集富含精子的悬液经培养液洗涤、重悬后即可用于授精。该方法不需碱化尿液，缩短了精子与尿液的接触时间，精子很快进入梯度液内，从而滤过净化尿液内杂质，减少了其对精子的损伤，较好地保存了精子的活力，且收集的活精子数更多。

4）附睾穿刺取精（PESA）样本的处理：取一滴附睾穿刺液滴于载玻片，压片后镜检，观察精子数量、活力、形态，若有活动精子，则将附睾穿刺液收集于含 2 mL 精液处理液的小圆皿，标记夫妇双方姓名，置于培养箱中进行短暂培养。

行卵细胞胞质内显微注射前，从培养箱中取出圆皿，用巴氏吸管将小圆皿中的所有液体混匀后吸至干净的 5 mL 试管中，500 G 离心 10 分钟，吸弃上清液，另用一个巴氏吸管吸取少量干净培养液，滴加 10 滴于试管内备用。

5）睾丸穿刺取精（TESA）样本的处理：将穿刺取出的睾丸组织置于含 2 mL 精液处理液的小圆皿中，标记夫妇双方姓名，取两支一次性 1 mL 注射器，在体视镜下将睾丸组织撕碎。于倒置显微镜下镜检，先在 10×20 倍镜下观察有无精子，是否容易找，有无活动精子以及精子形态是否正常，并记录以上情况。置于培养箱中进行培养，行卵细胞胞浆内显微注射前，从培养箱中取出圆皿，用巴氏吸管将小圆皿中的所有液体混匀后吸至干净的 5 mL 试管中，不要吸取任何的组织块，500 G 离心 10 分钟，吸弃上清液，另用一个巴氏吸管吸取少量干净培养液，滴加约若干滴于试管内备用。

（三）宫腔内人工授精操作步骤

患者排空膀胱后取截石位，生理盐水棉球和干棉球擦洗外阴及阴道后，用 1 mL 注射器连接人工授精导管，吸取经洗涤处理后的精子悬液 0.3～1 mL，经宫颈将导管插入宫腔内，缓慢将精子悬液推注入宫腔内，然后将人工授精管缓慢退出。术后抬高臀部卧床休息 30 分钟。人工授精术后第 1 日，B 超检查有无排卵，若仍然未排卵，可考虑行第二次人工授精。

（四）黄体支持和妊娠随访

人工授精后可用 hCG 或黄体酮进行黄体支持。若妊娠则继续黄体支持，并在人工授精 5 周后行 B 超检查确定有无孕囊、孕囊个数、孕囊位置及心管搏动，排除异位妊娠，同时建议患者到产科高危门诊定期进行围产保健。

五、人工授精的效果

文献报道，多数生殖医学中心人工授精妊娠率为 10%～20%，北京大学第三医院人工授精每周期的妊娠率约为 10%，连续治疗 3 个周期以上的患者累积妊娠率达 37%～43%。人工授精的临床结局受到诸多因素的影响，包括患者年龄、不孕原因、不孕年限、精子活力、是否促排卵以及授精部位等因素。

（一）不孕原因

不同不孕原因行人工授精者，其妊娠率也存在差异。其中宫颈因素、男性因素、不明原因性不孕者，妊娠率较高。子宫内膜异位症患者，妊娠率较低。有文献报道，宫颈因素人工授精妊娠率为 26.3%，无排卵性不孕为 19.2%，男性因素为 15.8%，子宫内膜异位症为 11.9%。

（二）临床方案（自然周期/促排卵周期）

促排卵治疗是否增加人工授精妊娠率，文献报道不一。有学者认为，成熟卵泡的数量也是影响人工授精成功的一个因素。Hughes 的 Meta 分析显示，IUI 周期联合 Gn 妊娠率显著提高。但也有研究结果显示，促排卵周期人工授精妊娠率与自然周期无显著差异。

（三）人工授精部位

人工授精部位不同，其妊娠率也有差异；即使相同授精部位，文献报道也不尽相同。Canoll 等作者的一项 RCT 研究比较了女方正常的供精人工授精患者 IUI 和 ICI 临床结局，189 个 AI 周期（IUI 为 94 个周期，ICI 为 95 个周期）结果显示对于此类患者，实施 IUI 较 ICI 妊娠率高。Lucchini 选取 38 例不孕患者共 47 个 AI 周期（IUI 为 26 个，DIFI 为 21 个），比较 IUI 和 DIFI 的效果。结果显示，生化妊娠率 IUI 周期为 11%，DIFI 周期为 38%；临床妊娠率 IUI 周期为 11%，DIFI 周期为 29%，故认为 DIFI 优于 IUI，但 Nuojua-Huttunen 研究却得出了相反的结果。

六、人工授精的并发症

人工授精的操作可能出现少量阴道出血、疼痛、感染及休克等情况。值得注意的是，在促排卵周期的人工授精还可能引发 OHSS、多胎妊娠等并发症。

（一）卵巢过度刺激综合征

在促排卵人工授精中，可能发生 OHSS，严重时可危及患者生命。因此，在使用 FSH、hMG 诱发排卵时，需依据患者年龄、体重、病史及卵巢功能调整剂量，当出现多卵泡发育时，应取消人工授精周期，避免 OHSS 发生。

（二）多胎妊娠

多胎妊娠主要发生在促排卵人工授精中，文献报道其发生率可高达 20%。由于多胎妊娠在妊娠期容易并发流产、妊娠高血压疾病、羊水过多、胎儿宫内发育迟缓、早产等，可增加围产儿的发病率和死亡率。因此，当促排卵人工授精中出现 3 个以上 >16 mm 优势卵泡时，建议取消人工授精周期或改体外受精与胚胎移植术。

（三）出血

少数患者人工授精后可发生少量阴道出血，其原因可能为操作不细致、子宫颈内口紧、子宫严重前倾前屈或后倾后屈、宫腔插管困难以及使用宫颈钳等。因此，术前应做好妇检以了解子宫位置，操作者动作应轻柔，尽可能在超声引导下插管，避免损伤宫颈管和子宫内膜造成出血。

（四）盆腔感染

人工授精的操作有增加子宫、输卵管及盆腔感染的机会。文献报道，人工授精引起的盆腔炎发生率在 0.5% 以下。其原因与术前未全面排查女性生殖道感染或女性处于潜在的生殖道感染状态、精液中存在少量细菌、精液处理过程和人工授精实施过程中未注意无菌操作等有关。因此，应严格无菌操作，尤其要排除女性生殖道潜在感染，以及在精液处理的培养液中加入少量青霉素以减少精液中的细菌。

（五）疼痛

人工授精过程中可有轻度腹痛等不适，但极少因疼痛而放弃治疗。其原因多为人工授精时注入精子悬液过快、过量（>1 mL），诱发子宫张力过大或收缩，引起下腹痉挛性疼痛。此外，精液处理不善，使精子悬液残留一定量的前列腺素，可导致子宫平滑肌收缩，从而引起下腹部疼痛。为防止疼痛发生，实验室人员严格按照操作规程处理精液，以减少精子悬液中前列腺素的残留；临床医生操作时应动作轻柔，缓慢注入精子悬液，注入的精子悬液量应少于 1 mL。对于情绪较为紧张的患者，可适当给予镇静剂。

（赵　婷）

第三节　体外受精与胚胎移植技术

体外受精与胚胎移植（IVF-ET）技术是将患者夫妇的卵子与精子取出于体外，在体外培养的条件下受精，并发育成胚胎，最后选择具有发育潜能的胚胎移植入患者的子宫腔内，使其种植并在宫内发育，从而实现妊娠的目标的技术体系，俗称试管婴儿技术。

体外受精与胚胎移植技术的建立和发展过程，充分体现了人类对医学技术不断追求完善的精神。最早于1959年，美籍华人张民觉在一系列开拓性实验、研究的基础上，成功地通过体外受精技术获得幼兔，奠定了体外受精技术及其概念的基础。后来，在英国进行胚胎研究的Edwards和进行不孕症临床治疗技术研究的Steptoe两位教授通力合作，实施了人类的体外受精与胚胎移植技术。直至1978年，经过艰苦的努力，世界第一例的试管婴儿——Louis Brown成功诞生，从而划时代地开始了人类不孕不育治疗技术的新篇章。历经40多年的变迁，辅助生殖技术获得了长足的进步，生殖医学的内容也获得了空前的丰富和发展。它为人类认识自身复杂和精妙的生殖过程提供了前所未有的机遇，大大加深了人类对自身生殖过程的了解。此后，以体外受精与胚胎移植技术为基础，美国的Handyside于1989年成功发展了另一项标志性技术——胚胎的植入前遗传学诊断技术（PGD），1992比利时的Palermo发展了第三项标志性的技术——卵母细胞质内单精子显微注射（ICSI）。这些技术构成了辅助生殖技术体系的主要支柱，并不断地得到发展和完善，全面改观了人类对自身繁衍过程的主动调控。

1985年4月，我国台湾首例体外受精与胚胎移植技术的婴儿出生。1988年3月10日，在北京大学第三医院张丽珠教授团队的不懈努力下，我国内地的首例试管婴儿成功诞生。1996年，中山大学附属第一医院庄广伦教授团队率先报道了我国内地的首例ICSI技术并成功分娩。随后，他们于1999年获得我国内地首例的PGD技术的成功并分娩健康婴儿。

一、适应证和禁忌证

（一）适应证

1. 女方各种因素导致的配子运输障碍

女方各种因素导致的配子运输障碍主要包括各种原因导致的输卵管功能或结构的异常，如双侧输卵管阻塞、输卵管缺如、严重盆腔粘连等。

输卵管性不孕是不孕症常见原因之一。输卵管的机械性因素阻碍运送精子、排卵期拾取卵子以及精子与卵子在输卵管受精并把受精卵运送到子宫腔等。输卵管的体液因素，如输卵管积液所产生的细胞因子，直接或间接影响精子、卵子的质量或内膜的容受性，影响受精环境与胚胎发育和植入，导致不孕。严重的输卵管病变外科治疗效果不尽如人意，IVF-ET则为这些患者提供了新的治疗机会并取得前所未有的效果。

2. 排卵障碍

排卵障碍的患者经规范的常规治疗，如反复诱发排卵或控制性卵巢刺激，或者结合宫腔内人工授精技术反复治疗后仍未获得妊娠的患者，可以考虑采用体外受精与胚胎移植技术，特别对于那些女方年龄较大、卵巢功能已经或在较短时间内可能出现明显衰退的患者。

3. 子宫内膜异位症

子宫内膜异位症导致的不孕，特别是中至重度的子宫内膜异位症性不孕，当常规的手术和（或）药物治疗，或反复采用其他更简单的助孕治疗失败后，可采用IVF-ET。

4. 男方严重少、弱、畸精子症

男方严重少、弱、畸形精子症或复合因素的男性不育，经反复宫腔内人工授精技术治疗仍未获妊娠，或男方因素严重程度不具备实施宫腔内人工授精条件的患者，可实施IVF-ET。

5. 不明原因性不孕

该类患者经其他辅助生殖技术如宫腔内人工授精，或结合使用控制性卵巢刺激后仍未能获得妊娠者，可采用 IVF-ET 技术。

此外 IVF 在作为治疗手段的同时，对个别少见的特殊患者而言也可能对不孕原因的明确有所帮助，这些特例包括在 IVF 的过程中发现患者可能存在配子内在的缺陷或受精障碍，表现为反复的不受精或低受精率、持续的形态学方面低质量的卵子或者胚胎。

6. 免疫性不孕

免疫性不孕的患者经过针对性的处理，特别是反复经宫腔内人工授精治疗后仍未获妊娠者，也可采用体外受精与胚胎移植技术。

（二）禁忌证

（1）男女任何一方患有严重的精神疾患、泌尿生殖系统急性感染、性传播疾病。

（2）患有《母婴保健法》规定的不宜生育的、目前无法进行胚胎植入前遗传学诊断的遗传性疾病。

（3）任何一方有吸毒等严重不良嗜好。

（4）任何一方接触致畸量的射线、毒物、药品并处于作用期。

（5）女方不可矫治的子宫性不孕症。

（6）女方严重躯体疾病不能承受妊娠。

二、实施前的准备

（一）不孕症相关检查

采用辅助生殖技术的目的是让不孕不育患者能够安全地孕育并分娩健康的子代。为保证技术的安全实施，拟采用 IVF-ET 技术的不孕不育夫妇在进入程序之前，必须完成系统的不孕症相关检查，争取明确患者不孕的原因，对一般性的问题进行了恰当的处理。

（二）适应证的确认和禁忌证的排除

通过不孕原因的检查，必须确认患者具有采用该技术的适应证。目前获得一定程度共识的观点是，当患者存在高龄、明显的卵巢功能减退或进展性病变如严重的子宫内膜异位症时，可以适当地放宽采用该技术的适应证。此外，采用技术前，必须通过必要的检查，排除不能耐受控制性卵巢刺激、取卵手术及其并发症以及妊娠和分娩的各器官系统的疾病等禁忌证。

（三）术前检查

术前检查的主要目标是了解患者的基础状态以及排除禁忌证。

采用 IVF-ET 技术的女方须完善以下术前检查：①常规体格检查和妇科检查；②不孕症病因学相关检查，包括腹腔镜、宫腔镜、输卵管造影、B 超、遗传学检查（染色体核型等）、免疫及自身免疫相关检查等；③生殖内分泌检查，包括血清基础 FSH、LH、E_2、睾酮（T）、PRL 水平等；④重要系统功能的检查，包括血常规、血型、尿常规、肝肾功能、心电图、胸片等；⑤感染性疾病或性传播疾病的检查，包括白带常规、生殖道支原体、衣原体检查、TORCH 相关感染、病毒性肝炎、梅毒、艾滋病等检查。

男方须完成下列术前检查：①常规体格检查和男性外生殖器检查；②精液常规检查；

③感染性疾病或性传播疾病的检查，包括乙肝两对半、肝炎系列、梅毒、艾滋病；④根据患者具体情况选择检查精子形态学分析、顶体反应、抗精子抗体（AsAb）、混合抗球蛋白反应（MAR 法）等。

如发现异常应在术前予以相应的处理，确保术前各项重要的指标符合要求。此外，根据患者本身的具体病史、病理或生理情况，进行其他必要的术前检查项目，以实现对个体情况的详尽了解并为制订个体化的治疗方案奠定基础。

（四）患者的预处理

对于存在特殊的病理生理情况的患者，在技术实施前必要时进行预处理。这是个体化治疗的重要组成部分。例如，对于子宫内膜异位症或腺肌症患者，可以在预处理阶段使用长效 GnRH 激动剂的超长方案，待子宫体积缩小后再开始 IVF-ET 治疗；PCOS 患者必要时也应该进行预处理后实施 IVF-ET 技术，依据不同情况采用调整生活方式、加强体育锻炼、控制饮食、使用避孕药、调整雄激素水平等措施，为 IVF-ET 的实施创造更为有利的身体条件；输卵管积液的患者根据病情及是否为复发性难治性输卵管积液采取输卵管伞端造口引流或输卵管结扎术，以减少对妊娠结局的负面影响。

（五）评估卵巢功能，制订个体化治疗方案

患者的卵巢功能与辅助生殖技术的治疗效果密切相关，实施技术前应进行必要的评估。卵巢功能下降，对控制性卵巢刺激反应不良。在 IVF 的 COH 中发育卵泡数≤3 个或取卵数≤3 个，促排卵中注射 hCG 日雌二醇水平不足 500 ng/L，则妊娠率明显降低。正确评估卵巢储备功能是制订个体化治疗方案的关键。

（六）术前咨询和知情同意

由于技术的复杂性，必须为患者夫妇双方提供充分的信息，让患者对包括技术的过程、技术可能存在或可能带来的问题如并发症等事项有充分了解，尊重患者的知情选择权利，签署各项知情同意书。这将有利于取得患者对整个复杂的技术过程的高度配合以及技术并发症的防治。

三、临床技术程序

（一）垂体降调节

早期的超排卵实践发现，许多超排卵患者会出现早发的内源性 LH 峰。这种 LH 峰可导致 IVF 周期取消率达 20%~25%，而且早发 LH 峰还对 IVF 周期结局有着明显的不良影响。因此，在控制性卵巢刺激周期中防止早发 LH 峰的出现成为治疗中的重要组成部分。随着促性腺激素释放激素类似物的应用，一系列的垂体功能干预的方案被应用到控制性的卵巢刺激中。垂体降调节方案的选择是患者治疗个体化的一个重要方面，对方案个体化的调整多是基于传统的经典降调节方案，根据患者本身的病理、生理特点，通过对这些方案的调整而达到治疗的个体化，根据目前所能获得的各种临床研究的循证医学资料，长方案对于普通不孕人群是相对较好的有效方案，在此基础上进行降调节的剂量、药物类型、辅助用药等多方面进行个体化的调整，可获得更好的临床结局。

（二）月经前盆腔的超声复查

长方案的降调节在 COH 周期上一周期的黄体中期给予适当剂量的 GnRHa 降调节。此时由于 GnRHa 的骤发作用激发血中 FSH、LH 水平骤然升高，刺激卵巢的黄体，个别甚至形成黄素化囊肿，因此在降调节后，控制性超排卵启动前常规进行盆腔超声的复查，一般是在降调节后 5~7 日，这个时间 GnRHa 的激发作用已经消退，而月经尚未来潮，如果发现卵巢囊肿体积超过 2 cm×2 cm 大小则给予穿刺，将囊肿液吸净，防止超排卵时干扰对卵泡发育情况的判断。也有一些在降调节前已经存在的囊肿，如单纯性卵巢囊肿、卵巢子宫内膜异位症囊肿等，在排除了恶性卵巢肿瘤后也可以选择在这个时间进行囊肿的穿刺引流。所有穿刺液均需收集送病理或细胞学检查以排除恶性肿瘤。

（三）控制性卵巢刺激

在早期的辅助生殖技术实践中，由于胚胎培养技术效率的限制，为了提高妊娠率而增加胚胎移植的数目，对获得的卵母细胞数目依赖性较大。随着技术的进步，目前的卵母细胞体外受精以及胚胎体外培养体系日臻完善，尽管依然不能完全摆脱对卵母细胞数目的要求，但业已形成了普遍的共识，适量的卵母细胞数目可以获得更好的治疗效果。其一，适度的控制性卵巢刺激导致患者生理改变程度更低，更有利于改善临床治疗结局；其二，追求适度的乃至温和的控制性卵巢刺激可以让更多的患者规避了控制性卵巢刺激的最严重并发症即卵巢过度刺激综合征及其带来的严重影响，显著提高了技术体系的安全性。鉴于此，更有学者提出在体外受精与胚胎移植技术中常规使用微刺激甚至自然周期方案的观点。然而，目前在体外受精与胚胎移植技术中结合使用适度的控制性卵巢刺激依然是主流的技术。

（四）卵母细胞的收集

良好的控制性卵巢刺激完成后，可以存在多个同步发育成熟的卵泡，从而为卵母细胞的回收提供更好的基础，收集到成熟的卵母细胞又是其体外受精与胚胎培养的前提条件。除了极个别特例外，目前从卵巢中收集卵母细胞的常规手段是通过超声引导下经阴道卵巢穿刺取卵术，收集引流的卵泡液，从中回收颗粒细胞—卵母细胞复合体获得卵母细胞。

1. 设备

主要的设备包括配套的实时超声仪及其阴道探头、穿刺适配器和穿刺取卵针，37 ℃保温、专供辅助生殖技术使用的一次性无菌试管，控制良好的持续负压吸引器，试管干浴装置等。

2. 患者准备

术前向患者详述手术过程，以消除恐惧心理；再次了解患者全身体格状况及既往特殊的病史如出血史等，排除各种禁忌证。于注射 hCG 当日，用无菌生理盐水彻底冲洗外阴及阴道一次，注意用力过度可能诱发卵泡破裂。也有采用消毒用碘液冲洗后用无菌生理盐水再彻底冲洗外阴及阴道以免消毒液残留，后者有可能在穿刺取卵时进入卵泡液回收系统再进入胚胎培养系统从而影响后续程序的效果。虽然仍存在一定的争议，但大量的经验说明，对于近期没有泌尿生殖道、盆腔感染病史的一般患者，使用无菌生理盐水彻底冲洗的方法是安全的，这样可以避免消毒液对培养系统的污染。患者接受手术前需排空膀胱。

根据患者的具体情况可采用镇痛和镇静下手术或采用短时麻醉下进行手术。可于术前 30 分钟肌内注射盐酸哌替啶 100 mg 或 50 mg。若患者恐惧疼痛、卵巢在子宫后方或距离阴道壁较远、取卵有一定困难者，可采用短时的静脉麻醉下手术，但需按静脉麻醉常规操作并管理患者。

患者进入手术室后取膀胱截石位，与患者核实夫妇双方姓名等身份识别资料以及所采用的辅助生殖技术等情况后，再与培养室的操作人员核实相关信息。再次清洁外阴阴道后按手术要求铺无菌敷料，再清洁阴道。无论采用何种方式的麻醉，都建议采用动态心电监护下完成取卵手术。

3. 穿刺卵巢引流卵泡液

（1）无菌薄膜探头套及袖套包被超声探头及其电缆，安置并检查穿刺导架、穿刺针连接试管，检查整个卵泡液引流系统与负压的连接是否正常，用穿刺针吸取少量缓冲液以冲洗和检查整个负压系统及其负压值是否恰当。

（2）探头置入阴道，检查盆腔情况及双卵巢情况，注意双卵巢是否存在已排卵迹象，盆腔是否有异常的暗区或积聚在盆腔的腹腔积液。

（3）调用超声显示屏上的穿刺引导线并使其稳定在阴道壁与卵巢距离最近的可进针位置上，避开阴道壁上的血管、膀胱、肠管、子宫肌层、宫颈及宫旁血管，必要时可调用超声显像仪的多普勒血流功能帮助选择进针路径，轻柔进针穿过阴道壁达卵巢表面，卵泡尽量显示出最大平面，施加负压，以持针的手指根据卵泡的位置控制好进针的深度，快而准确地进针刺向卵泡，穿刺针进入卵泡后，在引流卵泡液的过程中可多角度旋转穿刺针以较彻底地抽吸每个卵泡的卵泡液，直至目标卵泡完全塌陷、卵泡液全部被引流。

（4）位于同一穿刺线上的卵泡可自浅至深于一次进针内完成，对无法在同一穿刺点完成的不同穿刺线上的卵泡，退针至卵巢表面（不退出阴道壁），改变穿刺方向再行穿刺并引流卵泡液。穿刺针进出阴道壁时必须停止负压抽吸，出针后以洗涤用的缓冲液冲洗针管。

（5）一侧卵巢穿刺引流卵泡结束后再行穿刺引流另侧卵巢的卵泡液。

（6）穿刺引流卵泡结束后，超声显像扫查盆腔区，排除尚有卵泡未被穿刺引流的情况，注意双侧卵巢是否有逐渐增大的血肿形成，检查盆腔中是否存在内出血情况，阴道穿刺点是否有活动性出血。穿刺点的活动性出血可以宫颈钳短暂钳夹协助止血，此时仅钳夹阴道黏膜表面会造成血液流向盆腔而阴道出血静止的假象，因此，应注意钳夹阴道壁全层。必要时也可置棉纱填塞压迫出血点，数小时后取出。

（7）术毕，拭净阴道血污，以利于确认没有穿刺点的出血。

（8）术毕平卧休息 3~6 小时，注意患者腹痛的症状和对生命体征的监护。

（五）注意事项

（1）遇卵巢的位置造成穿刺困难，必须穿过子宫肌层时，尽量避免穿刺经过子宫内膜，以免对胚胎移植造成不良影响。

注意抽吸过程中找到的颗粒细胞—卵母细胞复合体的数目与引流的卵泡数目是否接近，若差异较大时要及时寻找原因，检查抽吸过程是否顺利、负压系统的情况等。

（2）如在穿刺引流过程中吸出异常液体，需送病理检查，必要时更换穿刺针和试管再行其他卵泡的穿刺引流。

（3）负压系统的压力应稳定，可控制在 100~120 mmHg 的压力，太高的压力可能会造成卵母细胞的创伤。

（4）手术过程中注意避免、术后注意观察并发症的发生。

（5）根据麻醉方式及穿刺取卵过程决定患者留诊观察时间，经医生检查无异常方可离院。一般不需要收住院，遇特殊异常或有疑问时例外。

（6）嘱患者术后禁止性生活。

（六）穿刺取卵术的效果

一般情况下，以穿刺 10 mm 直径以上卵泡数计，获卵率可达 80% 以上。获卵率与下列因素可能有关：①术者取卵术熟练程度；②有效的负压抽吸，注意进入阴道壁后在穿刺卵巢前加至有效负压和抽吸时适当回旋和来回移动穿刺针；③穿刺取卵针的大小；④卵泡的成熟程度及其同步化的程度，过熟的卵泡容易自然破裂而卵子逸失，卵泡过小时不成熟卵不易脱落，获卵率较低。个别因 hCG 的注射失误可影响最后的卵子成熟，卵子不易脱落，获卵率极低，甚至无法获取卵子。遇此情况应该同时查血 hCG 水平，必要时停止取卵，重新注射 hCG，等候再次取卵。卵巢活动明显或进针阻力甚大，针尖不能迅速准确地进入卵泡中央，获卵率明显降低。排卵已发生的病例即使有剩余多个卵泡，其获卵率也降低。

（七）术中注意避免并发症的发生

并发症主要有感染、出血和创伤等。术前有生殖道等的感染性疾病视为手术禁忌证。术中应注意隐匿部位如阴道穹隆部的彻底清洗。术者应熟悉盆腔解剖及患者的解剖特点，熟悉盆腔常见疾病的解剖及超声显像图像特征。穿刺时不宜反复进出针；辨清卵巢的边缘，卵巢外的结构特别是管道样结构勿穿刺，注意勿将盆腔血管的横断面误认为卵泡结构；进针路径尽量不经膀胱，如卵巢位置特殊须经膀胱壁时争取 1、2 次内完成，嘱术后多解小便，注意有否血尿；部分特殊位置的卵巢须经宫体进行穿刺，可选择直径较小的如 18 G 穿刺针，也宜 1、2 次内完成，应如前述尽量避免穿刺经过子宫内膜。

四、主要内容

包括精子洗涤、精子悬液的准备、卵母细胞的收集及其处理、体外受精、观察受精结果、胚胎的发育及其观察等。

五、胚胎的子宫腔内移植

根据各实验室的胚胎培养常规决定取卵后的胚胎移植时间。早期实践中胚胎向宫腔内的移植多在取卵后的 48 小时进行，此时胚胎多发育至 2~4 细胞阶段。近年来由于胚胎体外培养技术逐渐成熟，优质胚胎可以在体外发育至 8 细胞阶段甚至囊胚阶段，现多在体外受精后 3 日移植卵裂期胚胎或第 5 日移植囊胚，胚胎移植操作步骤依次如下。

（1）向夫妇双方详细解释胚胎移植的全过程，避免紧张情绪。嘱患者术前 2 小时适当饮水，膀胱适度充盈，以利于经腹部超声显像协助移植过程。

（2）核对患者夫妇资料及胚胎资料，确认无误后，患者取膀胱截石位，覆以无菌孔巾，按手术要求无菌操作，窥器充分暴露宫颈，干棉球拭净阴道、宫颈分泌物，再以生理盐水拭净宫颈口的分泌物，尽量清除宫颈分泌物，助手在旁持腹部超声探头协助显示宫颈及子宫体影像，清晰显示内膜线以利于判断 ET 管的位置。术者根据宫颈内口及宫腔的走向及其弯曲程度调整外套管的弯曲度；向宫腔送入胚胎移植导管的外套管，通过宫颈内口，注意动作轻柔以免刺激宫颈、子宫等。当外管置入困难时，可考虑使用金属内芯协助置入。

对于移植非常困难的患者，需再次检查子宫的位置或使用金属探针。移植过程的创伤导致出血及诱发宫缩可明显地影响胚胎移植的效果，若因操作次数过多，明显地造成损伤特别是子宫内膜损伤出血时，应考虑放弃本次胚胎移植，冷冻胚胎，在以后的自然周期进行移植。

（3）移植导管内芯接到一个质量高、性能好的 1 mL 注射器上；通过培养室与胚胎移植室之间的小窗送入培养室装载胚胎；选择适合移植的胚胎装管。

（4）将装载了胚胎的导管立即送到胚胎移植室，从外套管置入内芯导管至距离宫底 1.0~1.5 cm 处，术者或助手适当力度推送注射器活塞将胚胎与移植液（约 20 μL）注入宫腔内。应注意固定注射器的活塞以免回吸导致移植失败。

（5）取出外套管和内芯，将导管送回培养室，显微镜下仔细观察是否有胚胎存留。

（6）胚胎移植后的处理和监护：胚胎移植后患者卧床休息 1~3 小时，无确切的证据说明绝对的卧床休息可以提高胚胎的植入率，但应嘱患者避免重体力、大幅度活动。

六、黄体期支持

辅助生殖技术的黄体期与自然周期有很大不同。Ed-wards 最早提出超促排卵会引起黄体功能不足，导致周期失败。可能的原因包括：①卵巢刺激引起多个卵泡生长，黄体早期的雌激素的异常升高，以及大剂量外源性 hCG 诱发排卵，通过负反馈抑制垂体 LH 分泌，导致黄体发育不良，溶黄体提早发生；②取卵时的机械损伤，特别是双腔针抽吸卵泡，造成部分颗粒细胞丢失，可能引起黄体期生成孕激素减少。此外，GnRH 激动剂（GnRHa）对垂体的降调节作用会导致 LH 分泌不足，黄体期孕激素水平低下。特别是长效激动剂，研究显示，即使在卵泡早期停用 GnRHa，黄体期 LH 的分泌可部分恢复，但孕酮的生成并未增加。拮抗剂虽然不影响黄体颗粒细胞分泌类固醇激素，但可减少血管内皮生长因子的产生，而后者对维持黄体功能有重要作用，可增强卵泡的微血管网，促成正常黄体的形成。因此，辅助生殖技术中必须注意黄体期支持。

七、体外受精与胚胎移植后妊娠的监护

于卵裂期胚胎移植术后的第 14 日或囊胚移植术后第 12 日留晨尿查 hCG 以判断是否妊娠，或于胚胎移植后的 14 日、16 日测定血清 hCG 水平及其上升情况以判断妊娠的发生。如阴性则停用黄体支持药物等候月经来潮，如阳性可于 2~3 周后进行超声检查，如见妊娠囊则可以确定临床妊娠。hCG 检测曾经上升但此后复查 hCG 下降、无临床妊娠证据则为生化妊娠，注意血 hCG 缓慢上升者有宫外孕可能。如出现少量的阴道流血应继续追踪观察。

应注意各种并发症的可能，包括卵巢过度刺激综合征、感染、出血、多胎妊娠和异位妊娠等，特别要注意宫内外同时妊娠发生的情况，一旦疑诊应及时按有关原则处理。

体外受精与胚胎移植后妊娠的自然流产率为 10%~15%，有时甚至更高。因此，妊娠后应适当休息，避免过多活动，可以适当补充多种维生素类。

所有体外受精与胚胎移植术后妊娠建议均视为高危妊娠，孕产期应加强检查，及时进行相应处理。临产时如合并有其他指征可适当放宽剖宫产指征。

八、影响体外受精和胚胎移植临床妊娠率的因素

体外受精与胚胎移植技术建立以来，随着技术的进步，尽管临床妊娠率已取得大幅度的提高，然而，体外受精与胚胎移植技术的整体效率仍不尽人意，卵母细胞的利用率仅 10% 左右，有近半数的治疗周期未能成功。受精卵移植入子宫腔以后，胚胎的植入率为 20%~

35%，临床妊娠率为 30% ~ 60%。因而胚胎移植后的植入应是该技术的一个关键环节。目前，如何提高胚胎的植入率仍备受关注。比较存在共识的是妊娠率与移植胚胎的数目、质量呈正相关。而对于植入过程的另一方即子宫内膜在植入发生中的具体地位尚不清楚。此外，妊娠的结局会因多胎妊娠明显地受到影响。因此，影响临床妊娠率的因素仍然持续备受关注。

（一）　胚胎移植在宫腔的位置与妊娠结局的关系

影响胚胎移植成功率的因素有很多，包括患者的胚胎质量、子宫内膜容受性以及操作者的移植技术等。

在胚胎移植技术中，移植液的体积、移植管的类型、胚胎移植的部位、移植时推注胚胎的力度、移植管停留的时间、宫颈黏液、使用宫颈钳、移植管血染、术后卧床休息、子宫收缩等均有可能对妊娠结局产生影响。

尽管有一些学者进行了胚胎移植部位与妊娠率之间关系的研究，但学者们关于胚胎移植的最佳位置仍未得到一致的结论。可能的原因有：①不同中心的测定方法或标准不一致，在研究方法部分应尽可能详尽说明；②胚胎通过移植管进入宫腔后游走并选择血供丰富、有利于胚胎着床的部位黏附、种植，即移植部位和胚胎最终的种植部位以及成功与否并没有明确关联。然而，最终的结论及原因仍需要通过开展大样本量的随机对照试验来进一步明确。

基于目前的研究结果，在我们得到更为明确的循证医学证据之前，胚胎移植的部位应选择距离宫底部大于 1 cm 处或移植管管尖应到达宫腔中部，并在 B 超引导下进行移植，注意避免移植管触及宫底诱发宫缩。

（二）　反复种植失败

在体外受精—胚胎移植的临床实践中，有相当一部分患者经历了多次的优质胚胎移植仍不能如愿获得妊娠，这种情况称为反复种植失败（RIF）。RIF 的定义目前仍然没有公认的标准，有观点认为经过 3 次，每次有 1~2 个高质量胚胎的移植周期而不能获得妊娠就可以诊断为反复种植失败。

成功的胚胎植入取决于两个重要的条件：具有继续发育潜能的胚胎和与所移植的胚胎发育阶段相适应的正常子宫内膜。因此，存在持续影响配子或胚胎的发育或者影响子宫内膜微环境的因素将导致反复种植失败。

1. 影响配子或者胚胎发育的因素

卵母细胞的数量和质量下降是后续胚胎发育和种植失败的重要因素。卵巢储备下降是卵子质量和数量下降的重要原因，常见于高龄妇女，其卵子非整倍体率增加。因此，对于反复种植失败的患者检查夫妇双方的染色体核型是必要的。目前，改善高龄妇女卵子的质量没有可靠的方法，进行植入前胚胎遗传学筛查筛选正常的胚胎进行移植曾作为手段之一，但是高龄妇女本身卵子、胚胎数不多，因而其作用尚存在争议。

一些动物实验以及人工授精和试管婴儿的临床研究均提示，精子 DNA 碎片与妊娠的成功率相关。精子的形态异常也被认为是评价精子质量的重要指标，即使精子常规检查的参数正常，对于反复种植失败的患者进行精子形态学分析和 DNA 完整性的分析也是必要的。高分辨精子形态学选择的卵母细胞质内单精子显微注射技术（IMSI）被认为是提高反复种植失败患者妊娠率的方法之一。配子输卵管内移植、连续胚胎移植、胚胎共同培养和辅助孵化等技术目前在反复种植失败的临床运用仍有争议。2008 年美国生殖医学实践协会委员会的讨论结论认为，没有证据支持在所有的 IVF 周期常规或者普遍采用辅助孵化是有效的。最新的实时胚胎连续动态监测系统可能会给实验室选择高质量的胚胎提供更多的准确信息。

2. 影响子宫内膜接受性的因素

除了子宫内膜与胚胎的同步外，先天的子宫异常以及后天获得性的子宫异常都明显影响胚胎的植入。双角子宫、单角子宫以及纵隔退化缺陷可能影响妊娠。后天获得性子宫异常包括多种子宫内膜的病变如子宫内膜炎、子宫内膜息肉、子宫黏膜下肌瘤、宫腔粘连、子宫内膜瘢痕、子宫腺肌瘤和子宫内膜增殖症等。内膜过薄也被认为是影响胚胎种植的因素之一。子宫内膜血流异常亦被认为是反复种植失败的原因。输卵管积液反流至宫腔可能冲走或阻隔未植入的胚胎，或者导致内膜局部环境异常而影响胚胎种植。文献报道，输卵管积液手术治疗后可以提高患者的妊娠率。

3. 同时影响胚胎和子宫的因素

有些因素可能在影响卵子质量或胚胎发育的同时也会引起子宫内膜局部免疫环境的变化，从而导致种植失败。甲状腺功能减退或亢进患者的妊娠率低下，但经过治疗病情控制后胚胎移植的妊娠成功率明显升高。BMI 大于 30 kg/m^2 的肥胖女性体外受精—胚胎移植的妊娠率明显低于体重正常女性。有研究提示，成功的胚胎种植还涉及社会经济压力，可能通过神经—内分泌—免疫轴对整个机体发生影响。

血栓性疾病、全身和子宫局部免疫细胞如 Th 细胞和 NK 细胞异常、抗磷脂抗体（APA）、抗核抗体等均被提示与胚胎种植率有关，但争议仍存。2011 年美国生殖学会临床实践委员会认为静脉注射免疫球蛋白和白细胞免疫治疗都未获得证明有效。

反复种植失败看来依然是辅助生殖技术面临的重大问题。

（三）自身免疫与女性生殖及 IVF-ET 结局的关系

自身免疫是指机体免疫系统针对自身抗原和（或）自身致敏性淋巴细胞所产生的免疫反应。健康人群中存在的适量自身抗体和自身致敏性淋巴细胞，具有清除降解自身抗原和受损、衰老细胞等作用，从而维持机体的自身稳定，此为生理性自身免疫。如果自身抗体或自身致敏性淋巴细胞攻击自身组织、细胞导致病理改变和功能障碍时则为病理性自身免疫，甚至形成自身免疫病（如系统性红斑狼疮、皮肌炎、干燥综合征等）。1989 年 Gleicher 等对自身免疫性生殖障碍综合征（RAFS）的概念进行了描述，即为一组临床特征包括子宫内膜异位症、不孕或流产，同时血清中存在一种或以上的自身抗体的综合征。

1. 抗磷脂抗体与女性生殖及体外受精胚胎移植结局的关系

抗磷脂抗体是针对血管内皮细胞膜和血小板上的磷脂的自身抗体，以 IgG 类最具临床意义。

1999 年美国生殖医学协会提出抗磷脂抗体不是影响 IVF 结局的指标，所以抗磷脂抗体阳性患者助孕前无需相应治疗。而 2000 年美国生殖免疫学会指出，对于不同的研究者和研究对象，由于没有统一的标准化的抗磷脂抗体检测方法，不同研究结果的差异较大，甚至谬误的结论，因此尚不能断定抗磷脂抗体在 IVF-ET 治疗中无临床意义及相应的治疗不合理等，而双方的争论一直在持续。由于结果不一致，仍存争议。因此，直至目前抗磷脂抗体与IVF-ET 治疗结局的关系仍亟待进一步探讨。

对于抗磷脂抗体阳性的不孕妇女，在 IVF 治疗前和（或）治疗过程中可以采取适当的辅助治疗方案，如肝素+阿司匹林、泼尼松+阿司匹林和静脉使用免疫球蛋白等。但也有研究结果显示，多种不同方案的预处理不能改善抗磷脂抗体阳性患者的 IVF 结局。

抗心磷脂抗体可能与 IVF 不良结局有关，因此对于既往反复 IVF 种植失败、IVF 妊娠后流产或不明原因不孕的患者可检测抗心磷脂抗体。如抗体水平增高可予适当的辅助性治疗措施。进一步研究进展的实现有待于抗磷脂抗体检测方法标准化、质量控制及抗磷脂抗体阳性定义的统一和规范化等工作完善之后。

2. 抗核抗体与女性生殖及体外受精与胚胎移植结局的关系

抗核抗体（ANA）泛指一类抗各种细胞核成分的抗体，是针对细胞核内的 DNA、RNA、蛋白质或这些物质的分子复合物的自身抗体，因此 ANA 在广义上是一组各有不同临床意义的自身抗体，无种属和器官特异性，见于多种疾病，缺乏特异性。

文献报道，抗核抗体阳性率在正常健康人群中为 3.8%～12.8%，而在某些特殊人群中却异常增高，如在接受体外受精—胚胎移植或卵母细胞质内单精子显微注射治疗的不孕妇女中为 20%～28.7%，在 IVF-ET 失败患者为 35.1%，在子宫内膜内异症患者为 27%。抗核抗体与多个不良生育事件有关，如反复自然流产、不孕及 IVF 种植失败。

3. 抗甲状腺抗体（antithyroglobulin antibody，ATA）与体外受精—胚胎移植结局的关系

研究提示，在一部分甲状腺功能正常的妇女血清中也能检测到 ATA。甲状腺功能正常的妇女出现 ATA 增高可能与多个不良生育事件相关，如增高的流产率、不孕等，其 IVF 结局相对较差，但是目前 ATA 与 IVF 结局关系的相关机制的研究较少。ATA 与助孕结局之间的关系尚无定论。

（四）早发黄体酮升高对 IVF-ET 的影响

自促性腺激素释放激素激动剂（GnRHa）广泛应用以来，早发 LH 峰得到有效控制，同时 GnRHa 可以有效消除 LH 的免疫及生物活性，然而 hCG 日早发黄体酮升高却并没有因此避免。由于早期有报道认为早发黄体酮升高与妊娠率降低和流产率增加有关，学者们开始关注早发黄体酮升高这一现象。

研究和临床观察提示，早发黄体酮升高对于妊娠率的影响主要在于内膜种植窗的提前开闭，对于胚胎发育并无明显影响。也有学者提出内膜是否提前与黄体酮升高的持续时间有关，持续时间甚至比黄体酮本身对内膜的影响更重要。

因此，应考虑在不影响卵子成熟的情况下适当提前 hCG 注射的时间。另外，可以采用温和的刺激方案，避免卵泡期高雌激素水平，这与黄体酮升高是直接相关的。鉴于黄体酮升高最主要的影响在于内膜提前，可以考虑在黄体酮升高的周期推荐将胚胎冷冻，在以后周期移植。或者行囊胚移植而不是第 3 日胚胎移植，因为这时内膜与胚胎的不同步可能得到缓解。

总之，早发黄体酮升高会对 IVF 周期结局带来不利的影响，引起早发黄体酮升高的因素是多方面的，既有卵巢来源也有肾上腺来源。要预防此现象的发生就需要采取个体化的促排方案，并密切检测卵泡发育过程中的内分泌特征，根据患者反应适时注射 hCG 诱发卵母细胞的最后成熟。

（五）子宫内膜异位对体外受精与胚胎移植结局的影响

子宫内膜异位症（简称内异症）妇女不育的发生率可高达 40%。IVF-ET 技术是治疗内异症性不育的有效措施。

1. 内异症的严重程度对 IVF-ET 结局的影响

目前评估内异症的严重程度是根据 1985 年美国生殖学会制定的修正子宫内膜异位症分期法进行分期。

研究显示，严重的内异症主要导致 IVF-ET 中卵巢对超排卵的反应性降低，并影响卵子的数量和质量，而一旦卵母细胞被取出，脱离了异位内膜的影响，在体外环境下受精、卵裂，特别是在移植胚胎时选择优质胚胎进行移植，一系列的措施使内异症对其影响得到避免，从而获得与对照组近似的妊娠结局。

2. 内异症卵巢手术对卵巢超排卵的影响

内异症患者卵巢手术可能降低 IVF 中卵巢对超促排卵反应，可能与内异症的病灶组织与卵巢组织粘连，且接受过卵巢子宫内膜异位囊肿剥除手术操作可能对卵巢组织产生损伤，从而降低卵巢功能，最终影响卵巢对超促排卵的反应。

3. 取卵时卵巢内异症囊肿对 IVF-ET 结局的影响

卵巢子宫内膜异位囊肿的存在是否影响 IVF 的结局，尚存在争议。

取卵日卵巢子宫内膜异位囊肿对 IVF-ET 造成的不良影响，可能由于卵泡发育全过程均处于异常的卵巢微环境，也可能因穿刺取卵时异位囊液"污染"体外培养系统后对受精和胚胎发育造成一定影响所致。此外，内异症病灶导致多种细胞因子异常也在此过程发挥重要作用。还可能与卵巢组织本身受到异位灶的破坏、周围组织粘连影响了卵巢组织的血运以及子宫内膜异位症患者内分泌、自分泌、旁分泌不同导致卵泡内环境的改变有关。

4. 超排卵的方案对内异症患者 IVF-ET 结局的影响

促性腺激素释放激素激动剂预治疗 3~6 个月后直接进入 IVF 超排卵周期，称为超长方案超促排卵。有学者支持超长方案是适合内异症患者的 IVF 用药方案。

（六）输卵管积液对 IVE-ET 妊娠的影响

1. 输卵管积液对 IVF-ET 的影响

（1）输卵管积液对子宫内膜容受性的影响：输卵管积液的潴留液体流至宫腔，可有以下表现。①宫腔积液机械性干扰胚胎与子宫内膜的接触，在超排卵时输卵管积液可能增大，流入宫腔液体量随之增多，导致宫腔线分离；②输卵管积液含有微生物、碎屑和毒性物质可直接进入宫腔，输卵管积液的存在使组织释放出细胞因子、前列腺素、白细胞趋化因子和其他炎性复合物，直接或通过血液、淋巴管转运而作用子宫内膜，这些物质参与调节输卵管和子宫运动，影响胚胎着床；另外输卵管积液患者种植窗期间子宫内膜 β-整合素水平下降，亦可影响子宫内膜容受性；③输卵管积液常由感染引起，且多为上行感染，造成子宫内膜损伤，留下永久性的对胚胎种植容受性的影响。

（2）输卵管积液对胚胎的毒性作用：来自输卵管积液的毒性物质在胚胎移植时流入子宫腔，对移入宫腔的胚胎产生毒素作用，影响其发育，减低其着床能力，降低胚胎种植率及妊娠率，增加流产率。

另外，在超排卵中 B 超监测可发现少数输卵管积液呈进行性增大，会被误认为发育卵泡，此现象一方面会引起用药误导，提早给予 hCG，导致取卵时成熟卵细胞比率下降。另一方面 B 超监测下经阴道取卵过程中误穿输卵管积液，积液直接污染卵细胞，影响卵细胞受精及受精卵发育。

2. 输卵管积液切除术及造口术对 IVF-ET 的影响

输卵管积液患者未处理行 IVF-ET 其种植率、临床妊娠率较低，流产率较高，在 IVF-ET 前切除积液的输卵管或行输卵管造口术，可提高 IVF-ET 的种植率及临床妊娠率，降低流产率，行输卵管积液造口术对卵巢功能影响较小，术后加强抗感染有可能恢复其功能，但个别患者复发，同时应注意异位妊娠的发生，切除积液的输卵管可减少异位妊娠的发生，但可能因此影响同侧卵巢储备功能，应慎重考虑。

（叶雅丽）

第四节　卵母细胞捐赠辅助生殖

1984 年 Lucjen 等报道了第一例卵母细胞捐赠结合体外受精技术在类固醇激素补充周期卵巢早衰（POF）妇女临床应用，成功获得正常新生儿。1992 年北京大学第三医院和 1994 年广州中山大学附属第一医院分别报道了自然周期与 HRT 卵子捐赠结合 IVF-ET 成功分娩正常新生儿。

1987 年 HRT 方案简化和冻融胚胎移植成功的技术为解决胚胎发育与子宫内膜同步发育提供了一个简便、有效的方法。此后卵母细胞捐赠结合体外受精技术以其较高胚胎种植率、临床妊娠率、活产率，并能够提供研究血清类固醇激素、胚胎发育和子宫内膜相互关系的人类在体模型两大优势在世界范围内得到广泛应用，成为 POF 妇女获得妊娠的首选方案。但随着卵子赠送技术应用的增多，不同国家和地区对受卵者年龄、指征以及新生儿权益等问题产生了一些与伦理、宗教信仰和法律等方面相关的争论。

一、卵母细胞捐赠的指征

（一）无卵巢功能

（1）卵巢早衰：大约 50%受卵者为卵巢早衰。

（2）卵巢抵抗综合征（ORS）。

（二）有卵巢功能

（1）女方染色体疾病：主要指致死性的染色体异常。基于胚胎种植前诊断技术的进步与应用，目前该类患者已明显减少。

（2）反复 IVF 失败：由于卵子质量导致的多次受精失败和胚胎种植失败。

（3）绝经期或绝经后妇女。

二、受卵者的评估

多数国家对受卵者年龄规定了上限。英国规定 50 岁为受卵者年龄上限。中山大学附属第一医院生殖中心也将 50 岁视为可接受的最大年龄。此外要求受卵者健康状况良好，在进入治疗前应对心、肺、肝、肾功能是否能够耐受妊娠作一系统完整的评估。

三、卵子来源

捐赠卵子的供不应求是长期以来医疗机构面对的困难。我国现行的辅助生殖技术管理两个办法明确指出赠卵来源只限于人类辅助生殖治疗周期中剩余卵子，禁止卵子买卖。国际上捐赠卵子的来源主要包括：①匿名者；②供卵者的亲属或朋友；③经历辅助生殖技术治疗夫妇捐赠的剩余卵子；④经历绝育手术妇女提供的卵子。

四、供卵者和受卵者与治疗有关方面的咨询

在进入卵子赠送治疗项目之前对于所有的供卵者和受卵者都必须提供仔细、完整和连续的咨询，其内容如下。

（1）供卵者存在超排卵治疗和取卵手术的并发症，包括出血、腹胀、腹痛、月经改变、卵巢过度刺激综合征及相关肿瘤发生的可能性。

（2）体外受精（常规体外受精及卵胞浆单精子注射）和胚胎移植的相关问题。

（3）对于受卵者存在目前技术不能预测的出生缺陷及遗传疾病等问题。

（4）受卵者的卵巢功能、子宫内膜接受性的评估等。

五、供卵者的评估与筛选

（一）赠卵的基本条件

（1）供受双方都要充分知情，遵从自愿、互盲、保密的原则。

（2）捐赠是无偿的，任何组织和个人不得以任何形式募集供卵者进行商化的供卵行为；但对赠卵过程中的费用进行合理的补偿是允许的。

（3）每名赠卵者最多只能使 5 名妇女妊娠。

（4）必须进行赠卵的临床随访和子代的婚前排查。

（二）赠卵者资格评估

（1）必须符合我国体外受精胚胎移植的适应证，没有禁忌证。

（2）无遗传病史和遗传病家族史。

（3）没有任何将来的后代发生多因素来源的严重畸形（如脊柱裂、唇腭裂、先天性心脏病等）的可能。

（4）没有任何具有明确遗传倾向的疾病，如糖尿病、动脉硬化、乳腺癌、卵巢癌、前列腺癌、克罗恩病。

（5）为保护赠卵者利益，赠卵者周期成熟卵子必须获得 20 个以上，并保至少 15 个卵子，最多只能捐赠给 5 名妇女。

（三）供卵者健康评估

（1）供者的年龄在 20~35 岁。

（2）一般体格检查：供卵者必须身体健康，无畸形体征，心、肺、肝、脾等检查均无异常，同时应注意四肢有无多次静脉注射的痕迹。

（3）生殖系统检查：生殖系统发育良好，无畸形，无感染等疾患。

六、胚胎移植周期的选择

（1）胚胎移植周期包括新鲜和冻融胚胎移植。

（2）无卵巢功能者、月经周期不规则和子宫内膜发育不良患者建议采用 HRT 移植胚

胎。排卵正常妇女建议选择自然周期移植胚胎。

七、类固醇激素补充治疗

（一）激素补充治疗

目的是诱发垂体—卵巢轴的内分泌周期性改变，促进子宫内膜发育并产生周期性变化，具备接受胚胎着床的能力。

（二）激素补充治疗方案

根据雌激素给药剂量的变化，激素补充治疗方案分为两种类型：逐渐增量方案和恒定剂量方案。逐渐增量方案：血清类固醇激素变化与生理周期相似，给药剂量随用药时间变化；患者感到复杂，依从性欠佳；在每个周期可供胚胎移植的时间相对固定，多为3~5日。恒定剂量方案：使用单一剂量雌激素，患者依从性较好；可以通过改变雌激素用药时间，使胚胎移植时间相对灵活。

（三）激素补充药物

雌激素给药途径包括口服、皮肤外用和阴道栓剂给药。戊酸雌二醇（EV）超生理剂量（6~9 mg/d），生理剂量（4~6 mg/d），低剂量（2~4 mg/d）。黄体酮有肌内注射、阴道栓剂和微粒口服给药等方式。通常采用黄体酮肌内注射（40~60 mg/d）或阴道栓剂（400~600 mg/d）。早期报道采用的药物剂量较大，近年来趋向于有效低剂量和短疗程激素补充治疗，以减少高剂量药物可能给胎儿和新生儿带来的不良反应。

八、供卵者和受卵者的同步方法

新鲜胚胎移植周期采用调整供卵者与受卵者周期同步，冻融胚胎移植周期采用胚胎与子宫内膜发育同步方法。常用的方法有：①受卵者于胚胎移植前一周期使用口服避孕药或肌内注射黄体酮推迟月经，导致预期的撤退性出血与供者同步；②使用 GnRHa 降调节方案，从受卵者月经第5日开始对供卵者注射 hMG/FSH 诱导排卵或 HRT 准备子宫内膜。

九、胚胎与内膜发育同步性对胚胎移植结果的影响

影响卵子捐赠胚胎移植结果最为显著的因素是胚胎与子宫内膜发育同步与否。子宫内膜对胚胎接受性存在一个短时的移植窗，有资料显示，在 EV 替代第17~18日和注射黄体酮第2~3日移植2日胚龄的胚胎妊娠率最高。在新鲜胚胎移植周期中受卵者 LH 峰值日与供卵者 hCG 注射日的时间差绝对值（即子宫内膜与胚胎发育同步性）与胚胎种植率存在显著负相关。当胚胎发育较子宫内膜提前1~3日时仍有胚胎种植成功，提示胚胎存在诱导子宫内膜同步发育的作用。

十、妊娠早期的激素补充治疗

年轻妇女自然周期妊娠后可不用黄体支持。年龄较大或存在黄体功能缺陷妇女应给予 hCG 或黄体酮维持早期妊娠。HRT 周期妊娠后必须使用类固醇激素维持早期妊娠。我们报道 POF 患者接受卵子捐赠妊娠后胎盘滋养叶细胞产生的 E_2、黄体酮分别始于人妊娠6~7周，雌三醇从妊娠9~10周开始稳定在孕中期正常妊娠范围内。由此我们建议采用低剂量、

短疗程天然类固醇激素替代或补充治疗：EV 2～4 mg/d，黄体酮 40～80 mg/d，剂量和疗程方案可以个体化；妊娠 7～9 周超声发现胎心搏动后，可以开始药物减量，至妊娠 10～12 周停药。

十一、并发症

经卵子赠送获得妊娠的妇女产科并发症发生率相对较高，其主要原因是高龄和多胎。中、重度妊娠高血压综合征和先兆子痫发病率较高，机制尚不清楚。应引起产科医生的高度重视，一旦妊娠应尽早给予足够的围生期监护与治疗，并强烈建议双胎或多胎妊娠在妊娠早期进行减胎处理。

（狄　娜）

第五节　辅助生殖技术的并发症及其安全性

一、辅助生殖技术并发症

（一）促排卵引起的并发症

1. 卵巢过度刺激综合征

卵巢过度刺激综合征（ovarian hyperstimulation syndrome，OHSS）是辅助生殖技术应用过程中最常见、最严重的并发症，轻者仅表现为卵巢囊性增大，重者有腹腔积液、胸腔积液形成，血液浓缩，电解质紊乱，肝、肾功能受损，血栓形成，组织栓塞，甚至死亡。

OHSS 是一种明确的医源性疾病，继发于促排卵药物的应用后，发生率 0.6%～14%，最常见于辅助生殖技术中控制性超排卵（controlled ovarian hyperstimulation，COH）的应用。OHSS 起病快，发病时病情可以很严重，但却是一种自限性疾病。如果未发生妊娠，通常 10～14 日可自行缓解。如果辅助生殖周期发生妊娠，则 OHSS 发生率明显增加，大多增加 4 倍以上，且病程延长至 20～40 日，症状明显加重。

（1）发病机制：OHSS 的发病机制至今尚未阐明，但必然在 COH 过程中注射 hCG 后发生，同时其病情加重和缓解也与体内的 hCG 水平密切相关，因此，hCG 可能通过某些物质引发 OHSS 的发病，但是具体的机制尚未阐明。

1）血管内皮生长因子（vascular endothelial growth factor，VECF）：VEGF 是一种糖蛋白，可刺激血管内皮细胞增殖，新生血管形成，使血管通透性增加。VEGF 已经被证实为引发 OHSS 的最可能的中介物质之一。在 COH 过程中，促性腺激素（Gn）和人绒毛膜促性腺激素（hCG）的相继作用，使体内血管内皮细胞和中性粒细胞活化，释放包括 VEGF 在内的多种血管活性介质，血管通透性增加，血管内液体渗漏至第三间隙，导致水电解质紊乱、血容量不足、脏器灌注不足、器官功能障碍、浆膜腔积液，从而出现 OHSS 典型的病理生理改变。

2）卵巢肾素—血管紧张素系统：COH 妇女卵泡液中含有完整的肾素—血管紧张素系统，即不仅含有肾素原和活性肾素，还含有血管紧张素转移酶、血管紧张素 I、血管紧张素 II 及血管紧张素原等物质；而且血浆总肾素水平与 OHSS 严重程度有关。黄体生成素（LH）和 hCC 已被证实可启动肾素基因表达，使全身微动脉收缩，促进血管新生、血管通透性升高。

3）其他 OHSS 中介物：高浓度的雌激素与 OHSS 的发生密切相关已成为公认的事实，但具体的分子机制未明。另外，与毛细血管通透性增加有关的一组物质包括内皮素-1、炎性细胞因子等，均已证实在 OHSS 患者的血浆、卵泡液及腹腔液中含量增高，提示这类物质可能参与 OHSS 的发生过程。

（2）临床表现：针对 OHSS 的分类，临床上应用较多的是 Golan 5 级分类法（表10-1）。后来 Navot 等在实验室检查基础上将严重 OHSS 进一步分为重度和极重度（表10-2）。按照 Golan 的分类，实行 COH 的妇女绝大部分有不同程度的 OHSS 的发生，对中度及以下的 OHSS 患者而言，仅需注意是否进展成重度，而真正需要关注的是重度 OHSS 患者。

按发生时间不同，OHSS 的临床类型分为两种：一种为早发型，于注射 hCG 后 3~7 日发生，病程 7~10 日，其发生与外源性 hCG 使用有关；另一种为晚发型，于注射 hCG 后 12~17 日发生，病程 15~45 日，其发生与内源性 hCG 升高有关，多合并妊娠。早发型往往为自限性，对症处理后多可缓解。晚发型与妊娠相关，病程进展迅速，病情较重，病程长，因合并妊娠，处理难度较大。也有部分患者早发型自限，妊娠后又发生晚发型 OHSS。

表 10-1 Golan 分类法

级别	OHSS		
	轻度	中度	重度
1	腹胀不适		
2	1 级症状加恶心		
	呕吐及或腹泻		
	卵巢增大，直径 5~12 cm		
3		轻度症状加超声发现腹腔积液	
4			中度症状加临床腹腔积液征及（或）胸腔积液或呼吸困难
5			所有上述症状加上血容量减少，血液浓缩，血黏度增加，凝血异常，肾灌注减少，肾功能减退

表 10-2 Navot 重度与极重度分类

重度	极重度
不同程度卵巢增大	不同程度卵巢增大
大量腹腔积液和（或）胸腔积液	张力性腹腔积液和（或）胸腔积液
血细胞比容>45%或较基础值增加 30%以上	血细胞比容>55%
白细胞计数>15×10⁹/L	白细胞计数>25×10⁹/L
少尿	少尿
肌酐 1.0~1.5 mg/dL	肌酐≥1.6 mg/dL
肝功能异常	肾功能异常
全身水肿	血管栓塞症
	成人呼吸窘迫综合征

（3）预防和治疗：鉴于 OHSS 的发生与超生理剂量的促排卵药物的应用，以及最后促使卵母细胞发育成熟和排卵必须应用的 hCG 有关，因此对 OHSS 的预防应该开始于 COH 前。多年来学者们一直寻求某些与 OHSS 发病的有关因素，以期对 OHSS 发病进行预测。总结近年来多个研究报告的结果，目前认为发生 OHSS 的高危因素主要包括：①年轻、体重指数低的患者；②多囊卵巢疾病（polycystic ovary disease，PCOD）患者；③高胰岛素血症患者；④使用高剂量卵泡刺激素（FSH）的患者；⑤应用促性腺激素释放激素激动剂（GnRHa）调节的患者；⑥应用 hCG 黄体支持患者。根据以上这些发病高危因素，在辅助生殖 COH 周期中，对于存在上述情况的妇女，需引起高度关注，早期进行预防和相应的治疗。

1）OHSS 预防：施行 COH 前需要充分评估患者情况，明确是否属于 OHSS 高危人群，是预防 OHSS 的第一步，上述的高危因素中，最重要的是年轻、PCOS 患者，以及既往有 OHSS 发病史者。目前相对成熟的预防 OHSS 发生的方法如下。

减量或避免使用 hCG：由于 hCG 的使用与 OHSS 的发病有着明确的因果关系，临床学者一直在探索如何既阻断 hCG 这一触发点，又不影响卵子成熟及获卵的方法。研究证实，超促排卵周期使用 hCG 3 000~10 000 U 各个剂量进行促卵成熟，其获卵率、卵子成熟率、妊娠率无差异，但促发卵母细胞最后成熟的最低有效剂量目前仍未最后确定。相对较小剂量 hCG 既可触发卵子成熟，又可避免患者暴露于过大剂量 hCG 而发生 OHSS 的危险。某些情况下，如考虑即使注射小剂量 hCG 仍有发生 OHSS 的高度危险性，甚至可以不注射 hCG 而直接取卵，行卵母细胞体外成熟（in vitro maturation，IVM）。如高危迹象出现在卵泡直径 14 mm 前，应考虑取消周期。因此，减少 hCG 使用量成为降低 OHSS 发生率的可能方法之一。

改变 COH 方案：应用 GnRHa 调节也是促发 OHSS 的高危因素之一，对于高风险患者，不使用 GnRHa 进行垂体调节，采用促性腺激素释放激素拮抗剂抑制内源性 LH 峰，卵泡成熟后，利用 GnRHa 的起爆效应替代 hCG 促卵成熟，能够有效地阻止 OHSS 的发生。

减少 Gn 的使用量：Gn 的使用是超促排卵不可避免的环节，使用剂量选择体现了医师对于该患者卵巢反应性预测的准确性。剂量过低，未达到卵泡生长所需的 FSH 阈值，不能获取满意的卵泡数量和质量；剂量过高，过多卵泡生长，引起体内 E_2 水平过高，易诱发 OHSS。因此，对于具备 OHSS 高危因素的患者，应尽量减少 Gn 用量，避免体内 E_2 水平过高，是预防 OHSS 发生的措施之一。但如何选择 Gn 的最低有效剂量，需待对患者的个体化的评价。

口服避孕药（OC）预处理：多囊卵巢综合征患者由于体内较高的 LH 水平及对 FSH 刺激的高度敏感性，往往容易发生 OHSS，通过口服避孕药 2~3 周期的预处理后，可以降低患者体内雄激素及 LH 水平，可能有利于防止超促排卵中多卵泡生长和过高 E_2 水平导致的 OHSS 发生。

全胚冷冻：如果控制性超排卵过程中出现了优势卵泡及生长卵泡数目过多、获卵数≥19 个（不同中心对获卵个数达到多少须施行全胚冷冻的规定略有出入）、hCG 日 E_2 水平≥5 000 pg/mL 等情况，发生早发型 OHSS 风险很高。由于外源性 hCG 的作用持续 7~10 日，多数患者病情轻，在此期间进行对症处理易于缓解，可以控制病情进一步恶化。但一旦进行胚胎移植并妊娠，内源性 hCG 使得晚发型 OHSS 发生，且随着妊娠进展，病情加重并复杂化。因此，当患者存在 OHSS 高发风险时，进行全胚冷冻，待病情缓解再行解冻胚胎移植，是预防 OHSS 的一条有效途径。

暂停注射 Gn 方法（Coasting 法）：当控制性超排卵出现过多卵泡发育及过高 E_2 水平时，有学者采用暂停注射 Gn 的方法，期待部分卵泡停止生长及闭锁，降低体内 E_2 水平，期望达到降低 OHSS 发生的目的。具体方法：当 20%～30% 的主导卵泡直径>15 mm、总卵泡数>20 个、血清 E_2 值>2 500 pg/mL 时停止使用 Gn，当 E_2 值降至安全范围、FSH 值降至 5 U/L 时即开始注射 hCG，可以部分阻止 OHSS 发生或降低其严重程度。但也有研究认为，采用 Coasting 方案会导致获卵子数下降、卵子的质量和胚胎的着床率下降，因此目前仍有争议。

其他：有学者认为，OHSS 高危患者在取卵前静滴白蛋白以预防 OHSS。白蛋白滴注可以提高胶体渗透压，避免液体进入第三体腔，但这一预防方法没有得到公认，不同学者对其疗效有不同评价。

2）OHSS 治疗：OHSS 发病机制未明，治疗上仅限于对症支持治疗，防治严重并发症发生。轻度 OHSS 在大多数 COH 周期出现，无须特殊治疗，中度 OHSS 患者应指导自我监护，早期发现重度 OHSS 迹象，包括体重检测、尿量估计、卧床休息以及摄入足够液体等。重度 OHSS 患者需住院治疗。

严密监护：重度 OHSS 患者住院期间严密监测生命体征，并记录 24 小时出入量；每日测量体重和腹围；每日测定白细胞计数、血红蛋白浓度、血细胞比容、电解质；定期测定凝血酶原时间、部分凝血酶原时间、肝肾功能等；呼吸困难或有肺功能损伤者应测氧分压、行胸片（已妊娠者需慎重，并做好防护）或胸部 B 超检查。

液体处理、血栓症预防及腹腔积液处理是重度 OHSS 治疗的三大要点。①液体处理：重度 OHSS 患者入院时由于处于低血容量状态，可以给予生理盐水静脉滴注（不推荐乳酸林格液，因患者往往处于低钠高钾状态），液体输注完毕后如至少有 50 mL 尿量，提示肾脏反应良好，可继续给予胶体液如低分子右旋糖酐补充；如生理盐水输注后肾脏反应不良，则停用晶体液，给予低容量高渗溶液滴注，最常用且效果最佳的是用白蛋白静脉滴注，充分扩容后给予呋塞米利尿。利尿剂的应用必须在充分扩容后进行，否则血液进一步浓缩，血栓形成的危险性增加。除了白蛋白，其他扩容剂还包括血浆、低分子右旋糖酐和羟乙基淀粉等。低分子右旋糖酐和羟乙基淀粉均是较好的血浆代用品，扩容效果较好，可降低白蛋白使用量，既能降低费用，又能降低使用白蛋白和血浆可能导致血源性感染的风险。一般胶体扩容剂的用量为 500～1 500 mL/d，静脉滴注。②血栓症预防：重度 OHSS 处于血液高凝状态，一旦发生血栓形成、脏器栓塞，后果将是致命的。因此，临床医师应熟知急性血栓症的症状和体征，并有恰当的诊断和治疗计划。入院后需监测凝血相关指标，除凝血酶原时间、部分凝血酶原时间等常用指标外，尚可监测血 D-二聚体水平。D-二聚体是交联纤维蛋白经纤溶酶水解后一种特异性的降解产物，凡伴有血液高凝状态及微血栓形成的许多疾病都可能导致 D-二聚体的增高，可作为弥散性血管内凝血（DIC）及 DIC 前期状态的诊断依据之一，因此，D-二聚体可作为预测血栓形成的重要指标之一。一旦监测过程中发现上述指标超标明显，建议使用低分子量肝素钙皮下注射对抗血液高凝状态。肝素使用过程中需要严密监测凝血相关指标，避免出血倾向。低分子量肝素钙具有以下优点：抗凝作用可以预测，勿需严密监测；半衰期较长，每日仅需给药 1～2 次；低分子量肝素钙诱导的血小板减少性紫癜少见；抗凝血因子作用强，而抗凝血酶作用弱。基于低分子量肝素钙的以上优点，在 OHSS 中广泛用于对抗血液高凝状态。③腹腔积液处理：腹腔穿刺放腹腔积液会引起大量蛋白的丢失，因此腹腔积液症状不是特别严重的可暂不行穿刺放腹腔积液。多数腹腔积液可以自行吸收，但以下情况需要进行腹腔穿刺放液：严重不适或疼痛；肺功能受损（呼吸困难、低氧分压、胸腔积液等）；肾功能受损（持续少尿、血肌酐浓度增加或肌酐廓清率下降）；血液浓缩已经纠正，但仍然少尿，考虑大量腹腔积液使肾静脉回流受阻所致等。

其他处理方法：近年来，中药治疗 OHSS 也成为中西医结合研究热点，中药具通利小便、恢复肾脏功能作用，药效持续和缓，如有妊娠还可同时安胎。另外，心理干预对于 OHSS 的治疗具有良好的辅助作用，医务人员的热情、真诚可以缓解患者对疾病的焦虑，帮助患者树立战胜疾病的信心。

OHSS 发病机制尚未阐明，故对本病的治疗缺乏有效的方法；严重 OHSS 危及生命，因此 OHSS 的预防非常重要，如用药前对 OHSS 高风险患者进行评估，恰当使用 COH 方案等。加强对 OHSS 病因和发病机制的研究，探索它们与 OHSS 发病的关系，为其有效的临床防治提供更加科学的理论基础，能更好预测、预防和治疗 OHSS，避免严重并发症发生。

2. 血栓形成

血栓形成多由超排卵引起，同时也是 OHSS 非常严重的临床表现之一。根据文献报道，控制性超排卵深静脉血栓发生率为 0.04%。以颈部静脉、颅内动静脉多发，也可发生于上下肢深静脉。

（1）发病原因和机制：控制性超排卵引起的高雌激素水平，导致血液出现高凝状态，是诱发血栓形成的关键原因和机制。OHSS 导致的血液浓缩和凝血机制的失衡也是引起血栓形成的重要原因和机制；患者局部的解剖异常、合并系统性红斑狼疮、抗磷脂抗体综合征等也是易发生血栓症的高危因素。

（2）临床表现：国内控制性超排卵后发生血栓的报道较国外明显少，近年来有增高趋势。对于控制性促排卵后并发重度 OHSS 的患者尤其需要提高警惕。对于患者主诉头痛、颈肩痛、四肢疼痛均不能轻易放过，需严密观察，及时进行相关检查并及时处理。对于高度怀疑下肢深静脉血栓者，进行下肢静脉的多普勒超声检查可以帮助早期诊断。

（3）预防：对高危患者的严密观察是预防的关键步骤，另外高危患者使用阿司匹林也是一种预防措施。近年来，临床上观察到 ART 周期中对高危患者在取卵后早期应用低分子量肝素钙是有效预防血栓症的措施。

（4）治疗：血栓形成的治疗方法包括抗凝、溶栓、终止妊娠等。

治疗深静脉血栓的主要目的是预防肺栓塞，特别是病程早期，血栓松软与血管壁粘连不紧，极易脱落，应采取积极的治疗措施。

抗凝的目的是防止血栓增大，并可启动内源性溶栓过程。肝素 5 000～10 000 U 一次静脉注射，以后以 1 000～1 500 U/h 持续静脉滴注，其滴速以激活的部分凝血活酶时间（APTT）2 倍于对照值为调整指标。随后肝素间断静脉注射或低分子量肝素钙皮下注射均可。用药时间一般不超过 10 日。华法林在用肝素后 1 周内开始或与肝素同时开始使用，与肝素重叠用药 4～5 日。调整华法林剂量的指标为 INR（国际标准化凝血酶原时间比值）2.0～3.0。

血栓形成早期应用尿激酶等进行溶栓治疗，可促使尚未机化的血栓溶解，有利于保护静脉瓣，减少后遗的静脉功能不全。

终止妊娠：妊娠发生静脉血栓的危险度比正常状态高出 2～4 倍，如果 OHSS 妇女处于妊娠状态，则发生静脉血栓的危险度会更加剧。且妊娠状态下限制了多种药物的使用。因此，对于出现严重的血管栓塞症状，经过积极治疗，病情无明显改善的，可考虑终止妊娠。

3. 卵巢扭转

辅助生殖过程中，控制性超排卵可引发卵巢增大、质地不均匀。剧烈活动、突然排空膀胱、肠蠕动活跃、妊娠后子宫增大等情况，均可能导致卵巢向同一方向扭转，不能复位，从而发生卵巢扭转，其发生率约为 0.1%。

（1）临床表现和诊断：患者有超促排卵史；体位突然改变；突发下腹疼痛，局限于患侧，可放射至腰腿部，可伴恶心、呕吐；超声示卵巢增大，卵巢血管多普勒无血流信号；下腹部压痛和不同程度的肌紧张、反跳痛。卵巢扭转是一种排除性诊断，需要与其他外科急腹症，宫外孕破裂等疾病相鉴别，排除上述疾病并结合患者病史，才能作出卵巢扭转的诊断。

（2）治疗：治疗原则为早期诊断、早期治疗。轻度患者可改变体位，待卵巢自然复位。重度患者首选手术治疗，先保守复位，观察卵巢血运的恢复情况，当卵巢出现坏死时才行切除术。另外腹腔镜或阴道超声下卵巢囊肿抽吸，减小卵巢体积，减轻重量，待自然复位，也是一种选择方案。

（二）穿刺取卵引发的并发症

1. 盆腔内出血

穿刺取卵引发的盆腔内出血发生率约为 0.07%。

（1）发生原因：凝血功能障碍导致卵巢穿刺针眼出血，卵泡腔内出血，误穿盆腔大血管，穿刺针划伤卵巢表面或盆腔脏器表面。

（2）临床表现：腹痛、腹胀、无力、恶心、呕吐；下腹压痛及反跳痛，移动性浊音阳性；血压下降、脉搏增快；超声可见盆腔积液或不规则混合型回声。

（3）治疗：少量出血可给予止血药、补充血容量、卧床休息，观察生命体征；大量不可控制的内出血则应立即开腹手术探查止血。合并血液系统疾病患者应寻求专科协助治疗。

2. 盆腔感染

穿刺取卵后盆腔感染发生率为 0.4%~1.3%。

（1）发生原因：穿刺时将阴道的病原菌带入盆腔和卵巢，曾患盆腔炎性疾病未治愈，损伤肠管引发的病原菌感染。

（2）临床表现：盆腔感染临床表现多样，主要表现为炎症所致的腹痛、发热、白细胞增多、红细胞沉降率加快和 C 反应蛋白升高、直肠子宫陷窝或附件区包块（输卵管脓肿，盆腔包裹性积液等）。

预防措施：IVF 前进行充分的阴道准备，包括常规妇科检查、阴道微生物检查、必要的阴道清洁治疗等；取卵时避免多次经阴道穿刺。

（3）治疗：静脉应用抗生素；脓肿引流；取消移植，胚胎冻存。

3. 脏器损伤

包括阴道撕裂伤、膀胱出血、肠管损伤、输尿管损伤、盆腔神经损伤、腰椎损伤等，可根据各脏器功能障碍情况进行诊断和治疗。

4. 尿潴留

辅助生殖技术手术后，少数患者膀胱内积有大量尿液而不能排出，即尿潴留。

发生原因可能有：取卵术后疼痛，不敢排尿；移植术后对胚胎是否会排出的焦虑、窘迫不能排尿；膀胱损伤致膀胱内积血，阻塞尿道不能排尿；输尿管损伤等。

处理：IVF 术前加强患者教育，术中术后加强心理护理，进行心理疏导，采用物理疗法，热敷下腹、会阴部，流水声诱导，膀胱前壁、底部轻柔按摩数十次。对于以上措施均不能缓解，有强烈尿意、腹胀难忍、叩诊膀胱充盈平脐者，可采用导尿术。发现血尿时及时判断出血来源，及时进行导尿膀胱冲洗等处理。

（三）微生物污染和交叉感染

在辅助生育实验室中，配子和胚胎的培养需要严格无菌的条件。但由于阴道和射出精液均非无菌环境，绝大部分配子和胚胎的培养液都添加了抗生素以降低微生物污染的危险性。即使这样，配子和胚胎在培养过程中被污染的情况仍不能完全避免。有报道，11 000 多个 IVF 周期中，95 个周期发生了培养皿污染（0.86%），而 ICSI 周期均未发生污染。造成污染的微生物主要为对抗生素耐药的大肠埃希菌（E. coli）和念珠菌。为降低污染发生的风险，实验室的每一个步骤都必须在严格的无菌操作规范下进行。此外，对污染风险较高的周期，采取 ICSI 可能会降低污染发生的概率。

在辅助生育治疗过程中，不育夫妇携带病毒可能造成的交叉感染一直是值得担心的问题。曾有供精人工授精导致 HIV、HBV、HCV 感染的报道。也有动物胚胎导致牛病毒性腹泻病毒感染的报道。因此，辅助生育治疗中建立了一系列规定，在开始治疗前对不育夫妇进行病原体的筛查，对病原体的阳性的标本进行单独处理、培养，严格按照无菌操作规范对胚胎和配子进行处理等。胚胎和配子的冷冻储存也被认为是病原体交叉感染的一个可能来源。大部分微生物能够耐受液氮的低温（−196 ℃），而胚胎和配子的冷冻过程中添加的冷冻保护剂对微生物也起到了保护作用。而冷冻过程中的一些因素，如胚胎未经充分漂洗、透明带破损、使用开放性载体等可能会增加交叉感染的风险。最近有研究者对 HIV、HBV、HCV 阳性患者的标本进行培养和玻璃化冷冻（开放性载体）后，取培养液和液氮标本检测病原体，均为阴性。

（四）辅助生殖妊娠后并发症

1. 异位妊娠

自然妊娠发生的异位妊娠率为 1.9%，而 IVF 妊娠周期异位妊娠发生率为 2.1%~9.4%。

（1）发生异位妊娠的危险因素。

1）输卵管积液：逆流冲刷，干扰胚胎正常种植过程；积液导致输卵管腔增大，胚胎易进入；积液内有毒物质损伤内膜容受性，胚胎游走于输卵管种植；积液合并感染，损伤内膜容受性，胚胎游走于输卵管并种植。

2）输卵管手术史，使进入输卵管的胚胎无法回到宫腔。

3）胚胎质量不佳，不能及时种植于子宫内膜，而游走到输卵管。

4）子宫内膜厚度、形态异常，不适合胚胎种植，胚胎游走到输卵管种植。

5）促排卵药物使用：超生理水平的雌孕激素及二者的不协调性，导致输卵管蠕动强度、频率、方向改变；同时，超生理水平的雌孕激素及二者的不协调性，降低子宫内膜容受性。

6）移植多个胚胎，增加了胚胎种植于输卵管的概率。

（2）诊断：胚胎移植史、移植后 2 周血 hCG 值低，且无对数增长。移植后 3~4 周经阴道超声检查，宫内未见孕囊，附件区见混合型回声区，或附件区见妊娠囊或见原始心管搏动。值得注意的是，由于辅助生殖技术常多胚胎移植，应警惕宫内外同时发生妊娠，超声检查发现宫内妊娠囊后，认真地扫查附件区是非常必要的。

（3）预防。

1）提升胚胎移植的技术，如选择在超声引导下进行胚胎移植，避免刺激子宫引起宫缩，控制胚胎释放位置于宫腔中部，避免放置移植液过多、注液压力过高等。

2）IVF 术前积极处理输卵管积液，严重积液术前行输卵管近端结扎术、输卵管切除术，反复发作积液者，行抗感染治疗。

3）囊胚移植更符合胚胎发育及输送的生理时间，更易于种植于子宫内膜。

4）胚胎移植术后卧床时间长短与异位妊娠发生率无相关性；移植第 2 日或第 3 日胚胎与异位妊娠发生率无相关性。

（4）治疗：腹腔镜下输卵管切除术、药物保守治疗、开腹输卵管切除术等。

2. 流产

辅助生殖技术的流产发生率高达 5%~20%。所以，IVF 前应仔细查找流产相关原因，尽量避免流产发生。

（1）原因：首要因素为年龄。随着年龄增加，卵母细胞数量减少，质量下降，染色体异常发生率增加；年龄增加，子宫内膜对性激素反应有不同程度下降，内膜容受性下降。男方年龄≥40 岁也是一个重要危险因素，这可能与精子质量下降有关。

既往流产史可作为预测流产的重要指标。有资料显示，有 1 次流产史者 IVF 流产率为 20%，2 次流产史者 IVF 流产率为 26%，3 次流产史者 IVF 流产率为 34%。

其他因素：支原体、衣原体、单纯疱疹病毒、巨细胞病毒感染、多囊卵巢综合征、肥胖、胰岛素抵抗、胚胎质量差、子宫内膜异位症、抗磷脂抗体阳性、凝血功能异常等也是导致流产的相关因素。

（2）预防：查找并处理既往流产原因；改善内分泌环境：胰岛素增敏剂、控制性超排卵周期避免过高 E_2 水平；减少不必要的宫腔操作；黄体酮联合雌激素黄体支持；改善胚胎培养环境、提高胚胎质量等。

3. 产科并发症

辅助生殖技术是否引起母体的妊娠并发症，包括前置胎盘、先兆子痫和胎盘早剥等的发生率增加，目前尚无定论。但近年来，已有多项研究指出，不管是 IVF 单胎，还是 IVF 双胎，与自然妊娠的单胎或者双胎比较，产前出血、前置胎盘、妊娠期高血压、胎盘早剥的发生率均明显增加。这可能与辅助生殖过程中的一些操作有关。如胚胎移植过程中存在较多的阴道和宫颈操作；精卵细胞和胚胎均经历体外培养阶段，妊娠和绒毛膜发育起始于体外培养，这种胎盘早期的发育环境改变和本身异常发育会导致这些胎盘相关性并发症的发生率增高。最近，也有学者提出 ART 妊娠发生产前和产后出血的概率增加，其发生与超促排卵、子宫内膜异位症、激素应用等因素相关，因此推测胚胎种植前后子宫内环境的改变是引起后期妊娠并发症的关键因素。虽然也存在一些相反的观点和认识，但是加强对 ART 孕妇的孕期监测和管理十分必要。

4. 卵巢肿瘤

近年来，已有流行病学调查及临床资料分析结果显示，卵巢肿瘤的发生可能与促排卵药物的使用有关。1982 年 Bamford 报道了与促排卵有关的浸润性卵巢上皮癌，此后一些流行病学调查也发现使用诱导排卵药物的不孕妇女与非不孕妇女相比，发生浸润性卵巢癌和交界性卵巢肿瘤的机会均增加，也有报道促排卵药物的使用仅明显增加卵巢交界性肿瘤的发生率，不明显增加浸润性卵巢癌的发生。但是，是不孕症本身还是不孕治疗导致卵巢肿瘤的发生目前尚无定论。也有很多学者提出，不孕可能是卵巢肿瘤发生的独立危险因素，而促排卵药物的使用与卵巢肿瘤的发生无明显相关性。一些流行病学研究表明，促排卵药物的使用与侵袭性卵巢癌的发生无明显相关性。因此，迄今为止还不能得出一个明确的结论，不孕症本身主要涉及排卵障碍性疾病导致的不孕，还是不孕治疗过程中的促排卵药物的应用可能促进卵巢肿瘤的发生？或者两者无明显的相关性？

约 94% 卵巢癌起源于卵巢的表面上皮，卵巢癌患者通常具有以下特点：平均妊娠次数较少，不孕妇女发病率较高，未产妇卵巢恶性肿瘤发病率为已生育妇女的 1.3~2.5 倍，不孕症患者为已生育或未分娩妇女的 1.8~6.5 倍。妊娠可能保护妇女免患卵巢癌，每次妊娠使卵巢癌发生的危险减少 10%。产后母乳喂养妇女可获得最大的保护作用。产次增加与卵巢癌发生呈负相关。口服避孕药对卵巢癌的发生具有保护作用。上述特点揭示了不孕症或者促排卵治疗与卵巢癌存在某些潜在的联系。目前已提出 4 种不同假说，从不同切入点对其可能性进行阐述。

（1）持续排卵假说：持续排卵假说是最为广泛被接受的假说。该学说认为，反复排卵导致的卵巢表面上皮不断受到损伤，而排卵破口需要通过细胞分裂、增殖进行修复。在修复过程中，卵巢上皮细胞可能发生突变或使已发生突变的细胞增多，这样卵巢发生恶性转化的机会增加。

（2）高促性腺激素持续刺激假说：除了持续排卵假说外，也有学者认为，卵泡持续暴露于内源性和外源性促性腺激素的环境可直接导致肿瘤产生。无排卵或者不孕患者长期使用促排卵药物，持续刺激卵巢引起多卵泡生长和雌激素水平的升高是卵巢癌生长的危险因素之一。

（3）激素假说：卵巢肿瘤组织存在雌激素受体，雌激素能够刺激含有雌激素受体的细胞增生；应用雌激素补充治疗已被证实能够增加卵巢癌的发生率。雄激素能使卵巢癌的发生率增加，在灵长类动物和人的卵巢网状上皮细胞中都检测到了雄激素受体表达。以雄激素水平升高为显著特征的 PCOS 患者升高的雄激素可能导致卵巢上皮癌的危险性增加。

（4）炎症反应假说：认为排卵过程类似于炎症反应的过程，具有炎症反应白细胞渗透、炎性介质产生和广泛组织学改变的特点，因此又称炎症假说。

根据现有证据，目前还不能确定使用促排卵药物和卵巢癌之间存在必然的关联。随着医学科学的进展，潜在恶性肿瘤的发现率不断提高，不孕症、促排卵药物应用和卵巢肿瘤之间的潜在联系备受关注。因此，有必要进行长期和大样本的随访，以及应用先进的分子生物学方法，评估促排卵药物长期作用和卵巢癌之间的内在联系及机制。对原发性不孕妇女卵巢肿瘤的危险性应该给予特别关注。

二、辅助生殖技术子代安全性

（一）辅助生殖技术子代先天性畸型和染色体异常

大多数 ART 调查报道，IVF 不增加子代先天性畸型和染色体异常的风险，IVF 妊娠先天性畸型率为 1.5%~6.6%，染色体异常率为 0.6%~3.5%，与普通人群的发生率相似。而 ICSI 轻微增加新发的性染色体异常和体染色体结构异常，轻微增加遗传性的体染色体结构异常（主要遗传于父亲），这可能与父方的遗传背景有关。

PGD 技术应用可有效避免带有遗传病患儿出生，为优生优育提供新的方法。但 PGD 过程对胚胎进行显微操作是否会引起胚胎所处微环境波动尚不明确；另外，活检是一种创伤性的操作，虽不会影响其发育潜能，但易使胚胎发育延缓，从而对 PGD 出生子代产生影响。目前关于 PGD 妊娠后的随访资料十分有限，需进一步搜集随访资料进行统计分析。

（二）辅助生殖技术与子代表观遗传疾病

辅助生殖技术安全性的研究已经扩展到其对破坏基因表观遗传规律所引发的罕见疾病的研究上来。Beck With-Wiedemann 综合征（BWS）和 Angelman 综合征（AS）是两种最常见的表观遗传异常综合征，在自然妊娠子代中罕见。多项研究报告指出，ART 出生由基因印迹缺陷导致的 BWS 和 AS 患病率明显升高。2003 年的一项调查发现，ART 子代中 BWS 发生占 BWS 总发现例数的 4.6%（3/65），明显高于同时期 ART 的占总出生人口的比率（0.76%）。这项发现引起了广泛的关注。同年有学者对 149 例 BWS 患者进行调查，发现 60 例来自于 ART（占 40%）。此后的多项研究均支持这一结论。对这些病例进行进一步研究发现，部分患者存在 LITI 和 H19 基因印记异常，也有发现母源性等位基因 KvDMR1 区域的甲基化丢失。AS 为一种罕见疾病，其自然发生率为 1/15 000，其中 70% 由染色体 15q 缺失引起，不到 5% 的病例发生印记异常。而通过 ICSI 技术获得的子代中已经报道了多例 AS，且通过进一步研究证实，其与染色体 15q11-q13 上 SNRPN 基因印记异常有关，而非 DNA 基因序列改变或突变引起。因此，ART 出生后代中的罕见表观遗传病的发生率增高提示 ART 子代可能存在表观遗传方面的改变。

（三）辅助生殖技术与子代胚胎源性疾病

胚胎源性疾病（embryo-fetal origin of disease，EFOD）是因配子发生和胚胎发育异常引发的子代出生后不良健康状态，既可表现为发育迟缓和出生缺陷，也可表现为儿童和成人期糖尿病、心血管病等慢性疾病，甚至可能影响生育及出现隔代不良遗传风险。

胚胎源件疾病的概念是在“胎儿源性疾病”概念的基础上提出的。胎儿和父母因素在成人期疾病发生发展中的重要性已得到了公认，不断有新发现证实冠心病、高血压和糖尿病等重大疾病具有胎儿起源性。具有胎儿起源性的疾病统称为“胎儿源性疾病”。1996 年英国学者 Barker 提出的“胎儿源性成人疾病”学说。Barker 等通过大量的流行病学调查分析后发现，冠心病死亡率、糖耐量异常和糖尿病的发生率均随着新生儿出生体重降低而增高，随后，欧洲、北美和亚洲等地区的 80 余项超过 50 万不同性别、不同种族人口的调查证实了低出生体重与成年后冠心病、高血压等心血管疾病及糖耐量异常、肥胖和 2 型糖尿病的发生显著相关，研究还指出宫内营养不良引起的低出生体重是导致心血管疾病和糖尿病的独立高风险因素。然而，与胎儿发育相比，配子的发生和成熟历时数十年，受潜在危害的作用时间更长；受精及胚胎期（受精 6 周内）处于表观遗传重编程和细胞快速分化及器官形成期，是环境干扰致病的最敏感阶段，配子或胚胎阶段对不利因素作出的适应性反应更易诱发机体器官功能和结构的永久损害，而出现程序性的、与生长发育相关的成人糖尿病和心血管病等重大疾病。基于上述认识，2010 年 Motrenko 提出了"胚胎源性疾病"的概念．他认为配子和胚胎发育异常有可能会引发出生后不良健康状态。在此概念提出的基础上，近年来，对于胚胎源性疾病发生机制的研究逐渐成为热点。

ART 是以体外受精—胚胎移植为核心获得新生命的技术，ART 有诱发子代胚胎源性疾病的高危因素，包括以下几方面。

（1）ART 的大部分操作均为非自然或侵入性的干预，干扰自然受精过程，涉及药物超促排卵、体外受精、胚胎体外培养和胚胎冻融等。

（2）ART 作用于配子发生或成熟、胚胎早期发育等敏感时期，特别是排卵前的卵子成熟阶段、受精、围着床期、胚胎发育早期（受精 6 周内）及胎儿生殖细胞发生（生殖嵴发育）阶段。这些时期胚胎经历广泛重编程阶段，任何不良干扰都可能引起表观遗传修饰改变，从而导致基因印记异常和非印记基因表达异常，引发健康问题，有诱发胚胎源性和胎儿源性疾病的高风险。

（3）ART 子代低出生体重、早产、小于胎龄儿较自然出生子代显著增加。国内外流行病学调查证实，ART 子代低出生体重儿是自然出生子代的 1.5~3 倍，早产率、小于胎龄儿明显增加；已经证实 ART 对胎盘有负面影响，可能造成胎盘发育不良和功能障碍而影响胚胎氧和营养供给，从而对胚胎生长发育产生不利影响，其直接结局将表现为低出生体重。而低出生体重是公认的致高血压、糖尿病等胚胎源性疾病的独立高风险因素。

（4）ART 违背人类生殖优胜劣汰规律，使得带有严重不良遗传背景及生殖内环境的"绝对不孕"患者，如父源性严重少弱畸精症和母源性严重排卵障碍疾病，如多囊卵巢综合征（PCOS）、子宫内膜异位症等患者得以生育，而这些疾病造成的不良生殖环境可能影响配子发生、胚胎发育，而加大出生子代患成人期疾病的易感性。

（5）所有 ART 技术均缺乏充分的临床应用前安全性评估研究，其出生子代的生长发育、代谢和生育力堪忧，如 ART 子代的出生体重偏低、极低体重儿及小于胎龄儿的风险显著增高、表观遗传疾病发病增加。

（6）ART 子代表观遗传修饰异常的风险显著增加，超促排卵作用于卵母细胞印记基因完成重编程的时期，着床前胚胎的体外培养恰施于基因广泛去甲基化的敏感阶段，这些 ART 干预极可能通过表观遗传修饰改变影响受精卵或胚胎形成及后续发育潜能，从而影响子代健康，发生相关疾病，甚至可能通过影响子代性腺而引起疾病的隔代遗传。

（7）小鼠实验已经证实，体外受精—胚胎移植可以诱发子代高血压和糖代谢紊乱，为 ART 诱发子代成年期疾病提供了直接的事实依据。

综上所述，ART 子代具有发生胚胎源性疾病的高风险。随着 ART 人口逐渐在出生人口中占据越来越大的比例，致力于评估 ART 子代发生胚胎源性疾病的风险，并探索可能的机制以保障 ART 技术的远期安全性已刻不容缓。

（狄　娜）

第六节 女性生殖能力的保护与保存

自然状态下，人类广义的生殖过程包括配子生成、配子输送、受精、胚胎运输、种植、宫内发育成熟等复杂过程。女性由于生殖生理和解剖的特殊性，是妊娠的主体，其生殖能力一直受到研究者的关注。随着辅助生殖技术研究深入，卵巢生殖功能成为女性生殖能力研究的重点。因此，目前狭义的女性生殖能力主要是指卵巢相关生殖功能。

一、女性生殖能力的影响因素

除年龄与遗传因素外，女性的生殖功能也受其他一些因素的影响。生殖系统疾病或全身性疾病、肿瘤治疗、环境污染、生活方式以及医源性等因素都可能对女性生殖能力造成影响。

（一）理化因素

1. 放射损伤

盆腔放射治疗对各年龄段的患者卵巢均造成 DNA 辐射损伤，损伤程度因患者年龄、照射部位、辐射量而异。40 岁以下患者对辐射损伤的耐受性较强，20 Gy 辐射可导致卵巢功能衰竭，而年龄更大者，6 Gy 就可导致卵巢功能衰竭。

2. 化疗损伤

恶性肿瘤、自身免疫性或血液系统疾病的患者接受化，会损伤卵巢功能，其程度取决于患者年龄、化疗药物毒性和用药量。高龄患者较年轻患者更易出现永久性卵巢功能衰竭和绝经。

3. 环境污染物损害

近年全球，特别是我国环境污染情况加剧，食物安全不断敲响警钟。迄今已有上百种化学物质被证实具有生殖毒性。环境雌激素以激素受体激动剂或拮抗剂的作用方式，模拟或阻断靶细胞对相应激素的反应，引起卵母细胞染色体畸变、影响受精卵的发育和着床、干扰胚胎发育关键性基因的表达，导致胚胎发育及分化异常，使子宫内膜异位症、多囊卵巢综合征等发病率增加。

（二）卵巢手术和疾病

年轻未育的患者接受妇科手术后可能出现卵巢功能衰竭。例如，严重的卵巢子宫内膜异位囊肿剥除术后，损伤卵巢组织可能造成卵巢功能受损，甚至导致卵巢功能衰竭。此外，许多研究已经证实，腹腔镜下卵巢巧克力囊肿剥除术中电凝止血法易致卵巢储备功能降低。妇科手术切除子宫时切除了子宫动静脉的卵巢支或常规的子宫动脉栓塞术会非目标性地堵塞卵巢血管，使卵巢血供减少，引起卵泡退化，使激素产生减少或失调。另外，部分卵巢疾病，如子宫内膜异位症囊肿、卵巢肿瘤等会直接破坏正常卵巢组织，导致卵巢功能的直接损害。多囊卵巢综合征等内分泌疾病也降低了人群的生殖能力。

（三）自身免疫因素

学者们发现，卵巢早衰患者常合并其他内分泌腺体或系统的自身免疫性疾病。机体免疫系统的自我识别功能异常时，T 细胞或 NK 细胞及细胞因子介导自体免疫性疾病损伤，促进卵泡凋亡，削减卵巢储备。分子免疫学研究结果表明，部分卵巢早衰患者患有淋巴细胞性卵巢炎，但缺乏足够的证据及准确的诊断指标来确定卵巢疾病的自身免疫因素。

（四）感染

流行性腮腺炎性卵巢炎导致的 POF 发生率为 2% ~ 8%。近年来，严重盆腔炎症、衣原体、结核性感染导致生育障碍的发生率有所增加。

（五）代谢异常

半乳糖血症及黏多糖症等疾病，由于毒性物质堆积，造成卵母细胞损伤可引起女性卵巢功能减退。

（六）其他因素

因文化、经济、政治和宗教等社会因素影响生育计划的女性越来越多。在荷兰，一胎生育年龄平均为 29.1 岁，较 30 年前的 24.6 岁相比延期近 5 年的时间；34 岁后生育的人数增加 3 倍。

二、女性生殖能力的保护研究

如何保护人类的生育力是一个值得探讨的问题。有些因素，如年龄和遗传等，目前难以改变逆转。因此，生育能力的保护主要是改善外界因素对女性卵巢功能损伤。

1. 积极应对日益恶化的环境及食品问题

政府层面致力于共同努力减少环境、食物污染等手段被认为有利于保护女性的生殖能力。另外，个人健康的生活方式、生殖健康的宣教与饮食习惯也相当重要。

2. 药物保护

临床中更多情况是疾病状态，特别是肿瘤等疾病本身及相关治疗导致生殖力的下降。临床研究显示，化疗前接受药物预处理可缓解化疗药物对卵巢功能的不良反应。一般主张在化疗前使用 GnRHa 来保护卵巢功能。

3. 减少医源损伤

选择恰当的妇科手术治疗方式，以最大限度地保护卵巢功能。例如，腹腔镜中减少电灼电切损伤，行妇科手术时，不仅要注意保留卵巢组织，也还要注意尽可能保留卵巢血供。

三、女性生殖能力的保存研究

女性的生殖能力保存是建立在各种生殖细胞和组织的超低温冷冻保存的基础上的，目前主要方式有慢速程序化及玻璃化冷冻两种。1948 年，Audey Smith 等成功地使用甘油作冷冻保护剂使精子冷冻成功，已经较简便地为男性生殖提供了保险。但是由于女性生理和解剖的原因，其生殖力的保存变得复杂。目前女性生殖力保存研究主要集中在冷冻胚胎、卵子、卵巢组织的冷冻方面。

（一）胚胎冷冻

自 1983 年 Trounson 等应用冻融人类胚胎移植并成功获得婴儿出生以来，胚胎冷冻已作为辅助生殖技术的常规手段。40 余年来，胚胎冷冻技术不断发展完善，也是被北美生殖医学委员会认可的临床可开展的生殖能力保存方法。但是，对于恶性肿瘤患者来说，在进行肿瘤治疗前，常没有足够的时间进行 IVF 治疗。

（二）对女性卵子进行冷冻

胚胎冷冻技术目前相当成熟，然而受到伦理、法律及宗教的制约。对未有固定伴侣患者来说，卵子冷冻是更合适的选择。近年来由于玻璃化技术进展，卵子冷冻的效率逐渐提高，目前冷冻成熟 MⅡ 卵子妊娠率已接近新鲜卵子。

1. 成熟卵子冷冻

1986 年，Chen 等利用冷冻后的 MⅡ 期卵子受精获得成功妊娠并分娩一健康后代。但其后进展缓慢，每冷冻卵子获得成功妊娠的概率低于 5%。其中主要的技术困境是慢速冷冻对成熟卵子的纺锤体、染色体和细胞骨架的损伤。近年采用玻璃化冷冻卵子，复苏率明显提高。目前不同文章报道的卵子冷冻复苏率不同，主要由于使用的冷冻剂、冷冻方案、使用载体和操作娴熟度等差异导致。

但是，大多数肿瘤患者在进行大剂量放化疗前并无足够时间进行超促排卵获得足够卵子进行冷冻；某些疾病更是超促排卵禁忌的。所以使此技术的实用性得到限制。

2. 不成熟卵子冷冻

由于人类成熟卵子（MⅡ 期）的获取需进行较长时间的超排卵过程，并可能出现减数分裂的错误等，人们尝试进行 GV 期不成熟卵子超低温冷冻研究。GV 期卵子染色体由生殖泡核膜包裹，冷冻对其染色体影响相对较小。然而，目前的卵子体外成熟技术尚不完善，因此要获得成功妊娠很不容易。Tucker 等于 1998 年报道，用不成熟卵冷冻获得妊娠并分娩一健康婴儿。

（三）卵巢组织冷冻

由于获得成熟卵子的数目有限，卵巢组织冷冻保存逐步成为研究的重要方向，特别是对于年轻的女性肿瘤患者及有高度卵巢早衰倾向人群。女性卵巢内原始卵泡数目随着女性年龄增长逐渐减少，如图 10-1 所示，应及早进行卵巢组织冷冻，保存生育能力。卵巢组织冷冻已经有 200 多年的历史了，但到了 20 世纪才有长足的发展。

四、冻融后卵巢组织的临床应用

随着卵巢组织冷冻保存技术的进展，人们逐步在肿瘤患者中开展了卵巢组织移植的临床服务。在比利时、以色列、瑞典、美国、澳大利亚、韩国、德国、丹麦、意大利、中国等国家许多学者报道了本领域的研究和应用。

目前，冻融后卵巢组织临床应用主要是进行自体原位和异位移植，并且已经取得令人瞩目的成果。卵巢组织冷冻保存、自体移植等基本步骤如图 10-2 所示。Rosendahl 等报道，卵巢组织自体移植后患者体内高的 FSH 呈持续下降趋势（图 10-3）。不仅如此，2004 年 10 月，比利时学者 Donnez 等报道了首例使用冻融后卵巢组织原位移植回 Hodgkin 淋巴瘤患者体内，通过自然受孕获得分娩。2005 年 7 月，Meirow 将卵巢组织原位移植回一名化疗后出现卵巢早衰的非 Hodgkin 淋巴瘤女性体内，结合体外受精，胚胎移植技术使其成功妊娠分娩。通过异位移植，2006 年 8 月 Rosendahl 等报道了一例经卵母细胞质内单精子显微注射技术后生化妊娠。截至 2012 年 7 月前，解冻后人类卵巢组织自体移植至少有 16 名健康婴儿诞生的报道。

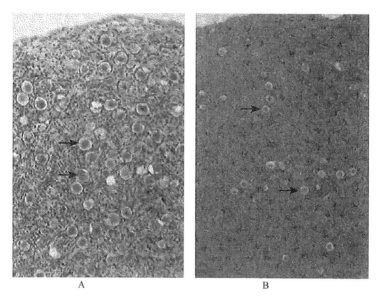

图 10-1　原始卵泡数目随着年龄增长而减少

注　本图显示行卵巢组织冷冻的患者的卵巢组织，年龄分别为 8 岁（A）、22 岁（B）。箭头所示为原始卵泡。

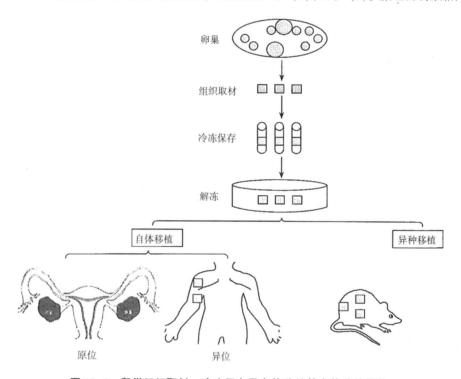

图 10-2　卵巢组织取材、冷冻保存及自体移植等自体移植周数

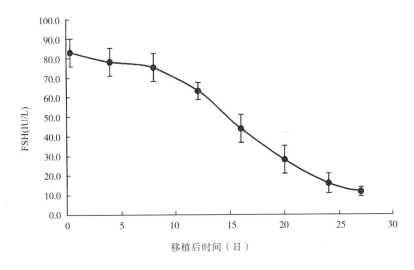

图 10-3　12 名妇女行冻融卵巢组织自体移植后 FSH 的浓度 $(\overline{x}+s)$

　　虽然卵巢组织冷冻取得令人瞩目的成果，但是进行上述自体移植也遇到一些问题。例如，肿瘤微病灶再种植和移植组织缺血再灌注等问题目前仍然没有很好解决。为解决相关问题，许多学者进行了解冻后人类卵巢组织的异种移植和体外培养的研究，并积累了许多重要的科研资料。但其中遇到的困难是不少的，仍然需要深入的研究和总结，以提高人类卵巢组织冷冻技术在广大患者中应用的安全性和有效性。此外，整个卵巢带蒂冻存的探索性研究也在进行中，并在动物和人类中都取得了一定的成功，但现存技术距离临床应用还有相当大的距离。

　　上述女性生殖力保存的手段按照患者具体情况适当运用，Huser 等在实践中认为可以联合使用多种保存方式，尽最大努力保存肿瘤患者生殖力。现阶段女性生育能力保存技术的优缺点比较，见表 10-3。

表 10-3　女性生育能力保存技术的优缺点

保存技术	主要的优点	主要的缺点/局限性
胚胎冷冻	技术成熟、效果明确	需要精子，限于已婚女性；需要时间进行超排卵、体外受精获得胚胎
卵子冷冻	不需要精子	需要时间进行超排卵，不适用于青春期前的儿童，在有限时间内可冻存的卵子数目有限
卵巢组织冷冻	不需要等待时间	需要手术取得卵巢组织
	没有年龄的最低限制	冻存卵巢组织中可能混杂癌细胞，安全性限制了冻融组织临床应用
	自身移植可自然妊娠及重复妊娠	卵巢组织及卵泡体外培养在近期不太可能应用于临床

五、人类卵巢组织的冷冻保存方法

　　1996 年 Hovatta 和 Newton 等率先开展人类卵巢组织冷冻保存研究。此后研究者们不断完善相关技术。卵巢组织冷冻主要分为慢速程序化冷冻和玻璃化冷冻，现时报道的冻融卵巢组织原始卵泡形态正常率在 70%~90%。

(一)卵巢组织片的预处理

　　卵巢组织片在立体显微镜下用手术刀和眼科剪切成大约 5 mm×1 mm×1 mm 大小的卵巢

组织小条。所有髓质用手术刀片刮除。冷冻前卵巢组织处理是在室温下添加 5% HAS 的 Hepes 液中进行，所有操作尽量在 1 小时内完成。

（二）慢速冷冻法

目前卵巢组织冷冻方法逐步完善中，下面列举常用的一种卵巢组织慢速冷冻方法。

1. 液体成分

（1）冷冻液。

1）慢速冷冻保护液 1（SF1）：1.5M DIVISO+缓冲液。

2）慢速冷冻保护液 2（SF2）：1.5M DMSO+0.1M 蔗糖+缓冲液。

3）缓冲液：a-MEM 缓冲液+12%（v/v）HAS+100 U/mL 青霉素+100 μg/mL 链霉素。

（2）解冻液。

1）慢速解冻液 1（ST1）：0.25M 蔗糖+缓冲液。

2）慢速解冻液 2（ST2）：0.125M 蔗糖+缓冲液。

3）缓冲液：cx-MEM 缓冲液+12%（v/v）HAS+100 U/mL 青霉素+100 μg/mL 链霉素。

2. 步骤

（1）冷冻步骤。

1）室温下（22~25 ℃）将组织条转移到 SF1 中浸泡 5 分钟。

2）把组织条移到装有 1 mL SF2 的 1.8 mL 冷冻管中于 4 ℃平衡 30 分钟。

3）转到程序化冷冻仪进行程序化慢速冷冻。程序冷冻仪运行：①自 4 ℃始，-2 ℃/min 降到-8 ℃；②预先在液氮中预冷的镊子进行手工植冰，再在-8 ℃维持 10 分钟；③以-0.3 ℃/min 速度降温到-40 ℃；④以-30 ℃/min 速度降温到-150 ℃；⑤迅速投入液氮中保存。

（2）解冻步骤。

1）冷冻管在室温下晃动 1 分钟。

2）在 37 ℃水浴 2 分钟。

3）把组织条依次放入 ST1、ST2，液中浸泡 5 分钟重吸水。

4）将组织条在基础液中漂洗若干次，置培养箱中待后续处理。

（三）玻璃化法

由于卵巢组织比胚胎、卵子等体积明显增大，冻融时需要的温度变化控制要求更严格。部分适用于胚胎或卵子的玻璃化冷冻载体不一定适用于卵巢组织。目前人类卵巢组织玻璃化方法目前尚未有定论，研究方法众多，各家报道均可得良好的冻融效果，并各有优缺点。下面举例一种简易的无载体玻璃化冷冻方法供参考。

1. 液体成分

（1）冷冻液。

1）玻璃化冷冻保护液 1（VF1）：2.0M DMSO+0.1M 蔗糖+缓冲液。

2）玻璃化冷冻保护液 2（VF2）：2.0M DMSO+2.0M PROH+0.2M 蔗糖+缓冲液。

3）缓冲液：a-MEM 缓冲液+12%（v/v）HAS+100 U/mL 青霉素+100 μg/mL 链霉素。

（2）解冻液。

1）玻璃化冷冻解冻液 1（VW1）：0.5M 蔗糖+缓冲液。

2）玻璃化冷冻解冻液 2（VW2）：0.25M 蔗糖+缓冲液。

3）玻璃化冷冻解冻液 3（VW3）：0.125M 蔗糖+缓冲液。

4）缓冲液：α-MEM 缓冲液+12%（v/v）HAS+100 U/mL 青霉素+100 μg/mL 链霉素。

2. 步骤

（1）冷冻步骤。

1）VF1 溶液中浸泡 5 分钟。

2）VF2 溶液中浸泡 5 分钟。

3）立即吸取组织条到消毒好的巴氏管管口。

4）轻轻晃动让含组织的液滴直接滴入经灭菌处理的盛有液氮的浅容器中（最好为深颜色）。

5）使用经过预冷的镊子在液氮中将含组织小滴收集装到无菌冷冻管中，置液氮罐保存。

（2）解冻步骤。

1）用镊子将冻存的组织滴由冷冻管里取出立即浸泡于 38 ℃的无菌 PBS 液中水浴。

2）缓慢晃动，直到表面的冰层近乎完全溶解。

3）再将组织迅速移到 VW1 溶液中置于室温下 5 分钟。

4）接着室温下依次在 VW2、VW3 溶液中各 5 分钟。

5）将组织条在基础液中漂洗若干次，置培养箱中待后续处理。

六、女性生殖能力保存的生物学安全性

随着辅助生殖相关冷冻技术不断发展，从纯粹不孕不育的治疗到实现保存生殖能力、恢复生殖能力的目的，胚胎冷冻、卵母细胞冷冻和卵巢组织冷冻技术不断完善。但是人卵母细胞冷冻技术和卵巢组织冷冻技术仍然处于初步临床应用阶段，所有冷冻技术的生物安全性还有待于系统、深入的探讨。

目前已知，冷冻保护剂毒性、体外操作的过多干预均会对卵母细胞、胚胎和卵巢组织产生化学不良反应和物理损伤，影响微管、微丝等细胞骨架功能。例如，Boiso 等用共聚焦显微镜观察到程序化冷冻对各期卵子的纺锤体形成都有损害。卵巢组织移植有恶性细胞微病灶再种植等风险。冷冻过程可在分子生物学水平影响细胞的结构和功能，导致遗传物质和表观遗传修饰的改变也引起广泛关注。此外，深低温保存的长期效应，包括硬件设施、储存时间、运营管理等因素也可能影响生殖能力保存效果，目前尚无研究定论。

综上所述，生殖能力的保护和保存都有着重要的现实意义。目前女性生殖能力保护的有效手段仍然有待提高，而对其生殖细胞及组织进行冷冻保存、利用已取得一定的成功，将是一项很有前景的技术。

（白　帆）

第七节　辅助生殖技术的管理与伦理

一、辅助生殖技术管理状况

（一）国际辅助生殖技术管理概况

随着生殖医学的迅速发展和辅助生殖技术的普及，世界各国逐渐认识到加强辅助生殖技

术管理，应对生殖伦理挑战的重要性，并通过立法或规范等手段对开展专项的机构、人员、技术以及治疗者从多方面作出严格规定，管理与伦理建设日趋得到重视和加强。1985 年国际妇产科学联合会人类生殖和妇女保健伦理专门委员会（简称 FIGO 伦理委员会）成立，主要任务及目标是记录和研究源于妇女卫生保健工作的基本伦理问题，使之引起关注，涵盖遗传学、胚前期研究、受孕和生殖内分泌学伦理等问题，呼吁世界各国和地区维护增进妇女健康与权益。同年，欧洲人类生殖及胚胎学会（ESHRE）成立。1990 年，英国设立人类受精与胚胎管理机构（HFEA）。美国早在 1944 年于芝加哥成立美国生殖医学协会（ASRM）并随着辅助生殖技术的发展逐步形成其下属机构辅助生殖技术协会（SART）。这些机构致力于促进生殖生物学和胚胎学研究成果共享与传播，颁布相关指南、制定法律法规、建立数据系统，对辅助生殖技术进行管理。部分国家制定了辅助生殖技术相关法律和法规（表 10-4）。

表 10-4　部分国家关于辅助生殖技术的相关法律/法规

国家	年度	法律/法规
英国	1985	《代孕安排法》
	1990	《人类受精与胚胎学法案》（2008 年修订）
	2001	《人体胚胎学法案》
澳大利亚	2002	《行为的修正案（女同性恋和同性恋法律改革）法案》
	2004	《辅助生殖技术在临床实践和科研应用中的伦理准则》
	2007	《西澳大利亚人类辅助生殖技术修改条例》
意大利	2002	《辅助生殖技术在意大利：解释缺乏综合性的调控》
	2004	《辅助生殖技术意大利新法案》
美国	1973	《统一亲子法》
	1988	《人工生殖子女法律地位统一法》
	2002	《配子和胚胎捐赠指南》
	2003	《精子和胚胎冻存的法律思考》
	2004	《精子捐赠的指导原则》
	2005	《患者指南：第三方生殖（精子、卵子和胚胎捐赠与代孕）》
	2007	《性别选择》
	2006	《配子和胚胎捐赠的指导原则》

（二）我国辅助生殖技术规范化管理

自 1988 年中国内地首例"试管婴儿"诞生，中国辅助生殖技术经历了起步、快速发展到规范化管理三个阶段。初始十年在摸索中进行，1995 年全国仅 10 所医疗机构开展 IVF 技术；1998~2000 年，相关机构达 180 所，各类"人工授精"场所 450 个，其中"人精子库"45 家。技术状况参差不齐，受经济利益驱动，不规范现象屡见不鲜。

1999 年"第 120 次中国香山科学会议"，由管理、生殖、伦理、法律等多方专家参与，就"21 世纪生命伦理学难题"之一——辅助生殖技术进行讨论，针对我国辅助生殖技术当时的状况，提出建立相关法规的倡议。2001 年 2 月 20 日卫生计生委第 14 号和 15 号部长令颁布《人类辅助生殖技术管理办法》和《人类精子库管理办法》（简称《两个办法》）。2001 年 5 月 14 日，卫生计生委颁布《人类辅助生殖技术规范》、《人类精子库基本标准》、

《人类精子库技术规范》和《实施人类辅助生殖技术伦理原则》（简称《技术规范、基本标准和伦理原则》），自此我国"试管婴儿"技术进入规范化管理和准入评审的进程。

2003 年 6 月 27 日，卫生计生委公布修订《技术规范、基本标准和伦理原则》，以卫科教发〔2003〕177 号颁发《人类辅助生殖技术与人类精子库评审、审核和审批管理程序》（以下简称《审批管理程序》），依据公平、公正、公开原则，形成我国该专业的规范化管理制度，引导辅助生殖技术步入有序发展的轨道。

2006 年 2 月 7 日，卫生计生委以卫科教发〔2006〕44 号颁发了《卫生部人类辅助生殖技术与人类精子库校验实施细则》（以下简称《校验实施细则》），组织开展全国生殖中心培训基地评审工作，《校验实施细则》对评审与校验申报的相关内容明确阐述，对机构场地、设备、技术等细节做出详细规定。

1. 人员要求

助孕中心需设置总负责人、临床负责人及实验室负责人，临床负责人和实验室负责人不能由同一人担任；专职技术人员不得少于 12 人：其中临床医师不得少于 6 人（包括男科执业医师 1 人）；实验室专业技术人员不得少于 3 人，护理人员不得少于 3 人。

临床医师：须获得医学学士学位并具备中级以上技术职称，或生殖医学硕士学位的妇产科或泌尿男科专业的执业医师。要求掌握女性生殖内分泌学专业知识，特别是促排卵药物使用和月经周期的激素调控；掌握妇科超声技术，具有卵泡监测及 B 超介导下阴道穿刺取卵的技能；具备开腹手术的能力；具备处理各种并发症的能力。负责人由从事生殖专业具备高级技术职称的妇产科执业医师担任。

实验室人员：须获得医学或生物学专业学士以上学位，或大专毕业具备中级技术职称；专职人员须经"人类辅助生殖技术培训基地"进行专业培训。实验室负责人须由医学或生物学专业高级技术职称人员担任，具备细胞生物学、胚胎学、遗传学等相关学科的理论及细胞培养技能，掌握胚胎实验室技能，具有实验室管理能力。

2. 实施助孕夫妇所需证件

在实施助孕前要求不孕夫妇提供身份证、结婚证、符合国家人口和计划生育法规条例的生育证明原件，留存复印件；涉外婚姻及外籍人员应出示护照与婚姻证明。

二、生殖医学中心建设与管理

生殖医学中心建设与管理难度在于其特殊性：①技术实施周期持续时间长；②涉及环节诸多；③组成部门多，含临床、胚胎实验室、专科护理及特殊检验，以及管理和科研部门等；④管理机制直接影响人力资源，设备、资金的运行；⑤法律、伦理及社会问题复杂；⑥尚需高度协同工作，方能保证助孕过程顺利实施。

质量管理系统（QMS）在生殖医学中含技术管理和服务管理两个层面。技术管理的核心是提高助孕成功率，要求临床与胚胎室及护理人员具备高度责任心，规范娴熟的操作技能，并精诚协作；服务层面则追求患者满意度，包括中心合理的布局设置、舒畅的就诊流程、及时的宣教疏导以及服务与反馈等。

（一）辅助生殖技术的质量管理

1. 质量管理的关键内容

（1）助孕规章制度的制定。

（2）操作技术规范的建立。

（3）诊疗与质控流程管理。

（4）患者投诉管理。

（5）文件、记录与数据的控制管理。

（6）内部汇报系统。

（7）遵守伦理原则与法规。

（8）职业健康和安全系统。

2. 质量控制的要点

（1）制度化：制度是质量控制的基础保障，《技术规范、基本标准和伦理原则》要求建立工作人员分工责任制度，财产管理制度，药品、器材管理制度，接触配子、胚胎的实验材料质控制度，互盲和保密制度，病案管理制度，随访制度，自查制度，消毒隔离制度，差错事故管理制度，生殖医学伦理委员会工作制度。

（2）内部自查：定期自查是质量控制的重要环节。包括：管理质控报告，如门诊或手术量、年及月数据比较、岗位人员工作量与质量、制度执行状况、患者满意度与投诉、改进措施与落实；临床质控报告，如数据统计分析，疑难及危重病例讨论及处理；实验室质控报告，主要为质控记录与数据统计分析；护理报告包括各项操作登记和统计、病案管理及随访等。所有相关人员参与自查总结和讨论，制订改进措施以解决问题。

（3）外部校验：由卫生管理行政部门组织评审专家对助孕机构进行的质量管理认证，根据国家辅助生殖技术相关法规和技术规范要求每 2 年进行 1 次。

（4）密切协作：在 ART 多环节实施过程中，明确各位成员的目标与责任，客观评估中心及个人的优劣势，各环节人员积极参与并紧密合作，营造团队真诚开放的氛围；各部门及时沟通，定期举行会议。

（5）持续教育：提高从业人员理论与技能是保证质量控制成效的基础，定期参加外部交流培训，组织员工内部学习和考核，对不符合预定要求者，重复培训，以保证知识稳定提高与及时更新。

3. 技术管理重点环节

（1）临床质量控制：主要环节从最初患者的基础状况评估、明确诊断、对其不良因素预处理，到制订个体化促排卵方案与实施，提供高质量的卵子；提高取卵与移植技巧；准备适宜的胚胎种植环境；最大限度地控制并发症。药品、器械、耗材管理与使用亦不可忽视。

（2）实验室质量控制：①建立稳定的培养系统；②使有效卵子受精最大限度得到可用胚胎；③保持胚胎种植潜能；④提高并稳定冻融胚胎存活率。

1997 年国际标准化组织（ISO）首次将质量管理体系的资格认证引入辅助生殖技术实验室，至 2010 年欧洲多数国家的辅助生殖技术诊所均通过 ISO 9001 的认证。目前辅助生殖技术实验室采用的认证标准有 ISO 9001：2008，用于实验室质量管理系统的认证；ISO 17025：2005、ISO 15189：2007，用于实验室技术能力的资格认证。

（3）病案管理：诊疗过程须及时填写助孕夫妇病历，按照《医疗机构病历管理规定》严格管理。要求对实施过程的各种临床和实验室操作、知情同意、疑难病历讨论、病情变化和治疗过程等进行详细记录，必要时设专页记录；应注意填写男方病历；同时建立纸质和电子档案。设立生殖专科档案库，制定病案管理制度，由专人管理，编号登记，病历资料保管至少70年，凡涉及精子或卵子赠受的病案须永久保存。

（4）随访：辅助生殖技术随访的主要内容包括妊娠随访，并发症随访，孕产期随访，子代随访。定期整理装订，统计报告子代出生缺陷及男女婴比例。《技术规范、基本标准和伦理原则》中明确规定，随访率不得低于95%，使用赠卵、供精的随访率须达到100%。

（二）服务管理

服务质量管理目标是以服务患者为宗旨，设身处地地与患者进行沟通、互动，体现耐心、细心、责任心和爱心。不孕不育患者承受了来自配偶、家庭与社会舆论的压力，加之辅助生殖技术治疗过程的复杂性和结果的不可预测性，使其经历更多的负性情绪，以焦虑和抑郁较为多见，且研究证实心理压力为影响助孕结局的重要因素之一，这对辅助生殖技术实施过程中的服务质量提出了更高的要求。服务质量管理的关键环节如下。

1. 重视医患沟通

良好的医患沟通能充分、有效地表达对医疗活动的理解和要求。世界医学之父希波克拉底说过，医生有"三宝"，分别是语言、药物、手术刀。心理压力造成患者出现满腹牢骚、疑心、沉默寡言等负性情绪，我们需根据不同患者制订不同的沟通策略；由于辅助生殖技术过程历时较长且环节烦琐，需要在每一治疗环节对患者进行充分的知情同意；在治疗过程中主动发现问题，提前进行沟通；沟通过程中语言技巧非常重要，在尊重患者的基础上并充分体现职业化，采用心平气和的态度和清晰准确的表达，细心地观察、耐心地倾听、热情地鼓励和认真地解释都可以使沟通获得良好的效果。

2. 开展患者宣教

内容包括：受孕的生理过程；造成不孕症的因素；助孕技术的种类、适应证、步骤及所需时间；在中心就诊流程和注意事项；近期并发症及远期风险，每项技术成功率；治疗周期大概费用等。

3. 就医流程的管理

流畅顺利的就医过程是提高服务质量的重要措施。挂号、诊疗、缴费、取药一站式诊疗可使就医过程更便捷迅速；设置电子呼叫系统，建立公平的就诊次序；有序安排患者，让等待更有确定性；护士岗位责任细化，每个环节专人负责；优化就诊环境，使就医过程更加舒适。

4. 内外部反馈持续改进服务质量

建立对医务人员的服务质量内部反馈和外部反馈制度，定期进行对患者的问卷调查，进行沟通，确定患者的需求和期望，发现问题，提出改进措施并落实，提高患者满意度。

三、辅助生殖伦理原则

生命伦理学是运用伦理学的理论与方法，在跨学科和跨文化环境中，对生命科学和医疗保健领域中涉及行为、行动、决策、法律及规范等范畴的问题，进行系统伦理学研究的学科。

（一）生命伦理学基本原则

1. 尊重

尊重人格尊严和权利。人是世界上唯一有理性、有情感、有建立和维系社会关系能力、有目的性、有价值、有信念的实体。患者均具有独立、不可侵犯的地位和身份，权利包括：①医疗保健权；②知情同意权；③自主权，④隐私权；⑤医疗监督权；⑥费用告知权；⑦损失补偿赔偿权；⑧医疗资料获取权。

2. 有利或不伤害

有利或不伤害要求医学界对患者实施有利并利大于弊的医学行为，即利益最大化，风险伤害最小化。

3. 公正

公正指平等与程序公正，主要指对卫生资源分配的公正，医学界需按照社会确立的公正原则实施卫生资源的分配。

生命伦理学三项基本原则：最高并具有决定性的；在跨学科和跨文化环境中，对生命科学和医疗领域中涉及的诸项问题具有普遍性；为了他人或人类的福利。

（二）生命伦理学研究范畴

1. 理论层面

（1）后果论：认为判断人行动的伦理标准是该行动的后果。简而言之就是看该行动带来快乐或幸福，还是带来痛苦或不幸。

（2）道义论：指义务、责任，任何行为都应符合道德规范，考虑整个社会或受施者的利益和幸福，并评价对错、善恶是否符合公认的伦理原则。强调行为本身的正当性，强调给患者做有益的事，重视其要求，对卫生资源有获得公平分配的机会。

2. 临床层面

在临床医疗工作中，医务人员面临的伦理问题主要是攸关生死方面：辅助生殖、避孕流产、产前诊断、遗传咨询等。

3. 研究层面

（1）尊重与保护受试者。

（2）尊重其家庭和社区。

（3）适当保护实验动物。

4. 政策层面

表现在医改政策与高新技术应用及管理方面，须掌握：①伦理学原则；②相关领域专家见解；③受益者与公众反响；④国家现存法律与基本策略。

5. 文化层面

任何个人、社会、制度都有文化烙印，文化可影响哲学、信仰及伦理学观点。

（三）辅助生殖技术伦理原则

我国卫办科教发〔2003〕176号文件颁布了重新修订的《技术规范、基本标准和伦理原则》。指出实施辅助生殖技术的七项伦理原则为：①有利于患者原则；②知情同意原则；③保护子代原则；④社会公益原则；⑤保密原则；⑥严防商业化原则；⑦伦理监督原则。

（四）我国辅助生殖技术人员行为准则

〔2003〕176号文件还制定了我国辅助生殖技术人员行为准则。

（1）必须严格遵守国家人口和计划生育法律法规。

（2）必须严格遵守知情同意、知情选择的自愿原则。

（3）必须尊重患者隐私权。

（4）禁止无医学指征的性别选择。

（5）禁止实施代孕技术。

（6）禁止实施胚胎赠送。

（7）禁止实施以治疗不育为目的的人卵胞浆移植及核移植技术。

（8）禁止人类与异种配子的杂交；禁止人类体内移植异种配子、合子和胚胎；禁止异种体内移植入类配子、合子和胚胎。

（9）禁止以生殖为目的对人类配子、合子和胚胎进行基因操作。

（10）禁止实施近亲间的精子和卵子结合。

（11）在同一治疗周期中，配子和合子必须来自同一男性和同一女性。

（12）禁止在患者不知情和不自愿的情况下，将配子、合子和胚胎转送他人或进行科学研究。

（13）禁止给不符合国家人口和计划生育法规和条例规定的夫妇和单身妇女实施人类辅助生殖技术。

（14）禁止开展人类嵌合体胚胎试验研究。

（15）禁止克隆人。

（五）辅助生殖技术的知情同意

1964年6月，世界医学会通过赫尔辛基宣言制订"在为患者施行检查、治疗或人体实验前，应给予充分的说明，在其完全了解之后，并经自愿同意后才可执行"条款。我国执业医师法明文作出"未经患者或者其家属同意，对患者进行实验性临床医疗"属违法行为的规定，使知情同意原则具有法律效能。

卫办科教发〔2005〕38号文件印发了"实施人类辅助技术病历及知情同意参考文本"。由于辅助生殖技术涉及人胚胎及子代诸项伦理法律社会问题，尚会产生相应的权利和义务，故强调夫妇接受助孕前须经知情同意。

知情告知主要内容：①实施辅助生殖技术适应证和方案；②助孕步骤和流程；③可能发生的并发症、不良结局及远期风险；④患者关心的妊娠率和费用；⑤配子和胚胎去向的选择；⑥助孕夫妇的权利和义务。首先给予患者充分信息，经过深思熟虑，尽量使医患双方获得理解一致，在没有任何胁迫、诱导情况下，自愿作出接受或不接受的决定，再行知情同意签署。这一过程须重视患者本人知情同意权的保护，注意时机、地点与环境，防止片面性的医疗保护，严格履行法律法规规定的程序及要求。

四、辅助生殖技术伦理问题

（一）ESHRE提出辅助生殖技术领域十个伦理课题

（1）着床前胚胎的地位。

（2）人胚胎冷冻保存。

（3）配子与胚胎捐赠。

（4）人胚胎干细胞研究。

（5）PGD：性别选择及其他伦理问题。

（6）辅助生殖技术与多胎妊娠。

（7）配子/生殖腺冷冻用于自身生育。

（8）HIV（+）患者的辅助生殖技术。

（9）PGD 用于 HLA 分型。

（10）代孕母亲。

（二）伦理问题各论

1. 单身女性及特殊人群助孕要求

单身女性范畴：未婚、离婚及丧偶女子。她们常会提出卵子冻存、使用供精、替身丈夫助孕等要求，对此各国看法不一。法国《生物伦理法律草案》明确规定人工授精仅限于不能生育的夫妇，同性恋者和单身妇女禁止使用。2002 年英国报道给予同性恋女性供精人工授精治疗。鉴于单身未婚女性独立抚养子女，将给母子双方带来社会和伦理问题，卫生计生委《伦理原则》明确指出，医务人员必须严格贯彻国家人口和计划生育法律法规，不得对不符合规定的夫妇和单身妇女实施人类辅助生殖技术。根据配子使用及体外受精程序，法定夫妇须提供身份及婚姻文件后签署双方知情同意，方可实施。由此推论，单身女性以生殖资源保存为目的虽将配子冻存，但不可配子捐赠或使用，只能在婚后按相关规定用于本人。

2. 卵子赠受

我国卵子赠受面临的主要问题是捐卵源缺乏、受卵需求者高龄、合理补偿。

关于捐卵者获卵数目的限定范围也是难以回避的伦理问题。首先应考虑捐卵者获得妊娠的利益，仅选择获卵过多者捐卵以 PCOS 患者居多，具有遗传风险。因此，获卵数目的底线尚需多中心大样本数据提供依据。

关于受卵者年龄上限，从生理角度讲，我国妇女平均闭经年龄 49.5 岁，高龄妊娠风险明显增加，由经济社会角度看，退休年龄晚至 65 岁，子代以 18 岁成年估算，限定 47~50 岁为妥。

给予捐卵者一定"经济补偿"与商业化的界限尚模糊，若陷于商业化目的则是对捐卵弱势群体的一种盘剥。

卵子冻存技术的出现与发展，可望成为卵子捐赠来源的新途径。

3. PGD/PGS 对子代的筛选

PGD/PGS 的实施与检测技术的扩展，使子代性别选择、HLA 配型、"设计婴儿"已成现实，尚成为一种拯救子代手段和家庭的需要。PCD 用于 HLA 配型的伦理争议在于助孕并非用于不孕夫妇及对剩余胚胎的处置。胚胎选择的动机值得机构和医生严密注意，任何出于个人利益、违背社会伦理原则的不纯动机均不被允许，各国禁止任何非医学指征的性别选择。

4. 多胎妊娠与选择性减胎术

（1）ET 数和母婴安全：多胎妊娠导致母婴并发症明显升高已毫无疑问，尤其导致低孕周低体重及子代出生缺陷增加，实际抱婴率远低于单胎妊娠。随着 IVF 方案及技术优化，我国多胎妊娠率高达 30%~40%，带来一系列医学、经济和社会问题引起相关领域的关注。2009 年，HFEA 提出三年之内将多胎妊娠率降至 10%，一级预防措施包括双胚胎移植、选择性单胚胎移植（eSET）、囊胚移植被倡导，北欧国家率先推行，有效降低双胎发生，并使累积妊娠率提高，有望成为辅助生殖的趋势。

（2）选择性减胎术：我国允许实施人工流产，为控制人口数量，提高出生质量，选择性多胎减胎术是杜绝三胎以上出生，降低双胎继续妊娠的有效方法。《伦理原则》中对于三胎及以上妊娠必须实施减胎术有明确规定，并在实施助孕前须签署"多胎妊娠减胎术知情同意书"。

5. 代孕

我国禁止代孕。国家卫生行政部门第 14 号部长令《人类辅助生殖技术管理办法》第三条规定："医疗机构和医务人员不得实施任何形式的代孕技术。"《技术规范》行为准则第五条明确指出"禁止实施代孕技术"。《校验实施细则》规定"如果实施代孕技术的情形将导致该机构校验不合格"。现行婚姻法也实行"谁分娩，谁为母亲"的原则，以生母及其丈夫为父母，实际上否定了任何代孕协议的合法性。一旦发生委托方拒绝领养或代孕方拒绝交出孩子的情况，均不受法律保护。主要考量点如下。①伦理方面：将子宫工具化、商品化；代孕母亲健康及安全无保障，损及人格尊严；婴儿作为交易客体也有悖伦理；②法规约制：由于代孕母亲及出生子代身份的定位缺乏法律依据，出于对母婴合法权益的保护，禁止实施。

6. 涉及使用人胚胎的研究

人类胚胎不同于其他临床研究材料，是有生命的物质，因此伦理限制应非常严格。人胚胎用于研究需在伦理监督下，按照《技术规范、基本标准和伦理原则》和 2003 年科技部与卫生计生委联合颁布的《人胚胎干细胞研究伦理指导原则》进行，鼓励基础研究，严格控制临床实施，在使用人胚胎前必须做好知情同意，包括研究方向和意义、资助来源、预期前景和价值及权益归属，告知拒绝或加入不会影响后续治疗，并承诺不捐赠他人、不产生新个体、资料保密隐私等。目前我国将干细胞治疗归于临床治疗性技术进行管理，推行注册制，但目前尚无法律条款规定，未建立专项监管机构。

"试管婴儿"技术普及与行业扩大显示出辅助生殖技术医疗市场的需求以及研究领域的广阔前景。我国辅助生殖技术经历了初期、迅速增长、规范发展的阶段后，其方向是：提倡单胎、足月、健康活婴；简便、有效、安全、经济；借鉴国际先进的管理理念与经验，遵循我国法律法规，完善技术规范；加强职业化培训，提升专业素质；面对不断出现的伦理挑战，致力于造福不孕不育及遗传病夫妇和家庭。

（白 帆）

参考文献

[1] 白文佩. 宫腔镜手术操作技巧 [M]. 北京：北京大学医学出版社，2020.

[2] 赵晓晏，任成山，王冬，等. 实用临床妇产科学 [M]. 郑州：郑州大学出版社，2020.

[3] 常青，刘兴会，严小丽. 助产理论与实践 [M]. 郑州：河南科学技术出版社，2020.

[4] 刘红霞. 妇产科疾病诊治理论与实践 [M]. 昆明：云南科技出版社，2020.

[5] 李红. 妇产科诊疗思维与实践 [M]. 上海：同济大学出版社，2020.

[6] 孙建衡. 妇科肿瘤学 [M]. 北京：北京大学医学出版社，2019.

[7] 张雪芹，苏志英. 早产与分娩 [M]. 北京：人民卫生出版社，2021.

[8] 乔杰，徐丛剑，李雪兰. 女性生殖系统与疾病 [M]. 北京：人民卫生出版社，2021.

[9] 张海红，张顺仓，张帆. 妇产科临床诊疗手册 [M]. 西安：西北大学出版社，2021.

[10] 刘志强，徐振东. 产科重症监护与治疗 [M]. 上海：上海科学技术出版社，2021.

[11] 刘国成，罗毅平. 产科危重症临床与护理实践 [M]. 广州：暨南大学出版社，2020.

[12] 徐鑫芬，熊永芳，余桂珍. 助产临床指南荟萃 [M]. 北京：科学出版社，2020.

[13] 王丽霞，王洪萍. 妇产科急危重症救治手册 [M]. 郑州：河南科学技术出版社，2019.

[14] 郝翠芳，包洪初，韩婷. 生殖医学内镜微创技术 [M]. 北京：人民卫生出版社，2019.

[15] 徐丛剑，华克勤. 实用妇产科学 [M]. 北京：人民卫生出版社，2018.

[16] 朱建华，阮列敏. 产科重症治疗学 [M]. 杭州：浙江大学出版社，2018.

[17] 营青，阎萍，董晓静. 助产技能与产科急救 [M]. 郑州：河南科学技术出版社，2020.

[18] 郎景和，张晓东. 妇产科临床解剖学 [M]. 济南：山东科学技术出版社，2020.

[19] 陈子江，乔杰，黄荷凤. 多囊卵巢综合征指南解读 [M]. 北京：人民卫生出版社，2019.

[20] 俞超芹，段华. 子宫内膜异位症诊治 [M]. 北京：人民卫生出版社，2019.